U0235403

阿是穴今释

——软组织疼痛治疗点临床应用

主　编　郭长青

副主编　郭　妍　王悦君　舒　琦　杨　雪　王春久

编　委　（按姓氏笔画排序）

万全庆	王　彤	王丽娟	王春久	王悦君	王海东
史小伟	付昕怡	任旭飞	任树军	刘建民	刘福水
李开平	李瑞国	杨　雪	杨永晖	张　义	陈烯琳
周　钰	胡　波	胡志俊	郭　妍	郭长青	董　博
董宝强	舒　琦	温伯平	谢占国	谢汶姗	赛　伯

人民卫生出版社

·北京·

版权所有，侵权必究！

图书在版编目（CIP）数据

阿是穴今释：软组织疼痛治疗点临床应用 / 郭长青
主编 . —北京：人民卫生出版社，2021.11
ISBN 978-7-117-32333-8

Ⅰ. ①阿⋯ Ⅱ. ①郭⋯ Ⅲ. ①阿是穴- 研究 Ⅳ.
①R224.2

中国版本图书馆 CIP 数据核字（2021）第 225671 号

人卫智网 www.ipmph.com	医学教育、学术、考试、健康，	
	购书智慧智能综合服务平台	
人卫官网 www.pmph.com	人卫官方资讯发布平台	

阿是穴今释——软组织疼痛治疗点临床应用
Ashixue Jinshi——Ruanzuzhi Tengtong
Zhiliaodian Linchuang Yingyong

主　　编：郭长青
出版发行：人民卫生出版社（中继线 010-59780011）
地　　址：北京市朝阳区潘家园南里 19 号
邮　　编：100021
E - mail：pmph @ pmph.com
购书热线：010-59787592　010-59787584　010-65264830
印　　刷：北京盛通印刷股份有限公司
经　　销：新华书店
开　　本：710×1000　1/16　印张：19.5
字　　数：359 千字
版　　次：2021 年 11 月第 1 版
印　　次：2021 年 12 月第 1 次印刷
标准书号：ISBN 978-7-117-32333-8
定　　价：129.00 元

打击盗版举报电话：010-59787491　E-mail：WQ @ pmph.com
质量问题联系电话：010-59787234　E-mail：zhiliang @ pmph.com

前　言

　　阿是穴这一名称,首见于《备急千金要方》,又名不定穴、天应穴、压痛点。这类穴位一般都随病而定,多位于病变的附近,也可在与其距离较远的部位,它既无具体的穴名,又无固定的位置,临床上多用于疼痛性病证。

　　中医认为,阿是穴通过经络系统与脏腑组织相联系,而经络系统在生理上具有沟通上下内外,将气血营养输布至全身的作用;病理上又是病邪由表入里的传注途径。所以,阿是穴既是治病的最佳刺激点,同时也是疾病反应点,因此被广泛应用于疾病的诊断和治疗。我们通过总结多年临床经验以及查阅文献,还发现阿是穴出现的位置及内涵,与近年来提出的肌筋膜触发点、附着点病变点、腱围结构病变点、关节囊病变点、高张力点、周围神经卡压点、神经触激点等密切相关,这些病变点同样既是疾病的反应点,又是临床上的常用治疗点,与阿是穴的概念高度契合。例如,肌筋膜触发点是骨骼肌内结节处的大量敏感小点,大多出现于肌筋膜疼痛综合征中,刺激触发点则有明显压痛及引传痛,其对于疼痛本身起提示、激活和治疗作用,这与阿是穴的概念不谋而合。而附着点病变点、高张力点及周围神经卡压点分别强调肌肉附着处病变、组织张力增高及神经卡压可以导致疼痛,形成阿是穴;腱围结构病变点、关节囊病变点及神经触激点分别出现腱周的附属结构组织病变、关节囊病变及神经病变或受到刺激后显示于体表的疼痛点,亦属于阿是穴的范畴。上述涉及的疾病多为软组织疼痛,早在《灵枢·经筋》就提出针刺治疗经筋痹痛要"以痛为输",因此刺激这些部位有很好的治疗效果。故本书归纳整理以上七大类治疗部位(点),拓展了中医传统意义上的阿是穴内涵,从多个角度重新解释阿是穴,并通过临床文献资料佐证其疗效。

　　本书的主要特色在于三个方面:一是扩大了阿是穴的定义范围,将传统的阿是穴与现代解剖学、疼痛学、病理学等学科紧密联系,为阿是穴的应用提供了新的临床依据;二是提出了针对不同病理变化选择不同中医操作技术的新理念,如推拿、针灸、针刀、拔罐等中医操作疗法,给广大临床工作者治疗本类疾病提供了新的思路。三是本书包含了丰富的示例图片,方便读者阅读与理解。

本书分为七章:第一章肌筋膜触发点;第二章附着点病变点;第三章腱围结构病变点;第四章关节囊病变点;第五章高张力点;第六章周围神经卡压点;第七章神经触激点。每一章每一节即是一个阿是穴,每个阿是穴从病变的解剖部位、体表定位、治疗方法及临床报道等方面介绍。本书包含了众多治疗方法,如针刀、穴位注射、针灸、拔罐、推拿、齐刺、扬刺、围刺、铍针、浮针等,便于广大医疗工作者根据不同情况选择适用的疗法,从而达到治愈或缓解疾病的目的。本书概念准确,强调知识点,体现科学性、系统性、先进性和实用性。但由于时间仓促,不足之处在所难免,恳请各位读者提出宝贵意见,以便今后进一步修订提高。

编者

2020 年 12 月

目　　录

第一章

肌筋膜触发点

　　肌肉与筋膜是人体重要的组成部分,是维持人体结构、保持姿势和人体运动功能的基础,也是在日常生活中易于损伤的部位。它们的损伤不仅会引起疼痛和关节功能障碍,影响人体的运动功能,有些损伤还会影响人体内脏的功能活动。肌筋膜损伤引起的疼痛和功能障碍也是患者临床最常见的就诊原因。然而一直以来,我们对肌筋膜疼痛的原因和机制的研究比较少,治疗的方法和疗效有限。美国学者 Janet Travell 关于"肌筋膜触发点"概念的提出,以及对临床表现、诊断和治疗方面的一系列研究,使我们对肌肉骨骼疼痛从基础到临床有了一个全新的认识。

　　肌筋膜触发点引起的肌筋膜性疼痛是最常见的引起全身各部位疼痛的原因,某些慢性疼痛的患者中,80% 的人都是由肌筋膜触发点引起的。患者主诉通常是正常肌肉或非肌肉结构内部或周围的某种传导性疼痛症状。例如,在头颈部,患者会主诉头痛、牙痛、鼻窦痛、下颌关节痛等,但对这些部位的临床检查并不会发现任何局部病理性改变。实际上,大多数不明原因引起的疼痛,特别是隐隐的深部酸痛,都可能源于肌筋膜触发点。

　　肌筋膜触发点临床表现为紧绷肌带上可触摸到的结节,并有高度局限化的压痛及特征性的引传痛、局部抽搐反应(local twitch response,LTR)、自主神经现象,以及肌肉运动功能障碍(牵拉受限或收缩无力)。

　　由肌筋膜触发点所引起的疼痛即引传痛,其感觉常常在远处。据统计,只有不到 30% 的肌筋膜触发点产生的疼痛在局部区域,大部分的疼痛在触发点的远处。每条肌肉的触发点都有其特定的引传痛形式。引传痛区域通常出现在肌腱(肌肉起止点)或邻近区域,这些部位所发现的卫星触发点是由肌腹的中央触发点继发而来。而一个区域的引传痛往往不是一块肌肉的触发点引起,而是多块肌肉的触发点叠加所致。

　　在肌筋膜触发点上施压,患者有指认的熟悉感的剧烈疼痛时称为活动性触发点;反之为潜伏性触发点。两者均会引起显著的运动功能障碍,只是程度不同而已。潜伏性触发点可以由急慢性损伤和神经根病变而被激活,活动性触发点也可以在休息或缺乏诱因的情况下自动恢复到潜伏状态。依其引起疼痛的原因可分为主要触发点、卫星触发点和关联触发点。①主要触发点

（中央性触发点）是引起疼痛最根本的原因。②卫星触发点大多出现在主要触发点的引传区内，也可发生在主要触发点肌肉的协同肌、拮抗肌上，或与主要触发点有相同神经源的肌肉上。③主要触发点解决后，卫星触发点大部分可以消失，但仍有部分因长期代偿、拮抗主要触发点的肌肉，组织损伤无法自我修复而继续成为致痛原因。④一条肌肉上触发点发生的同时，与它有关的另外的肌肉也产生了触发点，称为关联触发点，原因可能是前块肌肉继发的，也有可能是它们受到了同一伤害源所致。

第一节　斜方肌肌筋膜触发点

一、简介

　　斜方肌覆盖于颈肩后部，分为上、中、下三部分，各部分纤维走向和功能都不同。起点：上项线内 1/3、枕外隆凸、项韧带全长、第七颈椎棘突及全部胸椎棘突及棘上韧带（上部起点：上项线内 1/3、枕外隆凸、项韧带全长；中部起点：第七颈椎棘突、第一胸椎至第二胸椎棘突及棘上韧带；下部起点：第三胸椎至第十二胸椎棘突及棘上韧带）。止点：上部纤维斜向下方止于锁骨外 1/3 部的后缘及其附近的骨面；中部纤维平向外方止于肩峰内侧缘和肩胛冈上缘的外侧部；下部纤维斜向上外方止于肩胛冈下缘的内侧部。斜方肌的功能：近固定时，上部肌纤维收缩，使肩胛骨上提、上回旋和后缩；中部肌纤维收缩，使肩胛骨后缩；下部肌纤维收缩，使肩胛骨下降、上回旋和后缩。远固定时，一侧肌纤维收缩，使头向同侧屈和对侧旋转；两侧收缩，使脊柱伸。

二、体表定位及引传痛范围（注：图中红色区域代表引传痛范围）

　　1. 斜方肌肌筋膜触发点①　位于上斜方肌前缘中部。引传痛可至颈后外侧乳突部，严重可延伸到整个侧头部，集中在颞部和眼眶后，有时可延伸到下颌角和后枕部（图 1-1-1）。

　　2. 斜方肌肌筋膜触发点②　位于斜方肌肌筋膜触发点①尾端稍外、走向较水平的上斜方肌纤维中间，在①下方较深部的纤维内。引传痛至乳突和上段颈椎的后外侧（图 1-1-2）。

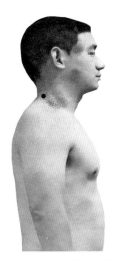

图 1-1-1　斜方肌肌筋膜触发点①及
　　　　　引传痛范围

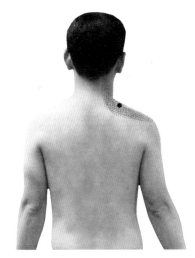

图 1-1-2　斜方肌肌筋膜触发点②及
　　　　　引传痛范围

　　3. 斜方肌肌筋膜触发点③　是下斜方肌内一个非常常见的重要阿是穴，通常位于肌肉下缘的中部。引传痛向上可至颈后、颅底、肩胛骨上方、肩峰部及上段颈椎的后外侧（图 1-1-3）。

　　4. 斜方肌肌筋膜触发点④　位于肩胛骨的内侧缘，引传痛沿肩胛骨内侧缘上下传导（图 1-1-4）。

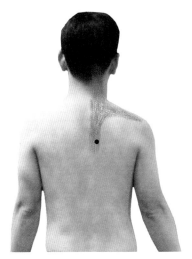

图 1-1-3　斜方肌肌筋膜触发点③及
　　　　　引传痛范围

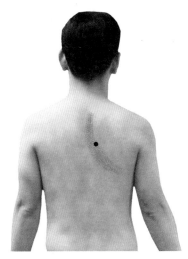

图 1-1-4　斜方肌肌筋膜触发点④及
　　　　　引传痛范围

5. 斜方肌肌筋膜触发点⑤　中斜方肌的阿是穴可出现于中斜方肌的任何肌纤维中部,通常位于肩胛内上角内侧 1cm 处。引传痛位于扳机点到第七颈椎的棘突之间(图 1-1-5)。

6. 斜方肌肌筋膜触发点⑥　位于中斜方肌纤维内靠近肩峰的肌肉肌腱联合部位。引传痛可向肩峰部传导(图 1-1-6)。

7. 斜方肌肌筋膜触发点⑦　位于中斜方肌上部,引传痛可至同侧上肢(图 1-1-7)。

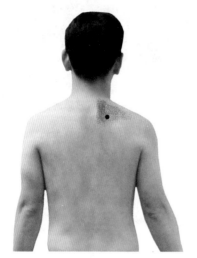

图 1-1-5　斜方肌肌筋膜触发点⑤及引传痛范围

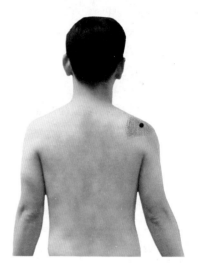

图 1-1-6　斜方肌肌筋膜触发点⑥及引传痛范围

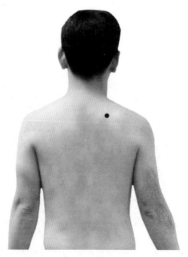

图 1-1-7　斜方肌肌筋膜触发点⑦及引传痛范围

三、针刀治疗

1. 斜方肌肌筋膜触发点①　嘱患者坐位,标记阿是穴后,进针刀时左手拇指固定阿是穴,右手持针刀,刀口线与斜方肌肌纤维纵轴平行,针刀体与该部皮肤约呈 90°,注意进针深度,从前方刺入,避免刺伤肺尖,将针刀迅速刺入皮下,针刀到达紧张肌带时可出现阻力感,在紧张带表面纵行切开,针刀下有松动感后出针刀。术毕,局部压迫止血 1 分钟后,创可贴覆盖针眼。

2. 斜方肌肌筋膜触发点②　嘱患者坐位,把肌肉从肺尖上方提起,从后方进针刀,操作方法同触发点①。

3. 斜方肌肌筋膜触发点③　嘱患者俯卧位,针刀应指向肋骨,避免刺穿肋间隙,操作方法同触发点①。

4. 斜方肌肌筋膜触发点④　嘱患者俯卧位,针刀方向应与外侧肌纤维走向一致,朝向肩膀。针刀操作方法同触发点①。

5. 斜方肌肌筋膜触发点⑤、⑥和⑦　嘱患者俯卧位,操作方法同触发点①。

四、穴位注射治疗

1. 斜方肌肌筋膜触发点①　嘱患者坐位,医者触诊紧张带并确认阿是穴,持 5 号针头从前方刺入,注射 0.5% 普鲁卡因溶液,避免刺伤肺尖,注射完立即压迫止血。

2. 斜方肌肌筋膜触发点②　嘱患者坐位,医者触诊紧张带并确认阿是穴,并把肌肉向上捏起,持 5 号针头从后方刺入,注射 0.5% 普鲁卡因溶液,避免刺伤肺尖,注射完立即压迫止血。

3. 斜方肌肌筋膜触发点③　嘱患者俯卧位,医者触诊紧张带并确认阿是穴,持 5 号针头刺入,针头应指向肋骨,避免刺穿肋间隙,注射 0.5% 普鲁卡因溶液,注射完立即压迫止血。

4. 斜方肌肌筋膜触发点④　嘱患者俯卧位,医者触诊紧张带并确认阿是穴,持 5 号针头刺入,针头应与外侧肌纤维走向一致,朝向肩膀,注射 0.5% 普鲁卡因溶液,注射完立即压迫止血。

5. 斜方肌肌筋膜触发点⑤　嘱患者俯卧位,医者触诊紧张带并确认阿是穴,持 5 号针头从后方刺入,注射 0.5% 普鲁卡因溶液,注射完立即压迫止血。

6. 斜方肌肌筋膜触发点⑥和⑦　操作方法同触发点⑤。

第二节 胸锁乳突肌触发点

一、简介

胸锁乳突肌的胸骨头起自胸骨柄前面,锁骨头起自锁骨内 1/3 的上缘,行向上后外方,止于乳突外面及上项线外侧 1/3。胸锁乳突肌的功能:一侧收缩,使头颈向同侧屈,并转向对侧;两侧收缩,肌肉合力作用线在寰枕关节额状轴的后面使头伸,肌肉合力作用线在寰枕关节额状轴的前面使头屈。上固定时,上提胸廓,助吸气。

二、体表定位及引传痛范围

1. 胸锁乳突肌触发点① 位于胸骨端肌肉的肌腹压痛部位,可能出现在靠近肌腹肌纤维走行的上、下端,或者见于肌腹中部。胸骨头下端附着性触发点的引传痛可至胸骨上部,中部触发点的引传痛可至同侧颜面、眼眶等,并伴有眼、鼻、喉、耳等五官症状。上端触发点的引传痛可至后枕及头顶(图 1-2-1,图 1-2-2)。

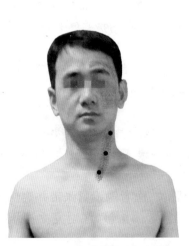

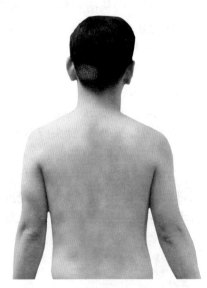

图 1-2-1 胸锁乳突肌触发点①及引传痛范围

图 1-2-2 胸锁乳突肌触发点①的引传痛范围

2. 胸锁乳突肌触发点② 位于锁骨端肌肉肌腹的压痛部位,位置较触发点①更深。上端触发点的引传痛可至耳后及耳朵深部。中端胸锁乳突肌触发点的引传痛可至前额(图 1-2-3)。

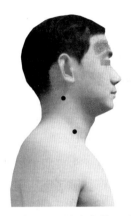

图 1-2-3 胸锁乳突肌触发点②及引传痛范围

三、针刀治疗

1. 胸锁乳突肌触发点① 嘱患者仰卧位,患侧头部靠近肩膀,面部向对侧转动,使患侧肌肉放松。患侧肩下可放一枕头,使胸部抬高,肌肉进一步松弛。标记触发点后,进针刀时左手拇指固定触发点,右手持针刀,刀口线与胸锁乳突肌肌纤维纵轴平行,针刀体与该部皮肤约呈 90°,将针刀迅速刺入,直达骨面,调整刀锋到胸骨上端骨面,使刀锋穿过肌腱,行纵行切开,横行剥离,针刀下有松动感后出针刀。术毕,局部压迫止血 1 分钟后,创可贴覆盖针眼。

2. 胸锁乳突肌触发点② 嘱患者仰卧位,操作方法同触发点①。

四、穴位注射治疗

1. 胸锁乳突肌触发点① 嘱患者仰卧位,患侧头部靠近肩膀,面部向对侧转动,使患侧肌肉放松。患侧肩下可放一枕头,使胸部抬高,肌肉进一步放松,医者触诊紧张带并确认阿是穴后,医者可用手指将肌肉提起,注射肌肉中部时,为避免刺入颈外静脉,可用手指将静脉推向内侧或外侧,然后持 5 号针头刺入,出现局部抽搐反应后,注射 0.5% 普鲁卡因溶液,注射完立即压迫止血。

2. 胸锁乳突肌触发点② 操作方法同触发点①。

第三节 夹肌肌筋膜触发点

一、简介

夹肌包括头夹肌和颈夹肌。头颈夹肌向下附着于下颈椎和上胸椎的棘突；向上，颈夹肌附着于上颈椎横突，头夹肌附着于颅骨的乳突。一侧夹肌收缩使头转向同侧，双侧收缩使头颈后仰。

二、体表定位及引传痛范围

1. 夹肌肌筋膜触发点① 位于头夹肌上段肌腹中央，在肌肉与上斜方肌上缘相交处，约与 C_2 等高，靠近椎动脉尾端。引传痛可至颅顶（图 1-3-1）。

2. 夹肌肌筋膜触发点② 位于颈夹肌中部，可将触诊手指在约与 C_7 棘突等高的位置（颈角稍上方内侧约 2cm 处）向前滑动到上斜方肌游离缘，到达或超过肩胛提肌，给予一个向内、朝向脊柱的压迫，如果引起疼痛，则可能是颈夹肌的一个触发点。引传痛可至肩胛转角处并向上放射至同侧颈部（图 1-3-2）。

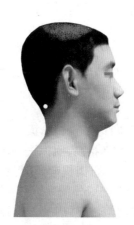

图 1-3-1 夹肌肌筋膜触发点①及
　　　　　引传痛范围

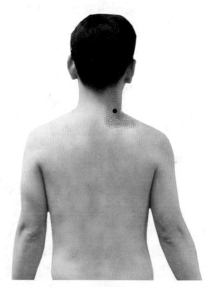

图 1-3-2 夹肌肌筋膜触发点②及
　　　　　引传痛范围

3. 夹肌肌筋膜触发点③　位于颈夹肌上端,引传痛可至同侧眼后部,有时可引传至同侧枕区(图 1-3-3)。

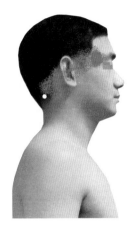

图 1-3-3　夹肌肌筋膜触发点③及
　　　　引传痛范围

三、针刀治疗

1. 夹肌肌筋膜触发点①　嘱患者侧卧位,枕头放在颊和肩之间支撑头部,使头颈的位置不发生改变,标记触发点后,左手拇指固定触发点,右手持针刀,刀口线与夹肌肌纤维纵轴平行,针刀体与该部皮肤约呈 90°,针刀方向应对准第一颈椎与第二颈椎之间的下方,将针刀迅速刺入皮下,针刀到达紧张肌带时可出现阻力感,在紧张带表面纵行切开,针刀下有松动感后出针刀。术毕,局部压迫止血 1 分钟后,创可贴覆盖针眼。

2. 夹肌肌筋膜触发点②　嘱患者侧卧位,将枕头放在颊和肩之间支撑头部,使头颈的位置不发生改变,触发点位于 C_7 棘突等高的位置。标记触发点后,左手拇指固定触发点,右手持针刀,刀口线与夹肌肌纤维纵轴平行,刺入方向应从外向内,并始终位于横突后面平肋骨的浅处,针刀体与该部皮肤约呈 90°,将针刀迅速刺入皮下,针刀到达紧张肌带时可出现阻力感,在紧张带表面纵行切开,针刀下有松动感后出针刀。术毕,局部压迫止血 1 分钟后,创可贴覆盖针眼。

3. 夹肌肌筋膜触发点③　嘱患者侧卧位,操作方法同触发点①。

四、穴位注射治疗

1. 夹肌肌筋膜触发点①　嘱患者侧卧位,枕头放在颊和肩之间支撑头部,使头颈的位置不发生改变,医者触诊紧张带并确认阿是穴,持 5 号针头刺入,针头方向应对准第一颈椎与第二颈椎之间的下方,然后注射 0.5% 普鲁卡因溶液,注射完立即压迫止血。

2. 夹肌肌筋膜触发点② 嘱患者侧卧位,将枕头放在颊和肩之间支撑头部,使头颈的位置不发生改变,触发点位于 C$_7$ 棘突等高的位置。注射时针头方向应从外向内,并始终位于横突后面的平肋骨的浅处,医者触诊紧张带并确认触发点,持 5 号针头刺入,如患者出现局部抽搐反应或因疼痛出现的躲避反应,即可确认针头接触到阿是穴,然后注射 0.5% 的普鲁卡因溶液,注射完立即压迫止血。

3. 夹肌肌筋膜触发点③ 操作方法同触发点②。

第四节 枕下肌群肌筋膜触发点

一、简介

枕下肌群包括头后大、小直肌和头上、下斜肌 4 块肌肉。头后大直肌呈三角形,起自枢椎棘突,止于下项线的外侧部。头后小直肌亦呈三角形,较小,居内侧,起自寰椎后结节,止于下项线内侧部。两肌作用相同,一侧收缩头转向对侧。头上斜肌起自寰椎横突,斜向内上方,止于枕骨下项线上方的骨面,一侧收缩使头转向对侧并向同侧侧屈,两侧收缩使头后仰。头下斜肌起自枢椎棘突,斜向外上方,止于寰椎横突。一侧收缩使头转向同侧并屈。枕下肌群是使上颈椎后伸的肌肉。其功能都是参与并控制头上下运动(点头)、旋转和侧屈等动作。

二、体表定位及引传痛范围

枕下肌群肌筋膜触发点:位于枕下区,各肌腹触诊紧张部位均可出现,沿触发点放射至同侧的颞部、眼眶和前额(图 1-4-1)。

三、针刀治疗

枕下肌群肌筋膜触发点:嘱患者俯卧位,标记触发点后,进针刀时左手拇指固定触发点,右手持针刀,刀口线与斜方肌肌纤维纵轴平行,针刀体与项下部皮肤约成 30°、与枕骨下项线骨面垂直,快速刺入皮肤,直达骨面,纵向切开,横行剥离,针刀下有松动感后出针刀。术毕,局部压迫止血 1 分钟后,创可贴覆盖针眼。

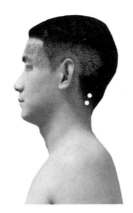

图 1-4-1 枕下肌群肌筋膜触发点及引传痛范围

四、穴位注射治疗

枕下肌群肌筋膜触发点：此处注射时必须全面考虑如何避开椎动脉，以及如何应对可能出现的意外，针头指向与椎动脉长轴平行的方向，可降低意外刺穿椎动脉的可能，然后持 5 号针头注射 0.5% 的普鲁卡因溶液，注射完立即压迫止血。

第五节 斜角肌肌筋膜触发点

一、简介

斜角肌分为前斜角肌、中斜角肌和后斜角肌。前斜角肌起点：前斜角肌在 C_3~C_6 颈椎横突的前、后结节均有起点；止点：第一肋骨上面的斜角肌结节。中斜角肌起点：中斜角肌起于 C_2~C_6 横突的前、后结节；止点：第一肋骨上面，锁骨下动脉沟以后的部分。后斜角肌起点：起自下 3 个颈椎（5~7 颈椎）横突的后结节，肌纤维斜向外下方；止点：第 2 肋骨外侧面的中部粗隆。

二、体表定位及引传痛范围

1. 斜角肌肌筋膜触发点① 前斜角肌的肌筋膜触发点位于胸锁乳突肌锁骨部后缘，前斜角肌的肌腹压痛点处。引传痛可至前胸（图 1-5-1）。

2. 斜角肌肌筋膜触发点② 中斜角肌的肌筋膜触发点位于臂丛神经纤维束沟（在锁骨后方摸到锁骨下动脉搏动处）的后侧，上斜方肌游离缘前方，中斜角肌肌纤维比前斜角肌更大，其压痛处通常会有结节点。引传痛可至上臂的前后、前臂的桡侧，以及拇指和食指的背面（图 1-5-1 和图 1-5-3）。

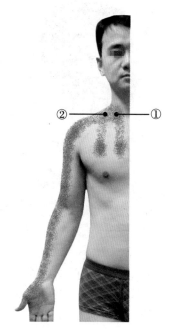

图 1-5-1　斜角肌肌筋膜触发点①和②及引传痛范围

3. 斜角肌肌筋膜触发点③　后斜角肌的触发点位于中斜角肌后方,后斜角肌很难触及,它位于中斜角肌背侧,走向比中斜角肌更水平,从肩胛提肌前方经过,必须在肩胛提肌与上斜方肌相交处将肩胛提肌推向一侧,才能触及。后斜角肌的肌筋膜触发点通常为肌腹的压痛点或结节处。引传痛可至肩胛骨内侧(图 1-5-2 和图 1-5-3)。

三、针刀治疗

1. 斜角肌肌筋膜触发点①　嘱患者仰卧,头略转向对侧,另外用枕头将头和肩垫高,使肌肉放松,进针刀时左手拇指固定进针刀点,并将胸锁乳突肌锁骨部和颈外静脉推向一侧,触诊该斜角肌的紧绷肌带,寻找压痛点,标记后,针刀应在肺尖上方较远处刺入(至少在锁骨上方 4cm 处),刀口线与肌纤维方向一致,针刀到达紧张肌带时可出现阻力感,在紧张带表面纵行切开,针刀下有松动感后出针刀。术毕,局部压迫止血 1 分钟后,创可贴覆盖针眼。

2. 斜角肌肌筋膜触发点②　嘱患者仰卧,操作方法同触发点①。

3. 斜角肌肌筋膜触发点③　患者健侧卧位,头向患侧微倾,使上斜方肌松弛,医生站于背侧,先用左手将上斜方肌推向一边。在颈根处定位从斜方肌下行出的肩胛提肌,再在其前方定位后斜角肌,针刀应从后方刺入后斜角肌的触发点进行松解。

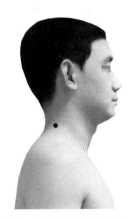

图 1-5-2 斜角肌肌筋膜触发点③

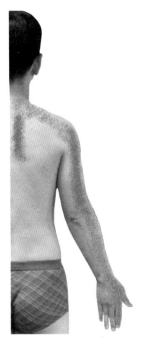

图 1-5-3 斜角肌肌筋膜触发点②和③的
引传痛范围

四、穴位注射治疗

1. 斜角肌肌筋膜触发点①　嘱患者仰卧位,头略转向对侧,另外用枕头将头和肩垫高,使肌肉放松,医者触诊紧张带并确认触发点,持 5 号针头刺入,注射时应远离神经的方向,向上刺入。所有斜角肌注射点应位于锁骨上方至少3.8cm 处,避免损伤肺尖,然后注射 0.5% 普鲁卡因溶液,注射完立即压迫止血。

2. 斜角肌肌筋膜触发点②　操作方法同触发点①。

3. 斜角肌肌筋膜触发点③　嘱患者侧卧位,患侧向上,头向患侧微倾,使肌肉放松,持 5 号针头从后方刺入,为避免刺入肺尖,针头应沿与肋骨垂直的方向指向后方。然后注射 0.5% 普鲁卡因溶液,注射完立即压迫止血。

第六节　冈上肌肌筋膜触发点

一、简介

冈上肌内侧附着于冈上窝,外侧附着于肱骨头大结节。冈上肌的作用是外展肩关节。

二、体表定位及引传痛范围

冈上肌肌筋膜触发点：位于冈上肌中部，引传痛可至肩部深部，并延伸至三角肌外缘至肱骨外上髁、上臂和前臂的外侧（图 1-6-1）。

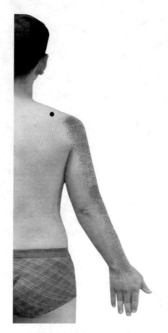

图 1-6-1　冈上肌肌筋膜触发点及引传痛范围

三、针刀治疗

冈上肌肌筋膜触发点：嘱患者侧卧位，进针刀时左手拇指固定触发点，右手持针刀，刀口线与冈上肌肌纤维纵轴平行，针刀向下朝向肩胛窝，在上斜方肌边缘后下方进入，针刀体与该部皮肤约呈 90°，将针刀迅速刺入皮下，针刀到达紧张肌带时可出现阻力感，在紧张带表面纵行切开，针刀下有松动感后出针刀。术毕，局部压迫止血 1 分钟后，创可贴覆盖针眼。

四、穴位注射治疗

冈上肌肌筋膜触发点：嘱患者取侧卧位，医者触诊紧张带并确认触发点，持 5 号针头刺入，针头应向下朝向肩胛窝，在上斜方肌边缘后下方注射，可诱发向上肢传导的疼痛模式，然后注射 0.5% 普鲁卡因溶液，注射完立即压迫止血。

第七节 冈下肌肌筋膜触发点

一、简介

冈下肌向内附着于肩胛骨冈下窝,向外附着于肱骨大结节。作用是使肩关节旋外。

二、体表定位及引传痛范围

1. 冈下肌肌筋膜触发点① 位于肩胛骨脊柱缘附近,引传痛可至相邻的菱形肌附近(图 1-7-1)。

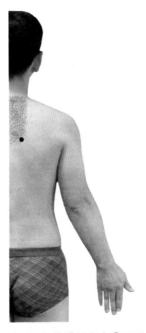

图 1-7-1 冈下肌肌筋膜触发点①及引传痛范围

2. 冈下肌肌筋膜触发点② 位于冈下肌中部,引传痛可至三角肌的深部和肩关节,向下延伸至上臂和前臂的前面和侧面,有时还延伸至手掌和手背的桡侧(图 1-7-2、图 1-7-3)。

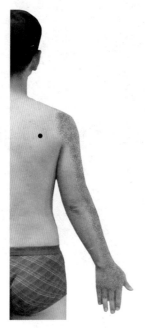

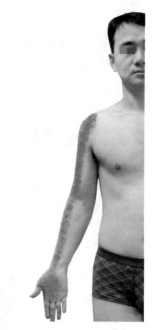

图 1-7-2　冈下肌肌筋膜触发点②及
引传痛范围

图 1-7-3　冈下肌肌筋膜触发点②的
引传痛范围

三、针刀治疗

1. 冈下肌肌筋膜触发点①　嘱患者俯卧位,双手交叠,额头置于手上,标记相应区域触发点后,仔细触摸并确定触发点处条索、硬结或张力增高的不同,进针刀时左手拇指固定触发点,右手持针刀,刀口线与冈下肌肌纤维纵轴平行,针刀方向应向下朝向肩胛窝,针刀体与该部皮肤约呈 90°,将针刀迅速刺入皮下,针刀到达紧张肌带时可出现阻力感,在紧张带表面纵行切开,针刀下有松动感后出针刀。术毕,局部压迫止血 1 分钟后,创可贴覆盖针眼。针刀到达肩胛骨后,不可过度用力,以免刺穿肩胛骨,引起气胸。冈下窝的某些部位可能像纸一样薄,医生必须意识到这种情况,对于针刀在此区域内遇到的阻力应保持警惕。

2. 冈下肌肌筋膜触发点②　操作方法同触发点①。

四、穴位注射治疗

1. 冈下肌肌筋膜触发点①　嘱患者取患侧向上的侧卧位,上臂外展,并在肘关节下垫一枕头,医者触诊紧张带并确认触发点,用手指夹住后,向肩胛骨压迫固定,持 5 号针头探寻触发点,直至引发局部抽搐反应,即可注射 0.5%

普鲁卡因溶液,注射完压迫止血。

2. 冈下肌肌筋膜触发点② 操作方法同触发点①。

第八节　大圆肌肌筋膜触发点

一、简介

大圆肌起于肩胛骨下角背面,肌束向外上方集中,止于肱骨小结节嵴。功能:使肩关节旋内、肩关节内收和肩关节后伸。

二、体表定位及引传痛范围

大圆肌肌筋膜触发点:位于腋后褶(腋窝后壁)内被背阔肌环绕的肌肉中部,引传痛可至肩关节及前臂后侧(图1-8-1)。

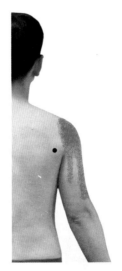

图 1-8-1　大圆肌肌筋膜触发点及引传痛范围

三、针刀治疗

大圆肌肌筋膜触发点:嘱患者俯卧位,标记触发点后,进针刀时左手拇指固定触发点,右手持针刀,刀口线与大圆肌肌纤维纵轴平行,针刀体与该部皮肤约呈90°,注意避开神经和血管,将针刀迅速刺入皮下,针刀到达紧张肌带时可出现阻力感,在紧张带表面纵行切开,针刀下有松动感后出针刀。术毕,局部压迫止血 1 分钟后,创可贴覆盖针眼。

四、穴位注射治疗

嘱患者取健侧卧位,上臂外展,并在肘关节下垫一枕头,医者触诊紧张带并确认触发点,用手指夹住后,向肩胛骨压迫固定,持 5 号针头探寻触发点,直至引发局部抽搐反应,注射 0.5% 普鲁卡因溶液,注射完立即压迫止血。

第九节　三角肌肌筋膜触发点

一、简介

三角肌起自锁骨的外侧段、肩峰和肩胛冈,肌束逐渐向外下方集中,止于肱骨三角肌粗隆。主要是使肩关节外展,其前部肌纤维收缩可使肩关节前屈并略旋内;后部肌纤维收缩可使肩关节后伸并略旋外。

二、体表定位及引传痛范围

1. 三角肌肌筋膜触发点① 位于前部肌肉的中间,常靠近肌肉前缘,引传痛可至三角肌前外方和上臂(图 1-9-1)。

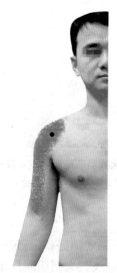

图 1-9-1　三角肌肌筋膜触发点①及
引传痛范围

2. 三角肌肌筋膜触发点② 　中部三角肌的触发点可能出现在中部肌纤维的任何部位。一般需要通过弹拨式触诊来寻找。触发点②可引传至三角肌外侧和上臂（图 1-9-2）。

3. 三角肌肌筋膜触发点③ 　三角肌后部触发点位于肌纤维后部肌腹中间，沿肌肉后缘分布，可通过局部按压或弹拨式触诊来探查。引传痛可至三角肌后侧和上臂（图 1-9-3 ）。

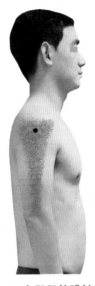

图 1-9-2 　三角肌肌筋膜触发点②及引传痛范围

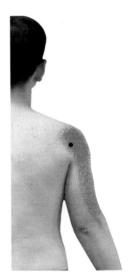

图 1-9-3 　三角肌肌筋膜触发点③及引传痛范围

三、针刀治疗

1. 三角肌肌筋膜触发点① 　嘱患者坐位,治疗此处触发点时,为避开头静脉,可将一根手指放在头静脉上,将针刀朝向远离静脉的方向刺入,刀口线与三角肌肌纤维纵轴平行,针刀体与该部皮肤约呈 90°,将针刀迅速刺入皮下,针刀到达紧张肌带时可出现阻力感,在紧张带表面纵行切开,针刀下有松动感后出针刀。术毕,局部压迫止血 1 分钟后,创可贴覆盖针眼。

2. 三角肌肌筋膜触发点②和③ 　嘱患者取坐位,操作方法同触发点①。

四、穴位注射治疗

1. 三角肌肌筋膜触发点① 　嘱患者坐位,注射此处时,为避开头静脉,可将一根手指放在头静脉上,将针头朝向远离静脉的方向刺入。持 5 号针头注射 0.5% 普鲁卡因溶液后,立即压迫止血。

2. 三角肌肌筋膜触发点② 嘱患者坐位,医者触诊紧张带并确认触发点,持5号针头注射0.5%普鲁卡因溶液,注射完立即压迫止血。

3. 三角肌肌筋膜触发点③ 操作方法同触发点②。

第十节 肩胛提肌肌筋膜触发点

一、简介

肩胛提肌起点:颈椎C_1~C_4的横突后结节。止点:肩胛骨内侧缘上端。功能:肩胛骨固定时,辅助颈椎向同侧转动;双侧肩胛提肌同时收缩使颈部后伸,控制颈部屈曲。

二、体表定位及引传痛范围

1. 肩胛提肌肌筋膜触发点① 位于肩胛提肌颈角位置(图1-10-1)。

2. 肩胛提肌肌筋膜触发点② 位于肩胛提肌的肩胛上角肌纤维附着处。触发点①②引传痛至颈部、肩胛骨的脊柱缘、肩背部(图1-10-1)。

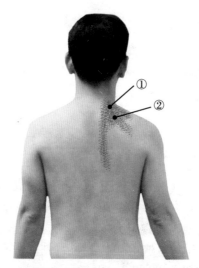

图1-10-1 肩胛提肌肌筋膜触发点①和②及引传痛范围

三、针刀治疗

1. 肩胛提肌肌筋膜触发点① 嘱患者患侧向上侧卧,肩部靠近医者,头下垫枕,上肢自然平放,肘弯曲,医者从患者背面操作。标记触发点后,进针刀时左手拇指固定触发点,右手持针刀,刀口线与躯干纵轴下段呈 15°(与肩胛提肌肌纤维平行),针刀体与外侧面呈 60°。将针刀迅速刺入皮下,深度约 10~15mm,针刀到达紧张肌带时可出现阻力感,在紧张带表面纵行切开,针刀下有松动感后出针刀。术毕,局部压迫止血 1 分钟后,创可贴覆盖针眼。操作该触发点时,针刀必须指向脊柱方向。在进行局部松解时,不能深入过深,以免造成意外损伤。

2. 肩胛提肌肌筋膜触发点②　嘱患者患侧向上侧卧,进针刀时,刀口线与肌纤维走向平行,针刀体倾斜,与肩胛骨平面呈 130°,与肩胛间区背部皮面呈 50°,使针刀刃直指并抵达肩胛骨内上角边缘骨面上,纵向切开,针刀下有松动感后,出针刀。操作该触发点时,针刀必须在骨面上活动。尤其是肥胖患者,骨面距皮面较深,更要谨慎从事,以免造成气胸等意外。

四、穴位注射治疗

1. 肩胛提肌肌筋膜触发点①　嘱患者患侧向上侧卧,肩部靠近医者,头下垫枕,上肢自然平放,肘弯曲,医者从患者背面操作。若需更大肌张力才能注射,可嘱患者患侧上肢旋内后背,使肩胛骨呈翼状。医者平滑式触诊紧张带并确认肩胛提肌肌筋膜触发点,持 5 号针头向前刺入,注意远离肋廓,注射 0.5% 普鲁卡因溶液,注射完立即压迫止血。

2. 肩胛提肌肌筋膜触发点②　触发点②比触发点①更易定位,注射触发点①可能消除触发点②的压痛,若注射触发点①后,下部的引传痛未明显减轻,可继续注射触发点②。嘱患者患侧向上侧卧,肩部靠近医者,头下垫枕,嘱患者做拢肩动作,使肩胛骨外展,牵拉上层斜方肌而使其变薄。医者横向平滑式触诊肩胛骨内上角稍上方的肌纤维确认触发点,持 5 号针头于肩胛骨边缘稍上方与肋廓相切的角度刺入,避免刺穿肋骨,造成气胸,注射 0.5% 普鲁卡因溶液,注射完立即压迫止血。

第十一节　喙肱肌肌筋膜触发点

一、简介

喙肱肌起点:肩胛骨喙突;止点:肱骨中部内侧(近端 1/2)。功能:辅助上肢在盂肱关节的屈曲和内收。

二、体表定位及引传痛范围

1. 喙肱肌肌筋膜触发点①　触发点①常为中心触发点,位于喙肱肌肌纤维中部的压痛区域(图 1-11-1)。

2. 喙肱肌肌筋膜触发点② 位于喙肱肌肌纤维近端(或远端)的肌肉肌腱联合处。①和②触发点可引传痛至三角肌的前方,上肢的背面至手背侧(图 1-11-2)。

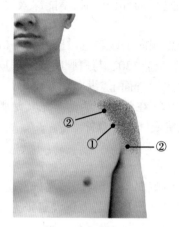

图 1-11-1 喙肱肌肌筋膜触发点①和②及引传痛范围

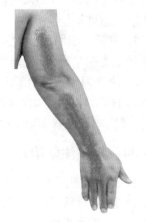

图 1-11-2 喙肱肌肌筋膜触发点①和②的引传痛范围

三、针刀治疗

1. 喙肱肌肌筋膜触发点① 嘱患者仰卧位,标记触发点后,进针刀时左手拇指固定触发点,右手持针刀,刀口线与喙肱肌肌纤维纵轴平行,针刀体与该部皮肤约呈 90°,注意避开神经和血管,将针刀迅速刺入皮下,针刀到达紧张肌带时可出现阻力感,在紧张带表面纵行切开,针刀下有松动感后出针刀。术毕,局部压迫止血 1 分钟后,创可贴覆盖针眼。

2. 喙肱肌肌筋膜触发点② 操作方法同触发点①。

四、穴位注射治疗

1. 喙肱肌肌筋膜触发点① 嘱患者仰卧,上肢贴于体侧,在肩关节处旋外。医者手指从腋部滑入三角肌的深处,并朝向肱骨触诊,指尖可触及彼此相邻的肱二头肌肌腹和喙肱肌肌腹,用手指弹拨喙肱肌纤维,触诊紧绷肌带,确认触发点,避开腋神经和肱动脉,持 5 号针头刺入触发点,注射 0.5% 普鲁卡因溶液,注射完立即压迫止血。

2. 喙肱肌肌筋膜触发点② 操作方法同触发点①。

第十二节 肱二头肌肌筋膜触发点

一、简介

肱二头肌起点:长头起于肩胛骨盂上粗隆;短头起于肩胛骨喙突。止点:桡骨粗隆。功能:肩关节屈曲,屈肘关节。

二、体表定位及引传痛范围

肱二头肌肌筋膜触发点:位于肱二头肌远端三分之一的区域,引传痛至三角肌的前面、上臂的前面该肌肉行经处、肘关节的内面及肩胛上区域(图 1-12-1 和图 1-12-2)。

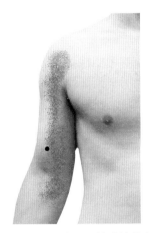

图 1-12-1 肱二头肌肌筋膜触发点①及引传痛范围

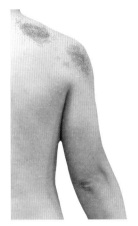

图 1-12-2 肱二头肌肌筋膜触发点①的引传痛范围

三、针刀治疗

肱二头肌肌筋膜触发点:嘱患者仰卧位,标记触发点后,进针刀时左手拇指固定触发点,右手持针刀,刀口线与肱二头肌肌纤维纵轴平行,针刀体与该部皮肤约呈 90°,注意避开神经和血管,将针刀迅速刺入皮下,针刀到达紧张肌带时可出现阻力感,在紧张带表面纵行切开,针刀下有松动感后出针刀。术毕,局部压迫止血 1 分钟后,创可贴覆盖针眼。

四、穴位注射治疗

肱二头肌肌筋膜触发点：嘱患者仰卧，肘关节屈曲约 45°，医者用钳捏式手法定位并固定触发点，持 5 号针头，沿与肱骨几乎相切或垂直的方向刺入，注意避开肌肉内、外缘，注射 0.5% 普鲁卡因溶液，注射完立即压迫止血。

第十三节　肱三头肌肌筋膜触发点

一、简介

肱三头肌起点：长头起于肩胛骨盂下结节；外侧头起于肱骨背侧近端 1/2；内侧头起于肱骨背侧远端 1/2，桡神经沟内下方。止点：尺骨鹰嘴，肘关节囊。功能：伸肘关节，辅助稳定肩关节。

二、体表定位及引传痛范围

1. 肱三头肌长头触发点　长头触发点位于肌腹中间部位，长头与大圆肌相交处的远端几厘米处，引传痛至上臂的背侧，肩部至颈部的背面，前臂至手背（肘部除外）（图 1-13-1）。

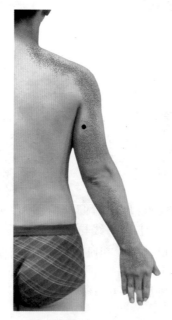

图 1-13-1　肱三头肌长头触发点及引传痛范围

2. 肱三头肌外侧头触发点　位于上臂远端外侧头外部肌纤维中间,外上髁上 4~6cm 处,引传痛至上臂的背面,前臂的背面(图 1-13-2)。

3. 肱三头肌内侧头触发点　肱三头肌内侧头通常有两个触发点,一者位于内侧头远端深处肌纤维三个头共同附着区,鹰嘴上方处,引传痛至尺骨鹰嘴(图 1-13-3)。两者位于肱三头肌内侧头的内缘,肱骨内上髁的稍上方,引传痛至肱骨内上髁,前臂的内侧、第四和第五指的掌面(图 1-13-4)。

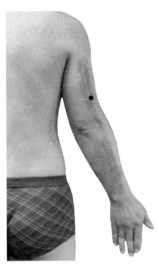

图 1-13-2　肱三头肌外侧头触发点及引传痛范围

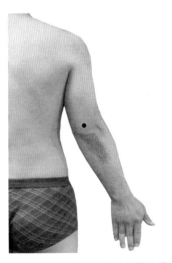

图 1-13-3　肱三头肌内侧头触发点①及引传痛范围

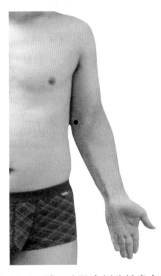

图 1-13-4　肱三头肌内侧头触发点②及引传痛范围

三、针刀治疗

1. 肱三头肌长头触发点　嘱患者俯卧位,标记触发点后,进针刀时左手拇指固定触发点,右手持针刀,刀口线与肱三头肌肌纤维纵轴平行,针刀体与该部皮肤约呈90°,注意避开神经和血管,将针刀迅速刺入皮下,针刀到达紧张肌带时可出现阻力感,在紧张带表面纵行切开,针刀下有松动感后出针刀。术毕,局部压迫止血1分钟后,创可贴覆盖针眼。

2. 肱三头肌外侧头触发点　操作方法同长头触发点。

3. 肱三头肌内侧头触发点　鹰嘴上方触发点的操作方法同长头触发点。肱骨内髁稍上方的触发点:嘱患者仰卧位,标记触发点后,进针刀时左手拇指固定触发点,右手持针刀,刀口线与肱三头肌肌纤维纵轴平行,针刀体与该部皮肤约呈90°,注意避开神经和血管,将针刀迅速刺入皮下,针刀到达紧张肌带时可出现阻力感,在紧张带表面纵行切开,针刀下有松动感后出针刀。术毕,局部压迫止血1分钟后,创可贴覆盖针眼。

四、穴位注射治疗

1. 肱三头肌长头触发点　嘱患者仰卧,上臂旋外,肘窝向上,上臂充分外展,使长头处于轻微牵拉状态。医者钳捏式触诊紧张带并确认触发点,持5号针头从上臂的前方刺入,注意避开肌肉的外侧头下方的桡神经,注射0.5%普鲁卡因溶液,注射完立即压迫止血。

2. 肱三头肌外侧头触发点　嘱患者患侧向上侧卧,用枕头支撑上臂。医者平滑式触诊紧张带并确认触发点,持5号针头朝向远端或近端均可刺入,注射0.5%普鲁卡因溶液,注射完立即压迫止血。

3. 肱三头肌内侧头触发点　嘱患者患侧向上侧卧,用枕头支撑上臂。医者平滑式触诊紧张带并确认触发点,持5号针头刺入,注射0.5%普鲁卡因溶液,注射完立即压迫止血。

第十四节　腹直肌肌筋膜触发点

一、简介

腹直肌起点:耻骨联合,耻骨嵴;止点:剑突后侧,第5~7肋软骨前面。功能:俯屈躯干,维持腹压,辅助呼气。

二、体表定位及引传痛范围

1. 腹直肌肌筋膜触发点①　位于肋弓与剑突的夹角处。引传痛至胸腰椎交界处水平（图 1-14-1、图 1-14-2）。

2. 腹直肌肌筋膜触发点② 位于腹直肌肌肉的中、下部,特别是沿其外缘和耻骨附着处。中部触发点可引起腹部痉挛和绞痛,下部触发点的引传痛可至骶骨水平（图 1-14-3、图 1-14-4）。

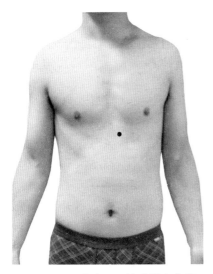

图 1-14-1　腹直肌肌筋膜触发点①

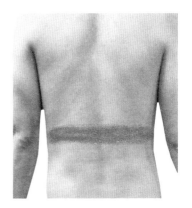

图 1-14-2　腹直肌肌筋膜触发点①的
　　　　　引传痛范围

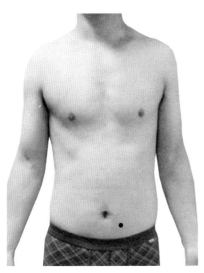

图 1-14-3　腹直肌肌筋膜触发点②

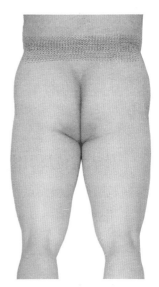

图 1-14-4　腹直肌肌筋膜触发点②的
　　　　　引传痛范围

三、针刀治疗

1. 腹直肌肌筋膜触发点①　此处位置特殊,故不进行针刀治疗。

2. 腹直肌肌筋膜触发点②　嘱患者仰卧位,标记触发点后,进针刀时左手拇指固定触发点,右手持针刀,刀口线与腹直肌肌纤维平行,针刀体与该部皮肤约呈 90°,注意刺入深度,避免刺入腹腔,刺入靠近耻骨的触发点时,针头应朝向耻骨,然后将针刀迅速刺入皮下,针刀到达紧张肌带时可出现阻力感,在紧张带表面纵行切开,针刀下有松动感后出针刀。术毕,局部压迫止血 1 分钟后,创可贴覆盖针眼。

四、穴位注射治疗

1. 腹直肌肌筋膜触发点①　嘱患者仰卧,医者触诊紧张带并确认触发点,持 5 号针头刺入,注意刺入深度,避免刺入腹腔,注射 0.5% 普鲁卡因溶液,注射完立即压迫止血。

2. 腹直肌肌筋膜触发点②　嘱患者仰卧,医者触诊紧张带并确认触发点,持 5 号针头刺入。注意刺入深度,腹直肌于弓状线之下无后腹直肌鞘;刺入靠近耻骨的触发点,针头朝向耻骨。注射 0.5% 普鲁卡因溶液,注射完立即压迫止血。

第十五节　背阔肌肌筋膜触发点

一、简介

背阔肌起点:胸椎 T_7~T_{12} 棘突,腰椎 L_1~L_5 棘突,骶正中嵴及髂嵴后部和第 10~12 肋外面;止点:肱骨小结节嵴。功能:伸、内收、内旋上肢,提肋辅助吸气。

二、体表定位及引传痛范围

背阔肌肌筋膜触发点:腋后壁的下方,肩胛骨外侧缘中段附近。引传痛至肩胛下角,肩部的后方,上臂和前臂的后内方,包括第四和第五指的背侧(图 1-15-1)。

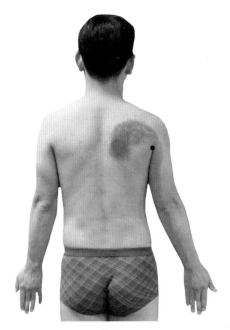

图 1-15-1　背阔肌肌筋膜触发点及引传痛范围

三、针刀治疗

背阔肌肌筋膜触发点：嘱患者俯卧位，标记触发点后，患侧手置于头下，上肢外旋并外展 90°，医者于肩胛骨中间高度上，背阔肌环绕大圆肌处触诊紧张带并确认触发点，进针刀时左手拇指固定触发点，右手持针刀，刀口线与背阔肌肌纤维纵轴平行，针刀体与该部皮肤约呈 90°，松解时应从侧方进针刀，避免刺穿肋间隙，针刀到达紧张肌带时可出现阻力感，在紧张带表面纵行切开，针刀下有松动感后出针刀。术毕，局部压迫止血 1 分钟后，创可贴覆盖针眼。

四、穴位注射治疗

背阔肌肌筋膜触发点：嘱患者俯卧位，患侧手置于头下，上肢外旋并外展 90°，医者于肩胛骨中间高度上，背阔肌环绕大圆肌处触诊紧张带并确认触发点，持 5 号针头刺入，注射 0.5% 普鲁卡因溶液，注射完立即压迫止血。

第十六节　臀大肌肌筋膜触发点

一、简介

臀大肌起点：髂骨翼外面，骶骨背面及骶结节韧带；止点：髂胫束和股骨臀肌粗隆。功能：使下肢于髋关节处伸、外旋，肌肉上半部分收缩使下肢外展，下半部分收缩使下肢内收，一侧收缩使骨盆转向对侧，两侧同时收缩使骨盆后倾并使躯干后伸。

二、体表定位及引传痛范围

1. 臀大肌肌筋膜触发点①　位于臀大肌骶骨止点偏外侧。引传痛至骶髂关节沿臀裂至尾骨区和大腿根的后部（图 1-16-1 ）。

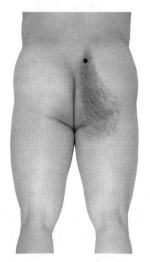

图 1-16-1　臀大肌肌筋膜触发点①及引传痛范围

2. 臀大肌肌筋膜触发点②　位于坐骨结节处稍偏头侧的部位。引传痛至全部的臀大肌，以骶骨和髂嵴的下外侧以及臀尖部为重（图 1-16-2 ）。

3. 臀大肌肌筋膜触发点③　位于近臀中缝的最下端，引传痛至臀中缝和触发点周围（图 1-16-3 ）。

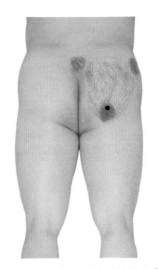

图 1-16-2　臀大肌肌筋膜触发点②及
　　　　　　引传痛范围

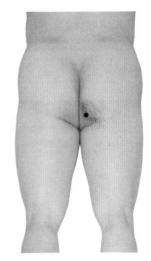

图 1-16-3　臀大肌肌筋膜触发点③及
　　　　　　引传痛范围

三、针刀治疗

1. 臀大肌肌筋膜触发点①　嘱患者俯卧位,标记触发点后,进针刀时左手拇指固定触发点,右手持针刀,刀口线与下肢纵轴平行,针刀体与该部皮肤约呈 90°,注意避开神经和血管,将针刀迅速刺入皮下,针刀到达紧张肌带时可出现阻力感,在紧张带表面纵行切开,针刀下有松动感后出针刀。术毕,局部压迫止血 1 分钟后,创可贴覆盖针眼。

2. 臀大肌肌筋膜触发点②和③　操作方法同触发点①。

四、穴位注射治疗

1. 臀大肌肌筋膜触发点①　嘱患者健侧卧位,医者钳捏式触诊紧张带并确认触发点,持 7 号针头刺入,体型肥胖患者,用更长的针头刺入,注射 0.5% 普鲁卡因溶液,注射完立即压迫止血。

2. 臀大肌肌筋膜触发点②　嘱患者健侧卧位,医者平滑式触诊紧张带并确认触发点,持 7 号针头刺入,注意不要将针头探寻到外侧过远处而碰到坐骨神经,注射 0.5% 普鲁卡因溶液,注射完立即压迫止血。

3. 臀大肌肌筋膜触发点③ 操作方法同触发点①。

第十七节 臀中肌肌筋膜触发点

一、简介

臀中肌起点：髂骨翼外面；止点：股骨大转子。功能：使下肢于髋关节处外展，前部肌纤维使大腿屈和旋内，后部肌纤维使大腿伸和旋外；一侧收缩使骨盆向同侧倾，两侧前部肌纤维收缩使骨盆前倾，两侧后部肌纤维收缩使骨盆后倾。

二、体表定位及引传痛范围

1. 臀中肌肌筋膜触发点① 位于髂嵴下方和骶髂关节处，引传痛至骶髂关节和骶骨及臀部（图 1-17-1）。

2. 臀中肌肌筋膜触发点② 位于臀中肌中间，髂嵴中点处，引传痛至臀部的中外侧及大腿的侧后部（图 1-17-2）。

3. 臀中肌肌筋膜触发点③ 位于臀中肌最前面的位置，引传痛至髂嵴及骶骨（图 1-17-3）。

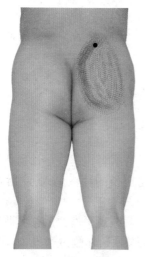

图 1-17-1 臀中肌肌筋膜触发点①及
引传痛范围

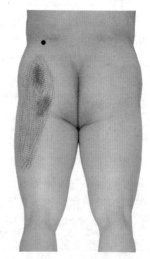

图 1-17-2 臀中肌肌筋膜触发点②及
引传痛范围

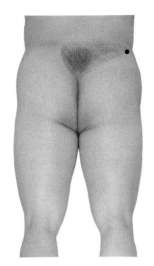

图 1-17-3　臀中肌肌筋膜触发点③及引传痛范围

三、针刀治疗

1. 臀中肌肌筋膜触发点①　嘱患者俯卧位,标记触发点后,进针刀时左手拇指固定触发点,右手持针刀,刀口线与臀中肌肌纤维纵轴平行,针刀体与该部皮肤约呈 90°,注意避开神经和血管,将针刀迅速刺入皮下,针刀到达紧张肌带时可出现阻力感,在紧张带表面纵行切开,针刀下有松动感后出针刀。术毕,局部压迫止血 1 分钟后,创可贴覆盖针眼。

2. 臀中肌肌筋膜触发点②和③　嘱患者俯卧位,操作方法同触发点①。

四、穴位注射治疗

1. 臀中肌肌筋膜触发点①　嘱患者健侧卧位,医者平滑式触诊紧绷肌带并确认触发点,持 7 号针头刺入,避免触及神经和血管,注射 0.5% 普鲁卡因溶液,注射完立即压迫止血。

2. 臀中肌肌筋膜触发点②和③　嘱患者健侧卧位,操作方法同触发点①。

第十八节　臀小肌肌筋膜触发点

一、简介

臀小肌起点:髂骨翼外面臀前线与臀后线之间;止点:股骨大转子。功能:使下肢于髋关节处外展,前部肌纤维使大腿屈和旋内,后部肌纤维使大腿伸和旋外；一侧收缩使骨盆向同侧倾，两侧前部肌纤维收缩使骨盆前倾，两侧后部肌纤维收缩使骨盆后倾。

二、体表定位及引传痛范围

1. 臀小肌肌筋膜触发点① 位于阔筋膜张肌的后缘深部，引传痛至臀部、大腿、膝部及小腿的下外侧（图 1-18-1）。

2. 臀小肌肌筋膜触发点② 于臀小肌起点的上缘均可找到，引传痛至臀部，以尾骨中部为重，以及大腿、膝及小腿上 1/3 的后部（图 1-18-2）。

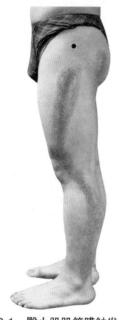

图 1-18-1 臀小肌肌筋膜触发点①及引传痛范围

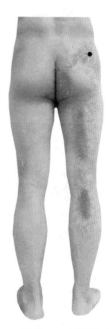

图 1-18-2 臀小肌肌筋膜触发点②及引传痛范围

三、针刀治疗

1. 臀小肌肌筋膜触发点① 嘱患者健侧卧位，标记触发点后，进针刀时左手拇指固定触发点，右手持针刀，刀口线与下肢纵轴平行，针刀体与该部皮肤约呈 90°，注意避开神经和血管，将针刀迅速刺入皮下，针刀到达紧张肌带时可出现阻力感，在紧张带表面纵行切开，针刀下有松动感后出针刀。术毕，局部压迫止血 1 分钟后，创可贴覆盖针眼。

2. 臀小肌肌筋膜触发点② 嘱患者健侧卧位，标记触发点后，进针刀时左手拇指固定触发点，右手持针刀，刀口线与坐骨神经平行，针刀体与该部皮肤约呈 90°,注意避开坐骨神经和血管,将针刀迅速刺入皮下,针刀到达紧张肌带时可出现阻力感,在紧张带表面纵行切开,针刀下有松动感后出针刀。术毕,局部压迫止血 1 分钟后,创可贴覆盖针眼。

四、穴位注射治疗

1. 臀小肌肌筋膜触发点①　嘱患者健侧卧位,医者深触诊紧张带并确认触发点,持 7 号针头刺入,避免触及神经和血管,注射 0.5% 普鲁卡因溶液,注射完立即压迫止血。

2. 臀小肌肌筋膜触发点②　嘱患者健侧卧位,患侧大腿屈曲 30° 左右,医者平滑式触诊紧张带并确认触发点,持 7 号针头刺入,注射时针头向上避免触及坐骨神经,注射 0.5% 普鲁卡因溶液,注射完立即压迫止血。

第十九节　阔筋膜张肌肌筋膜触发点

一、简介

阔筋膜张肌起点:髂嵴前部和髂前上棘;止点:胫骨外侧髁。功能:紧张阔筋膜并屈髋关节。

二、体表定位及引传痛范围

阔筋膜张肌肌筋膜触发点:位于阔筋膜张肌近端前缘。引传痛至髋关节,而且一直延续到大腿前外侧部,偶尔会延伸到膝关节处(图 1-19-1)。

三、针刀治疗

阔筋膜张肌肌筋膜触发点:嘱患者患侧向上侧卧位,标记触发点后,进针刀时左手拇指固定触发点,右手持针刀,刀口线与下肢纵轴平行,针刀体与该部皮肤约呈 90°,注意避开神经和血管,将针刀迅速刺入皮下,针刀到达紧张肌带时可出现阻力感,在紧张带表面纵行切开,针刀下有松动感后出针刀。术毕,局部压迫止血 1 分钟后,创可贴覆盖针眼。

四、穴位注射治疗

阔筋膜张肌肌筋膜触发点:嘱患者处于仰卧位,膝内旋,医者触诊紧张带并确认触发点,持 5 号针头在接近水平位刺入,注射 0.5% 普鲁卡因溶液,注射完立即压迫止血。

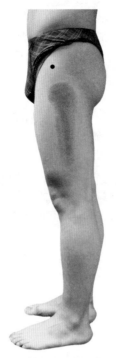

图 1-19-1　阔筋膜张肌肌筋膜触发点及引传痛范围

第二十节　缝匠肌肌筋膜触发点

一、简介

缝匠肌起点：髂前上棘；止点：胫骨上端内侧面。功能：屈髋、屈膝、大腿外旋外展、小腿内旋。

二、体表定位及引传痛范围

1. 缝匠肌肌筋膜触发点① 位于上股部，缝匠肌肌腹中。引传痛范围为腹股沟下从前外侧斜到前内侧弥散（图 1-20-1）。

2. 缝匠肌肌筋膜触发点② 位于股中部的内侧，缝匠肌肌腹中。引传痛范围为股中部的前内侧到内侧弥散（图 1-20-2）。

3. 缝匠肌肌筋膜触发点③ 位于股下部的内侧，缝匠肌肌腹中。引传痛范围为沿股下部内侧弥散，一直到髌骨或膝内侧表面，但没有膝的深部疼痛（图 1-20-3）。

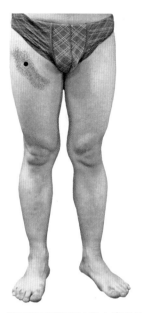

图 1-20-1　缝匠肌肌筋膜触发点①及引传痛范围

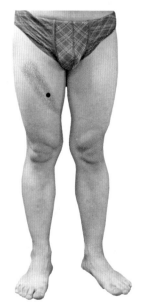

图 1-20-2　缝匠肌肌筋膜触发点②及
引传痛范围

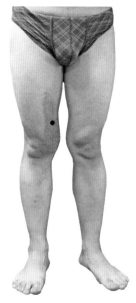

图 1-20-3　缝匠肌肌筋膜触发点③及
引传痛范围

三、针刀治疗

1. 缝匠肌肌筋膜触发点①　嘱患者仰卧位,标记触发点后,进针刀时左手拇指固定触发点,右手持针刀,刀口线与缝匠肌肌纤维纵轴平行,针刀体与该部皮肤约呈 90°,注意避开神经和血管,将针刀迅速刺入皮下,针刀到达紧张肌带时可出现阻力感,在紧张带表面纵行切开,针刀下有松动感后出针刀。术毕,局部压迫止血 1 分钟后,创可贴覆盖针眼。

2. 缝匠肌肌筋膜触发点②　嘱患者仰卧位,操作方法同触发点①。

3. 缝匠肌肌筋膜触发点③　嘱患者仰卧位,患侧下肢屈膝外展,足底抵住健侧膝关节内侧面,余操作方法同触发点①。

四、穴位注射治疗

1. 缝匠肌肌筋膜触发点①　嘱患者仰卧位,医者触诊紧张带并确认触发点,持 5 号针头,需倾斜,与皮肤几乎平行刺入,注射 0.5% 普鲁卡因溶液,注射完立即压迫止血。

2. 缝匠肌肌筋膜触发点②和③　嘱患者仰卧位,操作方法同触发点①。

第二十一节　股四头肌肌筋膜触发点

一、简介

股四头肌起点:股直肌起自髂前下棘;股中肌起自股骨体前面;股外侧肌起自股骨粗线外侧唇;股内侧肌起自股骨粗线内侧唇。止点:胫骨粗隆。功能:使小腿伸、大腿伸和屈,伸膝关节,屈髋关节,并维持人体直立姿势。

二、体表定位及引传痛范围

1. 股四头肌肌筋膜触发点①　位于股直肌上端,髋关节水平,大腿上部略低于髂前下棘。引传痛范围常在膝盖和髌骨周围,有时疼痛可位于膝关节深部(图 1-21-1)。

2. 股四头肌肌筋膜触发点②　位于股中间肌肌腹内。引传痛范围延伸至大腿前方近膝盖处,但在大腿中部最集中,可延至上部大腿前外侧(图 1-21-2)。

3. 股四头肌肌筋膜触发点③　位于股外侧肌内近端,大转子下。引传痛范围局限在肌肉附近区域(图 1-21-3)。

4. 股四头肌肌筋膜触发点④　位于股外侧肌内,大腿中部外侧偏前。引传痛至整个大腿外侧,向上几乎延伸到骨盆角(图 1-21-4)。

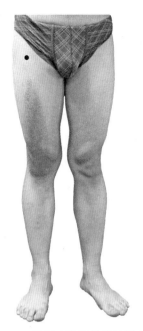

图 1-21-1　股四头肌肌筋膜触发点①及
引传痛范围

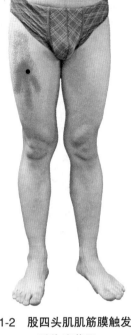

图 1-21-2　股四头肌肌筋膜触发点②及
引传痛范围

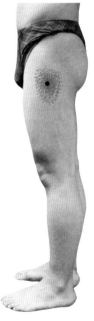

图 1-21-3　股四头肌肌筋膜触发点③及
引传痛范围

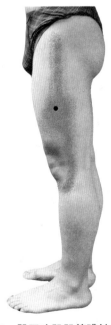

图 1-21-4　股四头肌肌筋膜触发点④及
引传痛范围

5. 股四头肌肌筋膜触发点⑤ 位于股外侧肌内,稍微偏大腿中部后外侧的位置。引传痛范围在大腿后外侧部,可导致膝关节疼痛(图 1-21-5、图 1-21-6)。

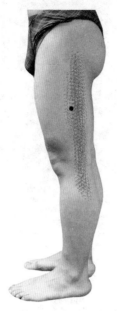 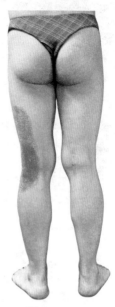

图 1-21-5 股四头肌肌筋膜触发点⑤及
引传痛范围

图 1-21-6 股四头肌肌筋膜触发点⑤的
引传痛范围

6. 股四头肌肌筋膜触发点⑥ 位于股外侧肌下部及膝部外侧。引传痛范围除在髌骨周围外侧缘外,有时向上延伸超出大腿范围(图 1-21-7)。

7. 股四头肌肌筋膜触发点⑦ 位于股外侧肌下端,稍微偏向股后部。引传痛范围在髌骨外侧,更广泛投射至大腿外侧面上方,有时可向下延及足外侧部(图 1-21-8)。

8. 股四头肌肌筋膜触发点⑧ 位于股内侧肌肌腹内侧边界,大腿中部。引传痛至膝盖前部(图 1-21-9)。

9. 股四头肌肌筋膜触发点⑨ 位于股内侧肌肌腹内侧边界的髌骨上方。引传痛范围为膝关节前内侧和大腿较低位置线性分布(图 1-21-10)。

三、针刀治疗

1. 股四头肌肌筋膜触发点① 嘱患者仰卧位,标记触发点后,进针刀时左手拇指固定触发点,右手持针刀,刀口线与股直肌肌纤维纵轴平行,针刀体与该部皮肤约呈 90°,注意避开神经和股动脉,将针刀迅速刺入皮下,针刀到达紧张肌带时可出现阻力感,在紧张带表面纵行切开,针刀下有松动感后出针刀。术毕,局部压迫止血 1 分钟后,创可贴覆盖针眼。

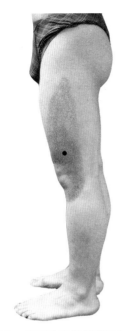

图 1-21-7 股四头肌肌筋膜触发点⑥及
引传痛范围

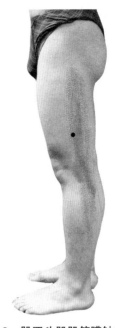

图 1-21-8 股四头肌肌筋膜触发点⑦及
引传痛范围

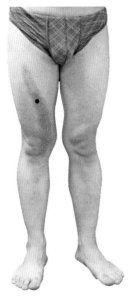

图 1-21-9 股四头肌肌筋膜触发点⑧及
引传痛范围

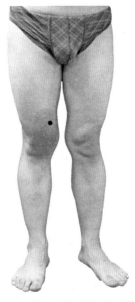

图 1-21-10 股四头肌肌筋膜触发点⑨及
引传痛范围

2. 股四头肌肌筋膜触发点② 嘱患者仰卧位,刀口线与股中间肌肌纤维纵轴平行,余操作方法同触发点①。

3. 股四头肌肌筋膜触发点③ 嘱患者侧卧位,标记触发点后,进针刀时左手拇指固定触发点,右手持针刀,刀口线与股外侧肌肌纤维纵轴平行,针刀体与该部皮肤约呈90°,注意避开神经和血管,将针刀迅速刺入皮下,针刀到达紧张肌带时可出现阻力感,在紧张带表面纵行切开,针刀下有松动感后出针刀。术毕,局部压迫止血1分钟后,创可贴覆盖针眼。

4. 股四头肌肌筋膜触发点④⑤⑥⑦ 嘱患者侧卧位,操作方法同触发点③。

5. 股四头肌肌筋膜触发点⑧ 嘱患者仰卧位,刀口线与股内侧肌肌纤维纵轴平行,余操作方法同触发点①。

6. 股四头肌肌筋膜触发点⑨ 嘱患者仰卧位,操作方法同触发点①。

四、穴位注射治疗

1. 股四头肌肌筋膜触发点① 嘱患者仰卧位,膝盖略弯曲,医者触诊紧张带并确认触发点,持5号针头刺入,避免触及神经和血管,注射0.5%普鲁卡因溶液,注射完立即压迫止血。

2. 股四头肌肌筋膜触发点② 嘱患者仰卧位,医者深部触诊紧张带并确认触发点,持5号针头刺入,避免触及神经和血管,注射0.5%普鲁卡因溶液,注射完立即压迫止血。

3. 股四头肌肌筋膜触发点③ 嘱患者仰卧位,医者触诊紧张带并确认触发点,持5号针头到达触发点并推开股二头肌,在股骨背侧,避免触及神经和血管,注射0.5%普鲁卡因溶液,注射完立即压迫止血。

4. 股四头肌肌筋膜触发点④⑤ 嘱患者仰卧位,操作方法同触发点③。

5. 股四头肌肌筋膜触发点⑥ 嘱患者仰卧位,医者应尽可能地向下方按压髌骨,同时在髌骨外侧缘的上方触诊紧张带和触发点,持5号针头刺入,避免触及神经和血管,注射0.5%普鲁卡因溶液,注射完立即压迫止血。

6. 股四头肌肌筋膜触发点⑦ 嘱患者仰卧位,操作方法同触发点⑥。

7. 股四头肌肌筋膜触发点⑧ 嘱患者仰卧位,屈髋且屈膝90°。医者触诊紧张带并确认触发点,持5号针头向外侧刺入,远离缝匠肌和动脉,注射0.5%普鲁卡因溶液,注射完立即压迫止血。

8. 股四头肌肌筋膜触发点⑨ 嘱患者仰卧位,操作方法同触发点⑧。

第二十二节 股二头肌肌筋膜触发点

一、简介

股二头肌起点：长头起自坐骨结节,短头起点股骨粗线；止点：腓骨头。功能：近固定时,使膝关节屈和外旋,长头还可使髋关节伸。远固定时,两侧收缩,使大腿在膝关节处屈；当小腿伸直时,使骨盆后倾。

二、体表定位及引传痛范围

股二头肌肌筋膜触发点：位于大腿后外侧中段。引传痛范围集中于膝盖后部,并可能向上延伸至大腿后外侧,甚至臀部横纹处,向下至膝盖下方进入小腿（图 1-22-1）。

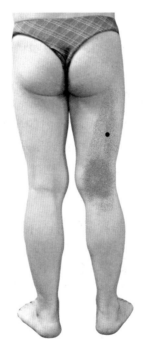

图 1-22-1 股二头肌肌筋膜触发点及引传痛范围

三、针刀治疗

股二头肌肌筋膜触发点：嘱患者俯卧位,标记触发点后,进针刀时左手拇指固定触发点,右手持针刀,刀口线与股二头肌肌纤维纵轴平行,针刀体与该部皮肤约呈 90°,注意避开神经和血管,将针刀迅速刺入皮下,针刀到达紧张肌带时可出现阻力感,在紧张带表面纵行切开,针刀下有松动感后出针刀。术毕,局部压迫止血 1 分钟后,创可贴覆盖针眼。

四、穴位注射治疗

股二头肌肌筋膜触发点:嘱患者侧卧位,背对医者,医者触诊紧张带并确认触发点,持 5 号针头在大腿中线附近刺入,避免触及神经和血管,注射 0.5% 普鲁卡因溶液,注射完立即压迫止血。

第二十三节　半腱肌肌筋膜触发点

一、简介

半腱肌起点:坐骨结节;止点:胫骨上端内侧。功能:近固定时,使膝关节屈和内旋,还可使髋关节伸;远固定时,两侧收缩,使大腿在膝关节处屈;当小腿伸直时,使骨盆后倾。

二、体表定位及引传痛范围

半腱肌肌筋膜触发点:位于大腿后内侧半腱肌肌腹中段。引传痛向上投射至臀沟,可向下扩散至大腿和膝关节后内侧,并有时到达小腿内侧(图 1-23-1)。

三、针刀治疗

半腱肌肌筋膜触发点:嘱患者俯卧位,标记触发点后,进针刀时左手拇指固定触发点,右手持针刀,刀口线与半腱肌肌纤维纵轴平行,针刀体与该部皮肤约呈 90°,注意避开神经和血管,将针刀迅速刺入皮下,针刀到达紧张肌带时可出现阻力感,在紧张带表面纵行切开,针刀下有松动感后出针刀。术毕,局部压迫止血 1 分钟后,创可贴覆盖针眼。

四、穴位注射治疗

半腱肌肌筋膜触发点:嘱患者俯卧位,屈膝且大腿稍外展,医者触诊紧张带并确认触发点,持 5 号针头通过肌肉前方而不朝向股骨刺入,避开神经和血管,注射 0.5% 普鲁卡因溶液,注射完立即压迫止血。

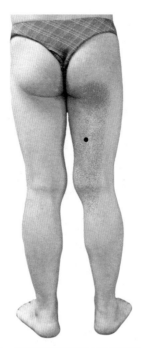

图 1-23-1　半腱肌肌筋膜触发点及引传痛范围

第二十四节　半膜肌肌筋膜触发点

一、简介

半膜肌起点：坐骨结节；止点：胫骨内侧髁。功能：近固定时，使膝关节屈和内旋，还可使髋关节伸。远固定时，两侧收缩，使大腿在膝关节处屈；当小腿伸直时，使骨盆后倾。

二、体表定位及引传痛范围

半膜肌肌筋膜触发点：位于大腿后内侧半膜肌肌腹中段。引传痛范围投射至臀沟，可向下扩散至大腿和膝关节后内侧，并有时到达小腿内侧（图 1-24-1）。

三、针刀治疗

半膜肌肌筋膜触发点：嘱患者俯卧位，标记触发点后，进针刀时左手拇指固定触发点，右手持针刀，刀口线与半膜肌肌纤维纵轴平行，针刀体与该部皮肤约呈 90°,注意避开神经和血管,将针刀迅速刺入皮下,针刀到达紧张肌带时可出现阻力感,在紧张带表面纵行切开,针刀下有松动感后出针刀。术毕,局部压迫止血 1 分钟后,创可贴覆盖针眼。

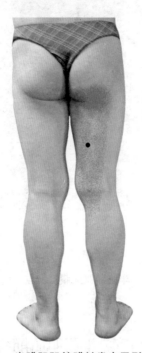

图 1-24-1 半膜肌肌筋膜触发点及引传痛范围

四、穴位注射治疗

半膜肌肌筋膜触发点:嘱患者仰卧位,屈膝且大腿稍外展,医者触诊紧张带并确认触发点,持 5 号针头通过肌肉前方而不朝向股骨刺入,避开神经和血管,注射 0.5% 普鲁卡因溶液,注射完立即压迫止血。

第二十五节 腓肠肌肌筋膜触发点

一、简介

腓肠肌起点:股骨内、外侧髁。内外侧头会合,约在小腿中点移行为腱性结构。止点:跟结节。功能:对人的直立和行走起着重要作用。

二、体表定位及引传痛范围

1. 腓肠肌肌筋膜触发点①　位于近端腓肠肌的内侧肌腹中部。引传痛至同侧足背,并扩散到大腿下部后方、膝关节后面、小腿至踝后内侧区域(图 1-25-1、图 1-25-2)。

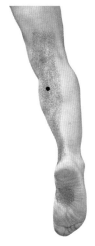

图 1-25-1　腓肠肌肌筋膜触发点①及
引传痛范围(后面观)

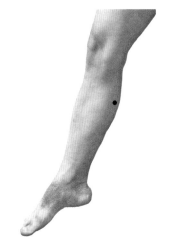

图 1-25-2　腓肠肌肌筋膜触发点①及
引传痛范围(侧面观)

2. 腓肠肌肌筋膜触发点②　位于近端腓肠肌的外侧肌腹中部。引传痛范围主要局限在触发点周围(图 1-25-3)。

3. 腓肠肌肌筋膜触发点③　位于膝盖后方腓肠肌内侧头附着于股骨髁的位置。引传痛范围在膝盖后方,主要在腘窝(图 1-25-4)。

4. 腓肠肌肌筋膜触发点④　位于膝盖后方腓肠肌外侧头附着于股骨髁的位置。引传痛范围为膝盖后方,主要在腘窝(图 1-25-5)。

三、针刀治疗

1. 腓肠肌肌筋膜触发点①　嘱患者俯卧位,标记触发点后,进针刀时左手拇指固定触发点,右手持针刀,刀口线与腓肠肌肌纤维纵轴平行,针刀体与该部皮肤约呈 90°,注意避开神经和血管,将针刀迅速刺入皮下,针刀到达紧张肌带时可出现阻力感,在紧张带表面纵行切开,针刀下有松动感后出针刀。术毕,局部压迫止血 1 分钟后,创可贴覆盖针眼。

2. 腓肠肌肌筋膜触发点②③④　嘱患者俯卧位,操作方法同触发点①。

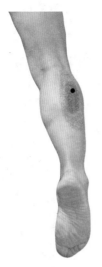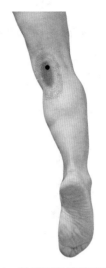

图 1-25-3 腓肠肌肌筋膜触发点②及
引传痛范围

图 1-25-4 腓肠肌肌筋膜触发点③及
引传痛范围

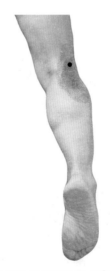

图 1-25-5 腓肠肌肌筋膜触发点④及引传痛范围

四、穴位注射治疗

1. 腓肠肌肌筋膜触发点① 嘱患者患侧卧位,医者触诊紧张带并确认触发点,持 5 号针头刺入,注射 0.5% 普鲁卡因溶液,注射完立即压迫止血。

2. 腓肠肌肌筋膜触发点② 嘱患者健侧卧位,其余操作同触发点①,注意避开神经和血管。

3. 腓肠肌肌筋膜触发点③ 嘱患者俯卧位,医者触诊紧张带并确认触发点,持 5 号针头刺入,针尖偏离中线以避开神经和血管,注射 0.5% 普鲁卡因溶液,注射完立即压迫止血。

4. 腓肠肌肌筋膜触发点④ 嘱患者俯卧位,操作同触发点③。

第二十六节 比目鱼肌肌筋膜触发点

一、简介

比目鱼肌起点:胫骨和腓骨后上部;止点:跟结节。功能:近固定时,使踝关节跖屈,远固定时,可使小腿在踝关节处屈,协助膝关节伸,维持人体直立。

二、体表定位及引传痛范围

1. 比目鱼肌肌筋膜触发点① 位于腓肠肌肌腹远端 2~3cm,中线偏内侧。引传痛范围为足跟和足底表面以及跟腱远端(图 1-26-1)。

2. 比目鱼肌肌筋膜触发点② 位于更近端的小腿外上部,腓骨头附近。引传痛范围在小腿的上 1/2(图 1-26-2)。

3. 比目鱼肌肌筋膜触发点③ 位于触发点①近端偏外侧。引传痛范围为同侧骶髂关节,直径约 2.5cm 范围。少数可见足跟后侧、足底较轻扩散痛(图 1-26-3)。

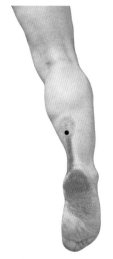

图 1-26-1 比目鱼肌肌筋膜触发点①及引传痛范围

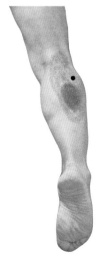

图 1-26-2 比目鱼肌肌筋膜触发点②及引传痛范围

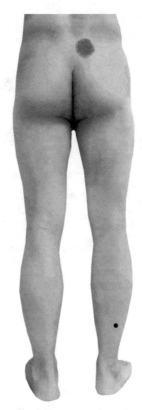

图 1-26-3　比目鱼肌肌筋膜触发点③及引传痛范围

三、针刀治疗

1. 比目鱼肌肌筋膜触发点①　嘱患者俯卧位,标记触发点后,进针刀时左手拇指固定触发点,右手持针刀,刀口线与比目鱼肌肌纤维纵轴平行,针刀体与该部皮肤约呈 90°,注意避开神经和血管,将针刀迅速刺入皮下,针刀到达紧张肌带时可出现阻力感,在紧张带表面纵行切开,针刀下有松动感后出针刀。术毕,局部压迫止血 1 分钟后,创可贴覆盖针眼。

2. 比目鱼肌肌筋膜触发点②和③　嘱患者俯卧位,操作方法同触发点①。

四、穴位注射治疗

1. 比目鱼肌肌筋膜触发点①　嘱患者患侧卧位,医者从肌肉两侧和跟腱前夹击触诊紧张带并确认触发点,然后一手从肌肉外侧缘按住触发点,另一手持 7 号针头朝内侧刺入,注射 0.5% 普鲁卡因溶液,注射完立即压迫止血。

2. 比目鱼肌肌筋膜触发点②　嘱患者健侧卧位,医者触诊紧张带并确认触发点,持 7 号针头且针尖朝向腓骨刺入,注射 0.5% 普鲁卡因溶液,注射完立即止血。

3. 比目鱼肌肌筋膜触发点③　嘱患者患侧卧位,医者触诊紧张带并确认触发点,然后一手从肌肉外侧缘按住触发点,另一手持 7 号针头从外侧刺入,注射 0.5% 普鲁卡因溶液,注射完立即压迫止血。

第二十七节　胫骨后肌肌筋膜触发点

一、简介

胫骨后肌起点:胫、腓骨后面和骨间膜后面;止点:足舟骨和内侧、中间及外侧楔骨。功能:踝关节跖屈和使足内翻。

二、体表定位及引传痛范围

胫骨后肌肌筋膜触发点:位于小腿深处,骨间膜后方和比目鱼肌前方。引传痛范围从触发点远端经过小腿中部延伸到足跟,直到整个足和足趾的跖面(图 1-27-1)。

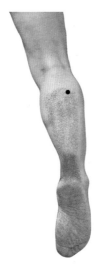

图 1-27-1　胫骨后肌肌筋膜触发点及引传痛范围

三、针刀治疗

胫骨后肌肌筋膜触发点：嘱患者俯卧位，标记触发点后，进针刀时左手拇指固定触发点，右手持针刀，刀口线与胫骨后肌肌纤维纵轴平行，针刀体与该部皮肤约呈90°，注意避开神经和血管，将针刀迅速刺入皮下，针刀到达紧张肌带时可出现阻力感，在紧张带表面纵行切开，针刀下有松动感后出针刀。术毕，局部压迫止血1分钟后，创可贴覆盖针眼。

四、穴位注射治疗

胫骨后肌肌筋膜触发点：此肌肉位置深，触发点定位不准，易触及神经和血管，较危险。一般不做穴位注射。

第二章

附着点病变点

附着点病变主要是指肌肉（肌腱）、韧带、腱膜附着于骨的部位发生纤维化改变，产生疼痛、功能障碍等临床症状。附着点病变点主要发生于受力较大的肌肉（肌腱）、韧带、腱膜的附着点，或者有多条肌肉（肌腱）、韧带、腱膜附着的骨突部位，长期、反复的牵拉必然使附着点部位产生损伤以及无菌性炎症，进而出现粘连、瘢痕、挛缩等病理改变。

附着点病变点是临床上的常用治疗点。针刀、针灸、推拿等各种疗法松解肌肉（肌腱）、韧带、腱膜的附着点，可降低该部位的软组织张力、促进局部循环、促进无菌性炎症的消散吸收，减轻其对周围神经血管的压迫刺激，从而减轻或消除临床症状。

附着点病变点的定位主要是熟悉人体主要肌肉（肌腱）、韧带、腱膜的起止位置以及功能特点，然后根据疼痛、压痛及功能障碍的情况，确定治疗部位。在进行附着点病变点的治疗时，首先要找到与肌肉（肌腱）、韧带、腱膜相连接的骨性标志，确定其附着区域，然后根据压痛、结节、条索等情况选择治疗方法，治疗结束后应注意嘱患者休息，减少活动，避免附着点部位的牵拉、刺激。

第一节　项韧带附着点

一、简介

头部过度前屈、长期持续低头工作致项韧带慢性损伤，产生无菌性炎症，晚期形成纤维化、钙化等改变。表现为颈部酸胀不适，低头位症状加重。

二、体表定位

1. 项韧带棘突附着点　位于 C_{2-7} 颈椎棘突末端（图 2-1-1）。
2. 项韧带枕外隆凸附着点　位于枕外隆凸下缘（图 2-1-2）。

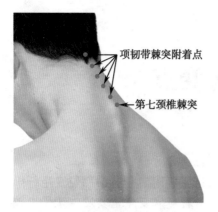

图 2-1-1　项韧带棘突附着点

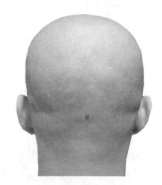

图 2-1-2　项韧带枕外隆凸附着点

三、针刀治疗

（一）操作方法

1. 项韧带棘突附着点　嘱患者俯卧位,定位于 C_{2-7} 颈椎棘突末端,常规消毒,针刀刀口线与人体纵轴一致,针刀体向头侧倾斜 45° 刺入,达颈椎棘突顶端,在棘突顶端纵行切开 2~3 次,然后纵横摆动 2~3 次。

2. 项韧带枕外隆凸附着点　嘱患者俯卧位,定位于枕外隆凸下缘,常规消毒,针刀刀口线与人体纵轴一致,针刀体向足侧倾斜 45° 刺入,达枕外隆凸下缘骨面,将项韧带附着点纵行切开 2~3 次,然后纵横摆动 2~3 次。

（二）临床报道

1. 一般资料　158 例患者中男 87 例,女 71 例;年龄最大 56 岁,最小 24岁;病程最长 5 年,最短 6 个月。

2. 治疗方法　取颈部前屈位。找好压痛点,用龙胆紫做好标记,常规消毒,铺洞巾。针体与颈部平面垂直,刀口线与颈棘突顶线平行,刺入后直达棘突,或在项韧带上切开剥离 3 刀,再横行铲剥 2 刀,在枕骨粗隆下缘进刀时,针体一定要和骨面垂直。术后用创可贴贴敷针眼,3 日不能洗澡。

3. 疗效观察　参照《中医病证诊断疗效标准》中项韧带损伤的标准判定疗效,痊愈:颈项部疼痛不适、绷紧感消失,项韧带原有压痛区或触及的条索状物均已消失;显效:颈项部原有疼痛不适感基本消失,劳累后偶有疼痛,经休息后消失;有效:颈项部疼痛及伴随症状减轻;无效:疼痛及伴随症状治疗前后无变化。本次治疗结果显示,1 次治愈 36 例,2 次治愈 71 例,51 例经 3次治疗达到有效标准,总有效率 100%。〔孙彤,孙培强.针刀松解项韧带粘连158 例［J］.山东中医杂志,2004（03）:165.〕

四、穴位注射治疗

（一）操作方法

1. 项韧带棘突附着点　嘱患者俯卧位，医者触诊项韧带棘突附着点，持5号针头朝棘突顶端刺入，避免触及神经和血管，注射0.5%普鲁卡因等溶液，注射完立即压迫止血。

2. 项韧带枕外隆凸附着点　嘱患者俯卧位，医者触诊项韧带枕外隆凸附着点，持5号针头朝枕外隆凸下缘骨面刺入，避免触及神经、脊髓和血管，注射0.5%普鲁卡因等溶液，注射完立即压迫止血。

（二）临床报道

1. 临床资料　80例均为门诊患者，其中男36例，女44例；年龄最大70岁，最小8岁；病程最长6年，最短9个月。

2. 治疗方法　患者取俯卧位、胸部垫枕，使颈部过屈位，同时要结合患者颈部X线片，一般选$C_{5\sim6}$平面处，并结合压痛点确定穿刺点，记号笔标记穿刺点，常规消毒铺巾，取5号4cm穿刺针，后接消炎镇痛液注射器，垂直皮肤进针，针刺入皮肤后，缓慢进针至棘上韧带缘注入消炎镇痛液（由复方倍他米松注射液2mg、维生素B_{12}1mg、2%利多卡因5ml、生理盐水13ml配成），同时可向两肌腱膜层浸润，注射范围根据病情确定，注射药量共10~15ml。注射结束后观察5分钟，患者无不适选择同一点，针刀针尾偏向头部刺入皮肤，进针方向与项韧带走向平行，针尖到达项韧带时指下有坚韧感，针刀穿入钙化灶时，刀下有被抓紧感，此时用针刀将项韧带纵行切开3~4刀，待针下有松弛感，拔出针刀，尽量挤出针孔瘀血，针孔按压5分钟，针眼无菌敷料贴敷2日，并嘱患者保持局部干燥以预防感染。

3. 疗效观察　本次治疗结果显示，治愈（治疗后症状及体征完全消失）39例，显效（治疗后症状及体征明显减轻）26例，有效（治疗后症状及体征大部分减轻）15例，总有效率达100%。〔张秉贤，林孙枝，黄林升，等. 药物局部注射配合小针刀治疗项韧带钙化80例［J］. 国医论坛，2011，26（03）：27.〕

五、针灸治疗

（一）操作方法

嘱患者俯卧位，项韧带附着点损伤可选取项韧带棘突附着点及项韧带枕外隆凸附着点进行针灸治疗，常规消毒及针刺，然后将切成2cm长的艾条插在所选穴位的针柄上，点燃，每针2炷。

（二）临床报道

1. 临床资料　36例患者中男21例，女15例；年龄最小39岁，最大76岁；病程最短10个月，最长15年。

2. 治疗方法 患者取俯卧位或伏位,取风池、完骨、天柱、颈夹脊穴(根据颈椎侧位 X 线片上椎体后缘条索状骨化阴影所累及的椎体取穴)常规消毒,以 28 号毫针快速进针,施以平补平泻手法,达到酸麻胀针感为度。上肢麻木者配极泉、臂臑、曲池、合谷;伴恶心、心悸、气短者加刺双侧内关、膻中,留针 30 分钟,同时选上述针刺颈夹穴中 2~3 个穴位,将切成 2cm 长的艾条插在所选穴位的针柄上,点燃,每针 2 炷。每日 1 次,10 次为 1 个疗程,共 3 个疗程。

3. 疗效观察 本次治疗结果显示,治愈:临床症状消失,随访 1 年未复发,共 19 例;显效:临床症状基本消失且 1 年内未复发,共 10 例;有效:经 3 个疗程症状减轻但未消失,共 5 例;无效:经 3 个疗程症状未减轻,共 2 例。〔宋颖.针刺加温灸治疗项韧带钙化症 36 例[J].辽宁中医学院学报,2005(04):377.〕

六、推拿治疗

(一)操作方法

嘱患者俯卧位,全身放松,医者立其头前部。

1. 用一手拇指按揉颈项部 3~5 分钟,主要以颈椎两侧肌肉、项韧带为主,使其放松,手法宜轻柔缓和。

2. 根据患者体质和病情用单手或双手拇指重叠拨揉项韧带及颈椎两侧肌肉 3~5 分钟,重点为钙化之项韧带及患侧椎旁硬结;拨揉时拇指要贴住皮肤,力度要渗透到深层组织,才能起到松解粘连,软化硬结的作用。

3. 用拇指点按椎旁、棘突之间压痛点,及风府、大椎等穴位半分钟。

4. 再嘱患者仰卧位,医者一手托其后枕部,另一手托住下颌骨,双手均匀用力,牵引颈项,持续约 20 秒钟,重复牵伸 3~5 次。医者可边牵引边将颈部做前后屈伸及左右旋转运动各 5 次,幅度由小逐渐加大。

5. 结束时可摩、揉颈肩部,配合拍法操作,使患者有轻快感为宜。

(二)临床报道

1. 临床资料 120 例患者中男 85 例,女 35 例;年龄最小 12 岁,最大 38 岁;病程最短 3 个月,最长 3 年。

2. 治疗方法 先用颈项部擦法,以痛区为施术范围,10 分钟左右,要求手法深透有力。再在压痛点或阳性反应物或颈旁夹脊穴用指揉法、弹拨法、点按法,交替施术,5 分钟左右,腧穴以风池、风府、颈夹脊、肩井、肩中俞、肩外俞、附分为主。随后用颈椎后仰定位扳法,患者仰卧,一助手面对患者立于床外侧,双手固定患者双肩。医者面对患者头顶而坐,一手勾牵下颌,一手托扶颈后,并以一指置于痛点棘突。医助相对用力,牵引患者颈部并使之慢慢后仰,至痛位手指感觉到屈伸运动轴已移动至此时,牵拉患者头颈使之产生旋转,左右各 1 次。继用颈项部拿法、散法。最后以梅花针叩击大椎穴,以皮肤潮红微渗血为度,以后随病情减轻而减少刺激量。用中号玻璃火罐在大椎穴拔罐,可留罐 10 分钟,拔出瘀血,皮肤颜色至发红或微紫。

3. 疗效观察　治愈:颈后僵硬、酸胀及疼痛,压痛诸症状消失,过度屈曲或后伸颈部时颈后部未引发疼痛;好转:颈后疼痛压痛症状消失,尚有轻微僵硬、酸胀;无效:自觉症状无变化或转为颈椎病。本次治疗结果显示,120 例患者经综合治疗 14 天后观察疗效,其中治愈 87 例,好转 28 例,无效 5 例,总有效率 95.8%。〔李赟,康晓利 . 针灸推拿治疗项韧带劳损 120 例[J]. 上海针灸杂志,2007(03): 24-25.〕

第二节　棘上韧带附着点

一、简介

当脊柱在运动中过度屈曲时,棘上韧带负荷增加,易造成棘上韧带纤维的部分撕裂,而后周围组织粘连形成瘢痕挛缩,使棘上韧带肥厚变性。是导致慢性腰背部疼痛的常见原因。

二、体表定位

棘上韧带附着点:位于棘突顶上下缘(图 2-2-1、图 2-2-2)。

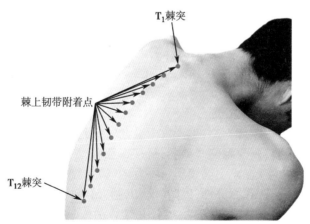

图 2-2-1　棘上韧带附着点(胸椎段)

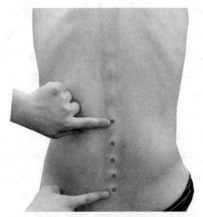

图 2-2-2　棘上韧带附着点（腰椎段）

三、针刀治疗

（一）操作方法

嘱患者俯卧位,定位于棘突顶上下缘,常规消毒,针刀刀口线与人体纵轴一致,针刀体向头侧或足侧倾斜45°,使针刀体与棘突顶上下缘骨面垂直刺入,直达棘突骨面,将棘上韧带附着点纵行切开2~3次,然后纵横摆动2~3次。

（二）临床报道

1. 临床资料　128例颈段棘上韧带慢性损伤患者中64例采用针刀治疗为针刀组,64例手法治疗为手法组。

2. 治疗方法　针刀组患者取俯卧位,治疗颈段时胸部垫枕,医者先用右手拇指指尖按压最痛点,在棘突及棘突上、下两端或棘间触诊找到体表压痛点后,选定病变棘上韧带所在棘突,用记号笔标记。用新洁尔灭常规消毒3遍,戴无菌手套并铺无菌洞巾,用5%利多卡因1ml局部皮下浸润麻醉。待麻醉起效后用针刀快速刺入皮肤,依次缓慢经过皮下、筋膜、棘上韧带,如触到硬结,则在硬结处行纵行剥离,患者常常在此时感到针下酸胀感,然后针刀继续深入至棘突骨膜,刺入棘突骨松质,行多点点刺,注意针刀刃面始终与脊柱平行,将针提至皮下,在皮下筋膜层行平刺疏通,一般行上下疏通即可,出针,用无菌干棉球压住针孔5分钟,以防针孔出血,无菌纱布覆盖,贴创可贴保护针孔,嘱患者24小时内减少活动量,针孔禁止沾水。一般治疗1次,疗效较差可再治疗1次。手法组以点按、擦法等治疗为主。

3. 疗效观察　痊愈:疼痛症状完全消失,压痛消失,屈伸活动自如;显效:疼痛和压痛明显减轻,屈伸活动自如,能胜任工作,但过度劳累仍有疼痛;好转:疼痛和压痛减轻,屈伸时仍有疼痛和活动受限;无效:治疗前后无变化。

本次治疗结果显示,针刀组和手法组有效率分别为96.9%和93.8%,经统计学观察,差异无统计学意义;两组痊愈率分别为85.9%和51.6%,经统计学观察,差异有统计学意义(*P*<0.05)。〔张开勇,陈东煜,詹红生,等.针刀治疗棘上韧带慢性损伤的临床观察[J].中国中医骨伤科杂志,2015,23(01):20-21,25.〕

四、穴位注射治疗

(一)操作方法

嘱患者俯卧位,医者触诊棘上韧带附着点,持5号针头刺入,避免触及神经和血管,注射0.5%普鲁卡因等溶液,注射完立即压迫止血。

(二)临床报道

1. 临床资料　150例患者,其中封闭治疗1次的有38人,封闭治疗3次的有112人。

2. 治疗方法　患者取俯卧位或坐位,让患者指出疼痛范围,操作者再以拇指尖仔细找出棘突上压痛最明显处做标记,常规消毒后,在压痛最明显处进针至棘突上。回抽无回血,回退少许,缓慢做扇形注药(药液采用醋酸泼尼松龙注射液1.0ml,2%利多卡因2~3ml混合液)。注射完毕后轻轻按摩,再用无菌纱布敷盖针眼。

3. 疗效观察　痊愈:腰背部疼痛或压痛完全消失,腰部活动范围正常;有效:腰部疼痛基本消失,有轻度压痛,活动不受限;无效:症状体征与封闭前相同,无改善。本次治疗结果显示,封闭治疗1次的38例患者中,痊愈20例,有效18例;封闭治疗3次的112例患者中,痊愈66例,有效40例,无效6例。〔文兰兰.棘上或棘间韧带炎封闭治疗体会[J].实用医技杂志,1999(09):707.〕

五、火针治疗

(一)操作方法

嘱患者俯卧位,局部皮肤常规消毒后,选用中号火针,在点燃的酒精棉球外焰中烧至白亮,迅速点刺附着点及周围3~4点,每一点针刺深度0.5~1寸,点刺后即刻出针,若出血则以干棉球按压针孔,治疗后24小时内不宜沾水或搔抓针孔,以防止感染。

(二)临床报道

1. 临床资料　78例门诊及住院患者,其中男38例,女40例;年龄最小21岁,最大76岁;病程最短3日,最长6年。

2. 治疗方法　嘱患者取俯卧位,医者按压压痛点并标记,局部常规消毒。选用钨钢火针(0.40mm×50mm)在酒精灯上烧红后,迅速准确地将针刺入压痛点3~5mm,立即出针,若出血则以干棉球压针孔片刻,再次烧红火针并继续针刺,每次每个痛点均用火针针刺 3 次。每 3 天治疗 1 次,共治疗 4 次。

3. 疗效观察 以疼痛缓解情况作为评价疗效标准,治愈:疼痛消失,无压痛;显效:疼痛消失,有轻压痛;无效:治疗前后症状无明显改变。并根据治愈情况计算疼痛缓解率。本次治疗结果显示,78 例患者均采用火针疗法,经 1~4 次治疗,痊愈 72 例,其中 1 次治愈 7 例,2 次治愈 19 例,3 次治愈 34 例,4 次治愈 12 例;显效 4 例,无效 2 例,有效率达 97%。〔谢晓龙,李惠,左土佩. 火针治疗棘上韧带炎 78 例〔J〕. 中国中医药现代远程教育,2012,10（01）: 54-55.〕

六、浮针治疗

（一）操作方法

嘱患者俯卧位,在棘上韧带附着点周围 3~5cm 处确定进针点,并做记号,采用一次性浮针针具,与皮肤呈 15°~25° 快速刺入皮下,提起针尖沿皮下疏松结缔组织向痛点方向推进平刺,深度为 3~5cm,以进针点为支点,手握针柄左右摇摆针体做扇形运动,在整个运针过程中,医者手感松软易进,患者应无酸、胀、痛感,当痛点消失或明显减轻时,抽出针芯,留置软管,用医用胶布固定。留针 24 小时。

（二）临床报道

1. 临床资料 180 例颈椎棘上韧带损伤患者,其中男 88 例,女 92 例;年龄最小 17 岁,最大 69 岁;病程≤7 天者 95 例（急性期）,病程 >7 天者 85 例（慢性期）。

2. 治疗方法 颈椎棘上韧带损伤者取坐位,颈部稍前屈;胸腰椎损伤患者取俯卧位。常规消毒,取 7 号一次性针头,距痛点 6~10cm 处为进针点,颈部从下向上进针,胸腰部从脊柱两侧向脊柱方向进针。右手拇、食指夹持针柄,针体与皮肤呈 15°~25° 刺入,调整针体使其位于皮下,并在压痛点用长 25mm 毫针直刺约 15mm。然后,右手持注射器针柄做“扫散”的运针动作,同时左手持毫针做小幅度快速的提插,整个过程务必保持在扫散部位没有酸麻胀痛等感觉,否则须重新调整注射器针头的进针深度。约 1 分钟后留针,予 TDP 照射患处 30 分钟,其间以上法运针 2~3 次。每日 1 次,依病情治疗 3~7 天。

3. 疗效观察 本次治疗结果显示,治愈:疼痛消失,颈、腰活动正常,无压痛,计 45 例,占 25.0%;好转:疼痛减轻,转颈、弯腰等活动时稍感不适,局部轻压痛,计 126 例,占 70.0%;无效:患处仍感疼痛,压痛明显,计 9 例,占 5.0%;总有效率 95.0%。其中,急性期 95 例,治愈 30 例,好转 62 例,无效 3 例;慢性期 85 例,治愈 15 例,好转 64 例,无效 6 例。急性期的总有效率为 96.9%,高于慢性期的总有效率 92.9%,但差异无显著性意义（$P>0.05$）。〔陈婕,周爱军,

周正.浮针法治疗棘上韧带损伤 180 例［J］.中国针灸,2008（01）:55.〕

七、铍针治疗

（一）操作方法

嘱患者取俯卧位或侧卧位,颈、胸、腰向前屈,医者按压寻找棘上韧带附着点并做标记,常规消毒皮肤,持铍针在压痛点处迅速进针,铍针刀口线与脊椎纵轴平行,深度达棘突顶部骨面,先在棘上韧带附着点病变点处数次点刺,然后将针体倾斜 45°,在疼痛棘突的上缘或下缘,行纵行剥离,针下如遇韧性硬结,则纵行切开后出针,无菌干棉球按压,施术完毕后宜用无菌敷料贴覆于进针点,24 小时内避免沾水,保持清洁。

（二）临床报道

1. 临床资料　128 例慢性棘上韧带损伤患者,随机分为治疗组 88 例和对照组 40 例。治疗组采用铍针治疗,对照组采用常规针刺治疗。

2. 治疗方法　患者取俯卧位或侧卧位,颈、胸、腰向前弯曲,医者按压寻找最痛点并做标记,常规消毒皮肤,采用 0.60mm×50mm 铍针,其末端扁平带刃,刀口为斜口。用无菌注射器抽取 0.5% 利多卡因注射液 2ml,在标记处注射一皮丘,铍针刀口线与脊椎纵轴平行,从注射点刺入,深度达棘突顶部骨面,先在压痛点处数次点刺,然后将针体倾斜 45°,在疼痛棘突的上缘或下缘,行纵行剥离,针下如遇韧性硬结,则纵行切开后出针,用棉签压住针孔 2 分钟,以防针孔出血,贴上创可贴保护针孔以防感染。每星期治疗 1 次,2~4 次为 1 个疗程。对照组取阿是穴、八髎和委中穴围刺,余穴常规针刺,得气后接电针治疗仪,采用连续波,强度以患者耐受为度,留针 30 分钟。每天治疗 1 次,10 次为 1 个疗程。

3. 疗效观察　治愈:疼痛消失,脊柱活动功能恢复正常;显效:疼痛基本消失,脊柱活动功能明显改善;无效:疼痛无减轻,活动无改善。本次治疗结果显示,治疗组总有效率为 81.8%,对照组为 62.5%,两组比较差异具有统计学意义（$P<0.01$）。〔叶青青,胡思进,戴亮.铍针治疗慢性棘上韧带损伤疗效观察［J］.上海针灸杂志,2012,31（01）:38-39.〕

八、齐刺治疗

（一）操作方法

嘱患者俯卧位,医者取棘上韧带附着点病变点等部位常规消毒,并用直径 0.30mm、长 1.5 寸毫针刺入,得气后,在主穴左右 1.5cm 处,呈 45° 各斜刺 1 针。

（二）临床报道

1. 临床资料　针刺治疗组 109 例,口服药对照组 50 例,两组患者年龄、性别、病程均无明显差异,具有可比性。

2. 治疗方法 治疗组取穴:主穴为阿是穴,配穴为大肠俞、关元俞、委中等。用 30 号 1.5 寸毫针在压痛处从上到下并排齐刺 3 针,每针间隔约 1cm,待患者有酸胀感后,在阿是穴、大肠俞、关元俞接电针仪,疏密波或连续波,通电 20 分钟之后在阿是穴(取其中 2 根针)上用艾条温针。每日 1 次,7 次为 1 个疗程。对照组口服消炎镇痛药扶他林缓释片 1 片,每日 1 次,连服 7 日。2 组治疗期间用腰围固定保护腰部,卧硬板床。

3. 治疗结果 本次治疗结果显示,经 1 个疗程治疗,治疗组治愈率为 77.1%,显效率为 96.3%;对照组分别为 30.0%、82.0%。2 组比较,差异均有非常显著性意义($P<0.01$)。〔吴美倩,万全庆.齐刺法治疗急性腰棘上棘间韧带损伤临床观察[J].中医药临床杂志,2006(03):294.〕

九、围刺治疗

(一)操作方法

嘱患者俯卧位,医者局部常规消毒,采用直径 0.30mm、长 1.5 寸的毫针,在棘上韧带附着点周围,以痛点为中心,多针围刺,针与针的距离保持在 2cm 左右。

(二)临床报道

1. 临床资料 30 例腰部棘上韧带损伤患者中男 21 例,女 9 例;年龄均在 28~50 岁;病程 3~6 年。

2. 治疗方法 局部常规消毒,采用直径 0.28mm、长 1.5 寸的毫针,在腰部压痛点周围,以痛点为中心,多针围刺,针与针的距离保持在 2cm 左右,针刺毫针数以将病灶包围为宜,每 10 分钟行针 1 次,10 次为 1 疗程。同时用 TDP 照射针刺区域,每次 30 分钟,以局部潮红,患者能够承受的温度、距离为宜。

3. 疗效观察 本次治疗结果显示,痊愈:腰痛、局部压痛、肌痉挛消失,腰部活动恢复正常,计 18 例,占 60%;显效:腰痛、局部压痛、肌痉挛明显减轻,腰部活动度明显进步,计 9 例,占 30%;好转:腰痛、局部压痛、肌痉挛减轻,腰部活动度有进步,计 3 例,占 10%。所有病例全部有效,治疗次数均在 2~3 个疗程以内。〔杨安府.围刺配合 TDP 治疗慢性棘上韧带损伤 30 例[J].针灸临床杂志,2003(10):41.〕

十、扬刺治疗

(一)操作方法

嘱患者俯卧位,以患者棘上韧带附着点病变点为中心,常规消毒,并用直径 0.30mm、长 1.5 寸毫针扬刺,先在痛点中心垂直进 1 针,在中心的上下左右各 0.5 寸处以 45° 针尖向痛点中心进针,共 5 针,要求深达骨膜,并捻转至有强烈酸胀感为度,留针 20 分钟。

（二）临床报道

1. 临床资料 49 例患者中男 36 例,女 13 例;年龄最小 17 岁,最大 63 岁;病程最短 3 个月,最长 2 年。均属陈旧性损伤。

2. 治疗方法 嘱患者俯卧位,在患者主诉的疼痛部位仔细触诊,以压痛最明显的棘突为中心,用直径 0.30mm、长 1.5 寸毫针采用扬刺,在痛点中心垂直进一针,在中心的上下左右各 0.5 寸处以 45° 针尖向痛点中心进针,共 5 针,要求深达骨膜,并捻转至有强烈酸胀感为度,留针 20 分钟,捻转出针,并拔罐以助泻血。隔日治疗 1 次,治疗 3 次统计疗效。

3. 疗效观察 本次治疗结果显示,治愈:症状、体征均消失,计 41 例;好转:患者自觉症状消失,但触诊仍有压痛,计 8 例。本组病例全部有效。〔陈志祥. 扬刺、拔罐治疗棘上韧带损伤 49 例[J]. 中国针灸,2006,26(S1):64.〕

十一、梅花针刺络配合拔罐治疗

（一）操作方法

嘱患者俯卧位,医者取棘上韧带附着点处,常规消毒后,梅花针叩刺出血,再加拔火罐 10 分钟,隔日 1 次。

（二）临床报道

1. 临床资料 119 例患者,治疗组（梅花针刺络配合拔罐）61 例,对照组（温针灸）58 例;年龄在 41~71 岁;病程最短 2 个月,最长 10 个月。

2. 治疗方法 治疗组:患者采取俯卧位,在压痛明显的棘突上标记定位,常规消毒后,梅花针叩刺出血,再加拔火罐 15 分钟,起罐后 TDP 照射 30 分钟,每周 1 次,1 次为一疗程。对照组:患者采取俯卧位,在棘突上压痛点处及两侧夹脊穴处进行温针灸,每天 1 次,7 次为 1 个疗程,均在 1 个疗程后评价疗效。

3. 疗效观察 痊愈:局部疼痛消失,棘突上无压痛;显效:局部无疼痛,棘突上轻微压痛;有效:局部疼痛减轻,棘突上压痛减轻;无效:症状和体征无明显改善。本次治疗结果显示:治疗组痊愈 29 例,显效 17 例,有效 12 例,无效 3 例,总有效率为 95.08%;对照组治愈 14 例,显效 21 例,有效 9 例,无效 14 例,有效率 75.86%。治疗组疗效优于对照组（$P<0.01$）。（于秀萍,王德辉. 梅花针刺络拔罐治疗棘上韧带炎疗效观察[J]. 中国伤残医学,2013,21(07):128-129.）

十二、推拿治疗

（一）操作方法

嘱患者俯卧位,全身放松,医者站立于患者右侧。

1. 医者先以按揉法在患处及周围施术,然后重点按揉结节状或条索状物。如有棘上韧带剥离移位时,可用拇指弹拨已剥离的韧带使其复位,时间约 5 分钟。

2. 在损伤节段两侧用按揉法治疗,再沿棘上韧带方向自上向下推抹,使损伤的韧带得以理复,时间约 5 分钟。

3. 用拇指或掌根点按棘突之间阿是穴和大椎、至阳、筋缩、腰阳关等穴位半分钟。

4. 以损伤节段为中心,直擦督脉及两侧华佗夹脊穴,透热为度,以温通经络、活血止痛。

5. 结束时可摩、揉肩背部,配合拍法操作,使患者有轻快感为宜。

（二）临床报道

1. 临床资料 98 例患者中男 55 例,女 43 例;年龄 20~65 岁;急性型 11 例,慢性型 87 例;病程最短 0.5 小时,最长 4 年。

2. 治疗方法 采用三步推拿法,即先取督脉及膀胱经腧穴为主,通过对穴位的点、按、揉、压疏经通络。急性型患者取俯卧位,医者以拇指按压患者患病的棘上韧带旁,自上而下,一按一放,缓慢移动,持续治疗数次,然后拇指按法改为推法,自上而下或自下而上,持续二三十下,再局部湿热敷 2~3 次。对于慢性型患者,医者在患部及周围施以按摩法约 1 分钟,然后在患部两侧,与韧带成垂直方向用弹拨法治疗,配以按揉约 10 分钟,再在患部沿脊柱直擦,以透热为度。最后用腰部定位斜扳法或者坐位旋转复位手法整复。每日 1 次,7 日为 1 疗程,一般治疗 1~3 疗程,各疗程间休息 3 日。

3. 疗效观察 参考《中医病证诊断疗效标准》中棘上韧带损伤的标准判定疗效,治愈:腰痛消失,脊柱活动功能恢复正常;好转:腰痛明显减轻,劳累或弯腰时仍有痛感;未愈:腰痛无减轻,活动无改善。本次治疗结果显示,治愈 68 例,好转 24 例,无效 6 例,总有效率为 93.9%。〔毛雄伟,王爱红 . 三步推拿法治疗棘上韧带损伤 98 例［J］. 山东中医杂志,2009,28（12）:856-857.〕

第三节　肩胛提肌附着点

一、简介

人坐或站立时,肩胛骨由于重力向下坠,需要肩胛提肌等向上牵拉,使肩胛提肌经常处于高张力状态,同时肩胛提肌是头部旋转活动的应力集中处,容易造成肩胛提肌损伤。长期低头并稍转向一侧的姿势、长期过度负重用力、急性损伤未有效治疗等均可导致肩胛提肌附着点形成慢性无菌性炎症，或多次损伤，形成纤维化改变，从而引起疼痛。

二、体表定位

1. 肩胛提肌附着点①　位于 $C_{1\sim4}$ 横突后结节（图 2-3-1）。
2. 肩胛提肌附着点②　位于肩胛骨内侧角（图 2-3-2）。

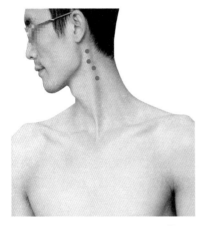 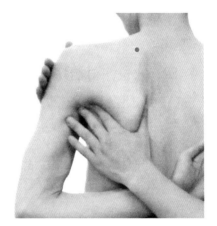

图 2-3-1　肩胛提肌附着点①　　　　　图 2-3-2　肩胛提肌附着点②

三、针刀治疗

（一）操作方法

1. $C_{1\sim4}$ 横突后结节　嘱患者坐位，医者定位于 $C_{1\sim4}$ 横突后结节，常规消毒，右手持针刀，刀口线与躯干纵轴平行，针刀体与皮面垂直刺入，到达横突后结节，提起针刀纵行切开附着点 2~3 次，再纵横摆动 2~3 次。操作时提起幅度不宜太大，刀口切不可偏离横突背面，以免损伤椎动脉。

2. 肩胛骨内侧角　嘱患者坐位，医者定位于肩胛骨内侧角，常规消毒，针刀刀口线与肩胛提肌纵轴平行，针刀体与皮面垂直刺入，到达肩胛骨内上角骨面，提起针刀纵行切开附着点 2~3 次，再纵横摆动 2~3 次。操作时刀口切不可偏离肩胛骨内上角骨面，以免刺伤肺尖，引起气胸。

（二）临床报道

1. 临床资料　60 例患者中男 29 例，女 31 例；年龄 16~71 岁；病程 6 个月至 8 年。

2. 治疗方法

（1）在肩部找好压痛点并标记，常规消毒麻醉，选择适宜型号的小针刀（Ⅲ~Ⅳ号），如在肩胛边缘进针，使针体和背平面呈 90° 刺入，刀刃深达肋骨面,刀口线方向和肩胛提肌纵轴平行,先纵行剥离,然后将针身倾斜,使其和肩胛骨平面呈 130°,和背面呈 50°,刀刃在肩胛骨边缘骨面上做纵向切开剥离,1~2 次即可出针。

（2）患者取坐位,低头,进针点在上颈椎横突尖部,进针深度直达横突尖部,刀口线方向和颈椎纵轴平行,先做纵行剥离,再做横行剥离,刀口线始终在横突尖部骨面上活动。

3. 疗效观察　本次治疗结果显示,1 次治愈 41 例,2 次治愈 12 例,3 次治愈 5 例,2 例经 3 次治疗效果不佳,放弃治疗。〔雷福侠 . 小针刀治疗肩胛提肌损伤 60 例［J］. 陕西中医,2007（02）: 210-211.〕

四、穴位注射治疗

（一）操作方法

1. C_{1-4} 横突后结节　嘱患者坐位,医者触诊横突后结节,持 5 号针头刺入,避免触及神经和血管,注射 0.5% 普鲁卡因等溶液,注射完立即压迫止血。

2. 肩胛骨内侧角　嘱患者坐位,医者触诊肩胛骨内上角,持 5 号针头刺入,避免触及肺尖、神经和血管,注射 0.5% 普鲁卡因等溶液,注射完立即压迫止血。

（二）临床报道

1. 临床资料　将患有肩胛提肌筋膜炎的患者随机分为试验组（24 例）及对照组（24 例）两组。

2. 治疗方法　试验组:患者取平卧位,双上肢外展 90°,嘱患者放松及配合。在超声导引下定位肩胛提肌止点及筋膜附近结节或压痛点,避开脊神经后支的皮支,穿透斜方肌,避开肩胛背动脉、神经及副神经,在肩胛提肌及菱形肌筋膜间、肩胛提肌筋膜增厚明显处缓慢注射曲安奈德 40mg 和 5% 的利多卡因 2~3ml 混合液。另约 1ml 混合液做肩胛提肌止点浸润麻醉。快速出针,出针后按压针孔。创可贴覆盖固定。缓慢活动患侧上肢后,进行肩胛提肌止点局部按摩及理疗。每周 1~2 次,1 周为 1 个疗程。对照组:患者取平卧位,双上肢外展 90°,嘱患者放松及配合。在 C_{1-4} 棘突触到压痛点或痛性结节并做好标记,抽取等量注射液后在上述标记处进针,触及横突后,针体向前外侧倾斜,针尖抵达横突末端,回抽试验阴性即可注药,进针深度不要超过横突。在肩胛骨内上角寻找压痛点或痛性结节,确保针尖刺达骨质,回抽试验阴性后推注适量注射液。

3. 疗效观察　治愈:全部症状、体征消失,患侧上肢后伸正常,术后视觉模拟评分法（VAS）评分 <2 分;好转:症状、体征大部分消失,患侧上肢活动基本正常,但仍有部分胀痛和抓背受限,术后 VAS 评分 <4 分;无效:症状、体征无改善或加重,术后 VAS 评分无明显改变。本次治疗结果显示,全部患者

肩胛提肌止点疼痛均较术前明显缓解。其中试验组改善疼痛的作用较对照组更强，两者对比有差异（P<0.05）。〔贾川，瞿玉兴，高益，等．超声引导下药物精准注射治疗肩胛提肌止点筋膜炎疗效分析［J］．影像研究与医学应用，2018，2（03）：157-159.〕

五、圆利针治疗

（一）操作方法

嘱患者坐位，医者按压寻找 C_{1-4} 横突后结节及肩胛骨内侧角等并做标记，常规消毒皮肤，用无菌注射器抽 0.5% 利多卡因注射液 2ml，在标记处注射一皮丘，持直径为 0.8mm、长度为 40mm（1.5 寸）圆利针，与皮肤表面呈 30° 进针，针下感觉明显紧韧感时即行进退针动作，不拘次数以指下觉松为度。结束治疗后，用棉签压住针孔 2 分钟，以防针孔出血，贴上创可贴保护针孔以防感染。

（二）临床报道

1. 临床资料　60 例肩胛提肌劳伤患者随机分为观察组和对照组。观察组用圆利针治疗，每周 1 次，共治疗 4 次；对照组用毫针治疗，每日 1 次，共治疗 1 个月。

2. 治疗方法　在肩胛骨内上角体表投影区域寻找肩胛提肌抵止端所形成的索块样筋结，定为针刺区，在此区内每间隔 0.5~1cm 分散定点，据轮廓大小取 3~5 点为宜。观察组选取直径为 0.8mm、长度为 40mm（1.5 寸）的圆利针作为治疗用针。对照组选取规格为 29 号（直径为 0.34mm）的毫针作为治疗用针。观察组采用圆利针聚刺手法，先行针点处局麻，注射 0.25%~0.5% 利多卡因溶液，每针点先行皮内麻醉，穿过皮丘继续垂直进针，经皮下组织、皮下筋膜层、肌腱组织，深入至肩胛骨内上角骨面，边进针边注药。每针点推注药液 2~3ml。左手为押手，以拇指端掐按固定，右手持针操作。自中心针点垂直进针穿过皮下，然后刺过筋膜及肌腱组织，继续朝向肩胛骨内上角骨面进针，抵至骨面后即退针，使针尖退至皮下。此时略倾斜针身，重复上述进退动作。每刺一下均要进出筋膜及肌腱组织并达骨面。进针深度在浅筋膜与皮下组织层，不再深入抵及骨面；然后持圆利针与皮肤表面呈 30° 进针；针下感觉明显紧韧感时即行进退针动作，不拘次数以指下觉松为度。结束治疗后用创可贴覆盖针眼。对照组采用毫针直刺留针法，于每点进针后直达骨面，出现胀感后，再次提插数次，加重胀滞感，在此针点留针。另取针在其他针点同法操作。留针 20 分钟。

3. 疗效观察　参考《中医病证诊断疗效标准》，结合筋结形成的病证特点设定疗效标准，痊愈：症状完全消失，受寒湿天气、劳累的影响不明显，局部筋结压痛轻微，对压痛能够耐受。有效：症状减轻，劳累及受凉后仍出现不适,休息后能恢复,局部筋结压痛明显。无效:症状无明显减轻,劳累后加重,仍影响日常生活,局部筋结压痛敏感。本组治疗结果显示,在治疗后、治后1个月、治后6个月三个时间点,两组在痊愈率方面比较,有非常显著性差异($P<0.01$);6个月时在总有效率方面,差异有非常显著性意义($P<0.01$),观察组疗效均优于对照组。〔史海峰.圆利针聚刺手法治疗肩胛提肌止点劳伤后筋结形成疗效观察〔J〕.山东中医杂志,2013,32(08),562-564.〕

六、刃针治疗

(一)操作方法

1. $C_{1\sim4}$横突后结节　嘱患者坐位,医者定位$C_{1\sim4}$横突后结节,从侧面以手指扣清横突后结节并压住,常规消毒,选用0.5mm×4cm型刃针,刃口线方向与颈椎纵轴平行,针体与皮面垂直进针,直达横突后结节骨面,行纵行疏通、横行剥离,针下有松动感后出针。

2. 肩胛骨内上角　嘱患者坐位,医者定位肩胛骨内上角,常规消毒,选用0.5mm×4cm型刃针,以手扣清肩胛骨内上角的肋骨面,刃口线方向与肩胛提肌肌纤维走向平行,针体与背部皮面垂直刺入,匀速推进至肋骨面,先纵行疏通、后横行剥离肋骨面上的粘连。然后将针身倾斜,使其与肩胛骨平面呈130°,与背面呈50°,刀刃直指肩胛骨内上角边缘骨面上,做纵行疏通、横行剥离,然后调转刃口线,与肌纤维垂直,在内上角骨缘上做铲切剥离1~2刀即可出针。

(二)临床报道

1. 临床资料　40例患者中男22例,女18例;年龄最小28岁,最大75岁;病程最短1个月,最长10余年。

2. 治疗方法　患者反坐靠背椅,头偏向健侧,双手扶撑住椅背。取患侧$C_{1\sim4}$横突后结节、肩胛骨内上角或肩胛提肌抵止前的肋骨面上压痛点或硬结处作为治疗点。常规皮肤消毒,选用0.5mm×4cm型刃针。①颈椎横突后结节点操作:以手指扣清横突后结节并压住,刃口线方向与颈椎纵轴平行,针体与皮面垂直进针,直达横突后结节骨面,行纵行疏通、横行剥离,针下有松动感后出针。②肩胛提肌抵止前的肋骨面上及肩胛骨内上角压痛点操作:以手扣清肩胛骨内上角的肋骨面,刃口线方向与肩胛提肌肌纤维走向平行,针体垂直刺入至肋骨面,疏通剥离肋骨面上的粘连。然后将针身倾斜,使其与肩胛骨平面呈130°,与背面呈50°,刀刃直指肩胛骨内上角边缘骨面上,做纵行疏通、横行剥离,然后调转刃口线,与肌纤维垂直,在内上角骨缘上做铲切剥离1~2刀即可出针。

3. 疗效观察　本次治疗结果显示,治愈:疼痛消失,颈肩部功能恢复正常 30 例,占 75.0%;显效:症状基本消失,劳累后轻度不适 7 例,占 17.5%;好转:症状明显改善,按压时疼痛明显减轻 3 例,占 7.5%;无效:症状、体征改善不明显 0 例。〔罗道珊.刃针治疗肩胛提肌损伤 40 例[J].上海针灸杂志,2010,29(08):533.〕

七、温热型银质针治疗

(一)操作方法

嘱患者俯卧位,选取 C_{1-4} 横突后结节及肩胛骨内侧角,消毒局部皮肤,在每点进行皮内注射 0.5% 利多卡因,手持银质针并将 2mm 的针刺入 1.5mm,痛点中心位置垂直刺入,在周围则使用直刺、斜刺的方式,刺入 1~2 根,间距约 1cm,引出强烈针感后停止进针。使用银质针导热仪将温度设定在 60~100℃(根据患者耐受程度调整),每次治疗时间为 30 分钟。

(二)临床报道

1. 临床资料 慢性肩胛提肌损伤患者 120 例,随机分为两组,对照组 60 例,观察组 60 例。两组患者一般资料比较,差异无统计学意义($P>0.05$)。

2. 治疗方法 患者取俯卧位,胸下垫枕头,使颈部稍前屈,根据患者主诉,治疗点的选取为患侧肩胛骨内上角、C_{1-4} 横突后结节、肩胛提肌止点前的肋骨面上压痛点,消毒局部皮肤,在每点进行皮内注射 0.5% 利多卡因,银质针的选择要依照痛点的肌肉厚度,准备好无菌手套,手持银质针并将 2mm 的毫针刺入 1.5mm,痛点中心位置垂直刺入,在周围则使用直刺、斜刺的方式,刺入 1~2 根,间距保持在 1cm 左右,引出强烈针感后停止进针。使用银质针导热仪,将温度设定在 60~100℃(根据患者耐受程度调整),每次治疗时间为 30 分钟,每位患者施治 2 次,每次间隔 7 日,2 次全部完成即 15 日为一个疗程。对照组为针灸配合推拿。选用 0.30mm × 40mm 毫针直刺,进针深度为 0.5~1.2 寸,得气后施以平补平泻,取阿是穴时深达骨面,反复快速提插散刺,每两穴为一组,接电针采用疏密波,留针 30 分钟,其间行针 2~3 次。推拿操作:保持坐位,取患者患侧 C_{1-4} 横突旁肩胛提肌起始部形成的条索样筋结位置,采用点揉法进行按摩,3~5 遍;取颈外侧肌群条索样物位置,采用徐缓性的捏治法进行按摩,时间 2 分钟;取肩胛骨内上角和脊柱缘位置,采用弹拨法按摩,若遇到结节或者条索状物,则要采用切拨法;取其肩胛骨内角至颈部沿肩胛提肌方向,采用轻柔缓和的擦法按摩,时间 3 分钟。手法要求:使患者颈背部有胀热感。

3. 疗效观察 参考《中医病证诊断疗效标准》,痊愈:肩胛内上角区酸胀疲乏、钝痛、酸重不适,筋结点、肩胛提肌紧张感、颈椎活动障碍等消失,能正常工作,工作半年无复发;显效:上述症状基本消失,但工作时间长依然有不适感;有效:上述症状消失一部分,时而会出现反复;无效:症状无改善,甚至加重。本次实验结果显示,观察组、对照组治疗总有效率分别为 93.33%、65.00%,差异具有统计学意义($P<0.05$)。〔曾庆洲,陈礼彬,伍秀丽.温热型银质针治疗慢性肩胛提肌损伤的临床研究〔J〕.泰山医学院学报,2018,39(04):447-448.〕

八、合谷刺治疗

(一)操作方法

嘱患者坐位,选 C_{1-4} 横突后结节及肩胛骨内侧角。常规消毒后,根据患者的胖瘦选用规格合适的毫针,刺入 2~5cm,在针尖到达骨面后将针稍提起,在其周围约 1mm 处稍有间隔地连续刺 2~3 次,至骨面,留针 30 分钟,出针。

(二)临床报道

1. 临床资料　156 例患者均为门诊患者,其中男 72 例,女 84 例;年龄 28~57 岁。病史最短 10 日,最长 14 年。

2. 治疗方法　患者侧卧位,颈部稍前屈,患侧手抱健侧肩部。起点损伤者在 C_{1-4} 棘突旁开 1.5~2.0cm 或横突末端触到压痛点处做体表定位;止点损伤者,在肩胛骨内上角寻找压痛点。定位处常规消毒后,根据患者的胖瘦,选用规格为 28 号直径 0.35mm、长度 50mm 的不锈钢毫针,刺入 2~5cm。起点损伤者在针尖到达骨面后将针稍提起,施术速度减慢,在其周围约 1mm 处稍有间隔地连续刺 2~3 次,至骨面,留针 30 分钟,出针。止点损伤者在针尖到达肩胛骨内侧角上部后,将针稍提起,沿肩胛骨上缘、内侧缘各刺 3~5 次,注意此时施术速度相对减缓,沿骨面边缘刺,针下有落空感即将针稍提起,术毕出针,以针眼为中心,用闪火法拔一火罐,留罐 10~15 分钟起罐。3 天 1 次,5 次为 1 个疗程。

3. 疗效观察　治愈:治疗后临床症状消失,3 个月内无复发者;显效:治疗后临床症状基本消失,但遇劳累或受寒后又发,经继续治疗后缓解者;好转:经治疗疼痛减轻者;无效:治疗前后临床症状及体征无改善者。本次治疗结果显示,156 例中治愈 103 例,显效 32 例,好转 20 例,无效 1 例。总有效率为 99.3%。〔陈章妹,张建明.起止点合谷刺法治疗肩胛提肌损伤 156 例〔J〕.中医药通报,2005(05):27-28.〕

九、推拿治疗

(一)操作方法

嘱患者俯卧位,全身放松,医者立其头前部。

1. 用一手拇指按揉颈项部 3~5 分钟,主要以肩胛提肌和颈椎两侧肌肉为主,使其放松,手法宜轻柔缓和。

2. 根据患者体质和病情,用单手或双手拇指重叠拨揉肩胛提肌及颈椎两侧肌肉 3~5 分钟。拨揉时拇指要贴住皮肤,力度要渗透到深层组织,才能起到松解粘连,软化硬结的作用。

3. 用拇指点按肩胛提肌附着处压痛点和天髎、肩中俞、肩外俞、大杼等穴位半分钟。

4. 嘱患者仰卧位,医者一手托其后枕部,另一手托住下颌骨,双手均匀用力,牵引颈项,持续约 20 秒钟,重复牵伸 3~5 次。医者可边牵引边将颈部做前后屈伸及左右旋转运动各 5 次,幅度由小逐渐加大。

5. 结束时可摩、揉颈肩部,配合拍法操作,使患者有轻快感为宜。

（二）临床报道

1. 临床资料　128 例患者中男 56 例,女 72 例;年龄 20~62 岁;急性起病 45 例,慢性劳损 83 例。其中 53 例曾经采用其他方法治疗未见好转。

2. 治疗方法　先用肩胛提肌按揉法,患者取坐位,全身放松,医者立于患者背后偏患侧,用手掌顺肩胛提肌方向自上而下反复按揉肩胛提肌,约 5 分钟;然后附着点弹拨,于肩胛提肌颈椎横突附着点及肩胛骨内侧角附着点行反复弹拨手法。接着在压痛点镇定止痛,每个痛点部位按 1 分钟左右。随后放松肩胛提肌,用拿法、揉法、牵拉法、拍法、击法等放松肩胛提肌,时间为 5 分钟左右,治疗结束。以上治疗每天 1 次,10 次为 1 个疗程。急性肩胛提肌损伤以按揉、镇定、止痛等手法为主,避免用弹拨手法,慢性损伤以弹拨分离粘连等手法为主。

3. 疗效观察　本组 128 例,最多治疗 20 次,最少 2 次,经 6 个月随访,按有关标准评定,治愈:临床症状、体征全部消失 85 例;好转:症状、体征明显减轻 37 例;无效:症状、体征无改善 6 例;有效率达 95.31%。〔泮中其. 手法治疗肩胛提肌损伤 128 例报告［J］. 中医正骨,2004（03）:51.〕

十、拔罐治疗

（一）操作方法

嘱患者俯卧位,充分暴露肩胛提肌区域,拔罐并留罐 5~10 分钟。

（二）临床报道

1. 临床资料　本组 95 例患者均通过详细的病史与体格检查,符合肩胛提肌损伤,其中男 52 例,女 43 例;年龄最大 64 岁,最小 18 岁,平均 38.4 岁;病程最短 1 日,最长 1 年,平均 1 个月;有明显外伤史 40 例,无明显外伤史 55 例。

2. 治疗方法　先暴露患处,采用"以痛为输"的原则,在肩胛提肌止点压痛处用投火法竹筒火罐吸拔 20 分钟。再用手法操作,在患侧 $C_{1~4}$ 横突旁肩胛提肌起始部形成的条索样筋结面上,自上而下用拇指施以点揉法 3~5 遍;在颈外侧肌群中条索样物由内向外,将僵紧的肌腹,做徐缓性捏治 2 分钟;在肩胛骨内上角和脊柱缘施以弹拨法,如触及条索状物或结节,在其处施以切拨法,以患者能忍受为度;最后肩胛骨内角至颈部沿肩胛提肌方向施以轻柔缓和的揉法 3 分钟。以上治疗隔日 1 次,5 次为一疗程。疗程间休息 5 日,治疗 2 个疗程。

3. 疗效观察　治愈:症状体征消失,颈肩部活动功能正常;好转:症状有改善,颈肩部活动功能基本恢复;无效:治疗前后症状无明显改变。本次治疗结果显示:临床治愈 60 例,占 63.1%;有效 33 例,占 34.7%;无效 2 例,占 2.1%;总有效率为 97.8%。〔陈鸣. 拔罐加手法治疗肩胛提肌损伤 95 例［J］. 中外医学研究,2011,9(31):57.〕

第四节　冈上肌肌腱附着点

一、简介

冈上肌具有保护与加强肩关节的作用,固定肱骨头于肩胛骨关节盂内,并协同三角肌外展上臂。对维持肩关节的稳定和肩关节活动起着极其重要的作用。其损伤部位多位于冈上肌肌腱在肱骨大结节的止点处,这是因为肩关节在外展 0°~120° 的过程中,冈上肌肌腱与肩峰、喙肩韧带的间隙逐渐缩小,肩关节长期反复地内收外展运动,极易引起冈上肌肌腱止点处的无菌性炎症,同时该处局部血供差,使病情缠绵难愈,且易反复发作。

二、体表定位

位于冈上肌肌腱肱骨大结节上部压痛点处(图 2-4-1)。

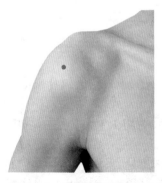

图 2-4-1　冈上肌肌腱附着点

三、针刀治疗

（一）操作方法

嘱患者坐位,医者定位于冈上肌肌腱肱骨大结节上部压痛点处,常规消毒,针刀刀口线与上肢纵轴平行,针刀体与皮面垂直刺入,到达肱骨大结节上部骨面,提起针刀纵行切开附着点 2~3 次,再纵横摆动 2~3 次。

（二）临床报道

1. 临床资料　35 例钙化性冈上肌肌腱炎患者,用针刀加神灯治疗(针刀组),40 例用针刺加神灯治疗(针刺组)。两组患者男女比例、发病年龄等方面差异并无显著意义,具有可比性。

2. 治疗方法　针刀组:患者采用健侧卧位或坐位,取阿是穴、钙化灶点做一记号,常规消毒,盖上无菌洞巾,在冈上肌肌腱肱骨大结节压痛点处,针刀刀口线和冈上肌纵轴方向平行刺入,深度达骨面,针体与上肢呈 135° 角,先纵行剥离,再横行剥离。若此点是钙化灶点,需用通透剥离法,出针压迫针孔片刻,无菌小纱布覆盖,胶布条粘贴,一次治疗取 3~4 刀,两次治疗间休息 5 天。针刺组:取阿是穴、肩髃、肩髎、肩井,疼痛放射到三角肌止点配臂臑、臑会,放射到前臂甚至手指配曲池、手三里、合谷,放射到后背部者配肩贞、天宗、曲垣,其他随症加减。患者采用健侧卧位或坐位,常规消毒针刺,先取最疼痛的一两点作为阿是穴围刺(4 针),再取肩髃、肩髎、肩井,其余随症取穴,获得针感后接电针,断续波留针 30 分钟,每日 1 次。10 日一疗程,两疗程间休息 3 日,最多治疗不超过 3 个疗程。针刀组与针刺组治疗期间皆配合肩部神灯照射 30 分钟。

3. 疗效观察　治愈:疼痛消失,肩关节活动正常,钙化灶消失或残余点状钙化灶;显效:疼痛基本消失,肩关节活动无明显障碍,天气变化或劳累后偶有酸胀感,钙化灶减少;无效:经治疗症状和体征无明显改善。本次治疗结果显示,针刀组治愈 9 例,显效 25 例,无效 1 例,有效率 97.1%;针刺组治愈 8 例,显效 22 例,无效 10 例,有效率 75%。针刺与针刀两组之间差异显著($P<0.05$),针刀组疗效优于针刺组。(黄志刚,雷震,尤斌.小针刀治疗钙化性冈上肌腱炎 35 例疗效观察[J].上海针灸杂志,2006(01):25-26.)

四、穴位注射治疗

（一）操作方法

嘱患者坐位,医者触诊肱骨大结节处,持 5 号针头刺入,到达肱骨大结节上部骨面,避免触及神经和血管,注射 0.5% 普鲁卡因等溶液,注射完立即压迫止血。

（二）临床报道

1. 临床资料　121 例患者中男 56 例,女 65 例;最小 21 岁,最大 74 岁;

病程最短 15 日,最长两年半;左侧 44 例,右侧 75 例,双侧 2 例。

2. 治疗方法　以肩峰下稍后压痛点作为注射点,局部常规消毒后,选用 6.5 号针头,于注射点向内进针,深达 3~3.5cm,缓慢推地塞米松磷酸钠注射液 5mg 及 0.5% 普鲁卡因注射液 8~10ml。每周注射 1 次,5 次为 1 疗程。本组病例最少注射 2 次,最多注射 10 次,未发现副作用。

3. 疗效观察　本次治疗结果显示,治愈:患部疼痛消失,外展上举无受限,计 66 例;好转:患部疼痛减轻,外展上举活动有进步,计 44 例;无效:症状无改善,计 6 例。尚有 5 例中断治疗,结果未明。〔刘付尧 . 氟美松磷酸钠注射治疗冈上肌肌腱炎 121 例观察〔J〕. 人民军医,1984(06): 78-79.〕

五、锋钩针治疗

(一)操作方法

嘱患者坐位,在肱骨大结节上部选准压痛点,常规消毒后,医者右手拇、食、中指紧压针身,留出刺入长度,左手食、中指紧压痛点上下,露出治疗部位,迅速将锋钩针刺入皮下组织,再进针直达病所,先在勾割的组织内轻轻弹拨,然后再有节律地进行牵拉纤维,上下勾割 3~4 次,以局部酸胀、发热、松快感为度。勾割完后出针,针眼处用消毒棉球按压片刻。

(二)临床报道

1. 临床资料　215 例患者中男 141 例,女 74 例;年龄最小 18 岁,最大 61 岁;病程最短 12 日,最长 10 余年。其中有 11 例肌力减弱并伴有轻度肌萎缩。

2. 治疗方法　取肩髎、天髎、阿是穴。取阿是穴时患者上肢外展 90°,在冈上肌肌腱肱骨大结节处选准压痛点,常规消毒后,医者右手拇、食、中指紧压针身,留出刺入长度,左手食、中指紧压痛点上下,露出治疗部位,迅速将锋钩针刺入皮下组织,再加压进针直达病所。先在勾割的组织内轻轻弹拨,然后再有节律地进行牵拉纤维,上下勾割 3~4 次,以局部酸胀、发热、松快感为度。勾割完后出针,针眼处用消毒棉球按压片刻,每周 2 次,5 次为一疗程。

3. 疗效观察　痊愈:疼痛及压痛消失,肩关节活动正常,随访半年以上无复发;显效:疼痛基本消失,活动无明显障碍,天气变化或劳累后偶有酸胀感;无效:经治疗症状及体征无明显改善。本次治疗结果显示,215 例患者中,痊愈 189 例,显效 22 例,无效 4 例。总有效率为 98.14%。痊愈的 189 例中,1~3 次治愈 87 例,4~5 次治愈 76 例,6 次以上治愈 26 例,平均治愈次数 3.93 次。〔李俊鹏 . 锋钩针治疗冈上肌肌腱炎 215 例〔J〕. 中国针灸,1997(11): 1.〕

六、浮针治疗

(一)操作方法

嘱患者坐位,在肱骨大结节上部周围 3~5cm 处确定进针点,并做记号,采用一次性浮针针具,与皮肤呈 15°~25° 快速刺入皮下,提起针尖沿皮下疏松结缔组织向痛点方向推进平刺,深度为 3~5cm,以进针点为支点,手握针柄左右摇摆针体做扇形运动,在整个运针过程中,医者手感松软易进,患者应无酸、胀、痛感,当痛点消失或明显减轻时,抽出针芯,留置软管,用医用胶布固定。留针 24 小时。

(二)临床报道

1. 临床资料　将符合诊断标准的 45 例患者随机分成 2 组。治疗组 23 例,对照组 22 例。两组性别、年龄、病程等经统计学处理,差异均无显著性意义(*P*>0.05)。

2. 治疗方法　治疗组:患者取坐位,在肩周局部找准压痛点及距痛点周围 3~5cm 处确定进针点,并做记号,常规消毒,采用一次性浮针针具,与皮肤呈 15°~25° 快速刺入皮下,提起针尖沿皮下疏松结缔组织向痛点方向推进平刺,深度为 3~5cm,以进针点为支点,手握针柄左右摇摆针体做扇形运动,在整个运针过程中,医者手感松软易进,患者应无酸、胀、痛感,当痛点消失或明显减轻时,抽出针芯,留置软管,用医用胶布固定。于 6~12 小时内拔出,隔天 1 次,3 次为 1 疗程,疗程结束后休息 1 天,治疗 3 个疗程后观察疗效。对照组:予针刺治疗,患者取卧位,取穴以阿是穴为主,配合患侧肩髎、肩髃、肩贞,医者用 1 寸毫针刺入穴位施捻转补泻法,得气后,强度以患者感受适宜为度,留针 15 分钟,隔日 1 次,3 次为 1 疗程,疗程结束后休息 1 日,治疗 3 个疗程后观察疗效。

3. 疗效观察　参考《拉伸结合离心收缩训练治疗肩袖腱病》,于治疗前、治疗 3 个疗程后应用 Itoi 评分法评估疗效,根据肌肉萎缩、局部压痛、肩关节活动范围、是否有撞击痛和肌肉强度等进行评分,获 34~35 分为优;29~33 分为良;21~28 分为可;20 分及以下为差。优良率治疗组为 86.96%,对照组为 45.45%,两组优良率比较,差异有显著性意义(*P*<0.05)。〔王志军,黄文柱,梁维松,等.浮针治疗冈上肌肌腱炎疗效观察〔J〕.新中医,2013,45(01):118-120.〕

七、推拿治疗

(一)操作方法

嘱患者坐位,全身放松,医者立其患侧。

1. 用摖法施术于肩部,同时配合肩关节外展、内收、内旋运动,然后用拿揉法施术于患肩,时间为 3~5 分钟。

2. 用拇指点压或按揉肩髃、肩井、秉风等穴,以酸胀感为度,然后用拇指弹拨痛点及病变处,以达到解痉止痛、剥离粘连的目的。每穴操作约 1 分钟。

3. 双手掌放置患肩前后做对掌抱揉,同时将肱骨头向外上方牵拉,然后摇肩关节、搓臂、抖上肢,最后在肩关节周围施擦法治疗,时间 3~5 分钟。

4. 结束时可摩、揉肩部,配合拍法操作,使患者有轻快感为宜。

（二）临床报道

1. 临床资料　125 例患者中男 72 例,女 53 例;年龄最小 23 岁,最大 72 岁;病程最短 3 日,最长 5 年;因肩部外伤 21 例,劳损 55 例,感受风寒湿邪 32 例,其他 17 例;辨证属瘀滞型 72 例,虚寒型 53 例。

2. 治疗方法　患者端坐椅上,在颈肩部、患侧肩胛区施擦法(在做擦法的同时,做患侧上肢上举、外展等动作);用手掌大鱼际部揉按患侧肩胛区、三角肌部(重点按揉冈上肌处)。再让患者俯卧位,直接在患侧肩胛区涂按摩膏或其他按摩介质如冬青膏,在冈上肌处快速揉动,待局部发热,拇指沿肌纤维方向深推冈上肌,找准压痛点或肌腱痉挛处,弹拨、按压疼痛痉挛处 2 分钟,最后擦热患处,双手握住患肢手腕处,抖动上肢结束。对瘀滞型患者,加强肩关节外展、内收等动作,以按揉、弹拨手法为主;对虚寒型患者,重在患侧快速抖动,肩胛区滚动、擦法治疗。治疗时间每次 20~25 分钟,5 次为 1 个疗程。

3. 疗效观察　参考《中医病证诊断疗效标准》,治愈:肩部疼痛及压痛消失,肩关节活动功能恢复;好转:肩部疼痛减轻,功能改善;未愈:症状无改善。本次治疗结果显示,治愈 98 例,好转 21 例,未愈 6 例。总有效率达 95.2%。〔柴相辰,谢珊.手法治疗冈上肌肌腱炎 125 例［J］.河北中医,2001（09）:695.〕

第五节　冈下肌肌腱附着点

一、简介

冈下肌位于三角肌和斜方肌的深面,受肩胛下神经支配,起自冈下窝及冈下筋膜,肌纤维向外逐渐集中,经肩关节的后面,止于肱骨大结节和关节囊。冈下肌为三角形扁肌,起点阔长,终点细短。当肩关节活动过多时,冈下肌反复收缩,极易引起冈下肌肌腱附着点处发生急性或慢性劳损,从而产生筋膜或肌腱炎症,引起疼痛。长期炎症、充血、水肿、渗出,使肌组织形成程度不同的粘连、纤维组织增生,甚至瘢痕、挛缩,使疼痛更为剧烈。

二、体表定位

位于冈下肌肌腱肱骨大结节中后部压痛点处(图 2-5-1)。

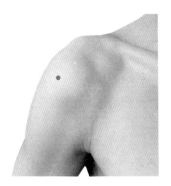

图 2-5-1　冈下肌肌腱附着点

三、针刀治疗

（一）操作方法

嘱患者坐位,医者定位于冈下肌肌腱肱骨大结节中后部压痛点处,常规消毒,针刀刀口线与上肢纵轴垂直,针刀体与皮面垂直刺入,到达肱骨大结节上部骨面,提起针刀纵行切开附着点 2~3 次,再纵横摆动 2~3 次。

（二）临床报道

1. 临床资料　64 例患者随机分为针刀组和针刺组。针刀组 34 例,针刺组 30 例。两组性别、年龄、病程等经统计学处理,差异均无显著性意义。

2. 治疗方法　针刀组:患者俯卧位,医者在冈下窝及肱骨大结节处触压,找出压痛最敏感处,选取 2~3 个压痛点并标记,常规消毒,医者戴无菌手套,铺无菌洞巾,取 I 型 4 号针刀,刀口线与肌纤维方向平行,针体与局部皮肤平面呈 90°刺入病灶,深达肩胛骨骨面或肌腱,先纵行剥离,后横行剥离,如果粘连严重,适当做切开剥离,粘连较广者,适当做通透剥离,术后用创可贴贴敷刀口。针刀术后,医者一手握住患者患侧手腕向对侧偏下方用力牵拉,另一手用力下压患侧冈下肌,如此 2~3 次。5 天治疗 1 次,3 次为 1 疗程。针刺组:取阿是穴、天宗、肩贞、支正、养老。患者俯卧位,胸下垫枕头,双上肢置于头部两侧,常规消毒,取 0.3mm×40mm 毫针,常规进针,得气后行平补平泻手法,留针 30 分钟,15 分钟行针 1 次。针刺每日 1 次,10 次为 1 疗程,1 个疗程后统计疗效。

3. 疗效观察　痊愈:冈下肌重着、酸胀、压痛及肩部、上肢部放射痛消失,肩关节外展、内旋正常,内收位外旋正常;显效:症状明显减轻,患侧上肢外展、上举、内收、旋后的活动功能恢复,但如超负荷运动疲劳后仍有不适感;无效:治疗前后症状无明显改善或加重。本次治疗结果显示,针刀组痊愈 27 例,显效 7 例,总有效率 100%;针刺组痊愈 14 例,显效 9 例,无效 7 例,总有效率 76.7%。〔朱自涛.针刀治疗冈下肌损伤临床观察 34 例[J].中国社区医师(医学专业半月刊),2009,11(08):84.〕

四、穴位注射治疗

（一）操作方法

嘱患者坐位,医者触诊肱骨大结节,持 5 号针头刺入,到达肱骨大结节中后部骨面,避免触及神经和血管,注射 0.5% 普鲁卡因等溶液,注射完立即压迫止血。

（二）临床报道

1. **临床资料** 62 例患者中,男 21 例,女 41 例;年龄 26~56 岁,平均 41 岁;病程 7 日至 9 年;有局部外伤史者 12 例;冈下肌起点病变者 53 例,止点疼痛者 9 例。

2. **治疗方法** 先用针刀治疗,在痛点处进行松解,再用 2% 的利多卡因、654-2、曲安奈德、生理盐水配制成的消炎镇痛液 20ml 沿痛点垂直刺入,直达骨面,快速加压注入药物 10ml,然后再向周围行扇形浸润。

3. **疗效观察** 治愈:疼痛完全消失,随访 3 个月以上无复发;好转:疼痛平时不明显,劳累或阴雨天有轻微酸痛,休息后可消失;无效:疼痛无缓解。本次治疗结果显示,痊愈 48 例,好转 14 例,总有效率 100%。〔纪岳军. 二联疗法治疗冈下肌损伤 62 例〔J〕. 中医外治杂志, 2007（03）: 20-21.〕

五、短刺治疗

（一）操作方法

嘱患者俯卧位,胸下垫枕头,头转向健侧,双上肢屈肘置于头部两侧,医者取冈下肌附着点等穴位常规消毒,选用 0.38mm×50mm 毫针,在冈下肌处以押手按压,找准压痛点后,使毫针针尖朝向肩胛骨骨面,垂直刺入皮下至皮下浅层,而后稍摇动针身再刺入深层,行提插捻转手法,于针尖近骨之处上下摩骨,每隔 10 分钟行针一次,留针 30 分钟。

（二）临床报道

1. **临床资料** 全部病例均来自门诊,诊断明确,按就诊顺序的单双号随机分组,单号为短刺法组,共 85 例,双号为常规针刺组,共 68 例。两组性别、年龄、病程等经统计学处理,差异均无显著性意义。

2. **治疗方法** 短刺法组:患者取俯卧位,胸下垫枕头,头转向健侧,双上肢屈肘置于头部两侧,常规消毒。选用 0.38mm×50mm 毫针,在冈下肌处按压,找准压痛点后,使毫针针尖朝向肩胛骨骨面,垂直刺入皮下至冈下肌中,继续进针,在靠近骨面的病变肌层行提插手法数次,然后使针体停留在该肌层并留针。沿触及条索感并压痛的冈下肌纤维走行方向,在可触及的条索束上,视其范围大小间隔 25mm 依次刺入 3~5 针,手法同前。加远红外线直接照射患部,留针 30 分钟后出针,压迫针孔片刻,每日 1 次。常规针刺组:取阿是穴、天宗、肩贞、肩髃、肩井。患者俯卧位,胸下垫枕头,头转向健侧,双上肢屈肘置于头部两侧,常规消毒,选用 0.38mm×50mm 毫针,指切进针后行平补平泻手法,外加远红外线直接照射患部,留针 30 分钟后出针,压迫针孔片刻,每天 1 次。两组均 10 天为一疗程,1 个疗程后统计疗效。

3. 疗效观察　痊愈:疼痛消失,肩关节外展、内旋正常,内收、外旋抗阻力试验阴性;显效:肩关节活动功能基本正常,肩部外展、内旋时轻度不适,内收、外旋抗阻力试验阴性;无效:症状无改善或加重者。本次治疗结果显示,短刺组痊愈 62 例,显效 23 例,总有效率 100%;常规针刺组痊愈 47 例,显效 11 例,无效 10 例,总有效率 85.3%。〔刘志刚.毫针短刺法治疗冈下肌损伤 85 例[J].中国针灸,2008(10):760.〕

六、推拿治疗

(一)操作方法

嘱患者坐位,全身放松,医者立其患侧。

1. 用擦法施术于肩部,同时配合肩关节外展、内收、内旋运动,时间为 3~5 分钟。

2. 用拇指点压或按揉肩髃、天宗、臑俞等穴,以酸胀感为度,然后用拇指弹拨痛点及病变处,以达到解痉止痛、剥离粘连的目的。每穴操作约 1 分钟。

3. 双手掌放置患肩前后做对掌抱揉,同时将肱骨头向外上方牵拉,然后摇肩关节、搓臂、抖上肢,最后在肩关节周围施擦法治疗,时间 3~5 分钟。

4. 结束时可摩、揉肩部,配合拍法操作,使患者有轻快感为宜。

(二)临床报道

1. 临床资料　63 例患者中男 42 例,女 21 例;年龄 21~56 岁,平均 32 岁;均为冈下肌损伤患者,左侧 28 例,右侧 35 例;病程 4~24 个月,平均 6 个月。

2. 治疗方法　患者取健侧卧位,先用小针刀松解位于冈下窝及肱骨大结节的冈下肌止点处的压痛点。再用手法治疗,以右侧冈下肌损伤为例,患者改为端坐位,医者立于患者右侧,医者右手握住患者右手腕向健侧偏下方用力牵拉,左手用力按压患侧冈下肌,如此操作 2~3 次。每隔 7 日治疗 1 次,3 次为 1 个疗程。

3. 疗效观察　治愈:冈下肌重着、酸胀、压痛及肩部、上肢放射痛消失,肩关节外展、内旋正常;好转:冈下肌重着、酸胀、压痛及肩部、上肢放射痛明显减轻,肩关节外展、内旋基本正常,但如超负荷运动后仍有不适感;无效:治疗后症状无改善或加重。本次治疗结果显示,治愈 59 例、好转 4 例。〔许振南,吉云萍.小针刀松解术配合手法治疗冈下肌损伤[J].中医正骨,2014,26(07):32-34.〕

七、拔罐治疗

（一）操作方法

嘱患者俯卧位,充分暴露冈下肌区域,拔罐并留罐5~10分钟。

（二）临床报道

1. 临床资料　本组患者男性16例,女性10例;年龄45~64岁;病程1周至5个月。病变部位在左侧者17例,在右侧者9例;外伤所致者6例,劳损者17例,受寒者3例。

2. 治疗方法　患者正坐,弯腰,两肘放于膝上,先在压痛最明显处以1%利多卡因进行局部浸润麻醉,然后用针刀剥离。术毕在各进针点周围以梅花针叩刺,再以投火法拔罐15分钟。上述治疗每7日进行1次。

3. 疗效观察　治愈:症状全部消失,活动功能完全正常,恢复正常工作;显效:疼痛明显缓解,活动功能接近正常,能恢复原工作;好转:疼痛稍减轻,夜间尚有酸痛,活动功能有改善;无效:症状与体征均无改善。本组经1~3次治疗,治愈14例,显效8例,好转3例,无效1例,总有效率达84.6%。〔吴惠明.小针刀结合拔罐治疗冈下肌疼痛26例[J].中国民间疗法,1999（02）:2.〕

第六节　菱形肌附着点

一、简介

菱形肌是参与肩胛骨和肩关节活动肌群的主要收缩肌之一。肩关节在超负荷受力条件下,易造成菱形肌急性损伤。

二、体表定位

位于菱形肌附着点的肩胛骨内侧缘压痛处(图2-6-1)。

三、针刀治疗

（一）操作方法

嘱患者伏坐于靠背椅,患侧手屈肘后背使肩胛骨充分外旋,医者定位于菱形肌附着点的肩胛骨内侧缘压痛处,常规消毒,针刀刀口线与身体纵轴平行,针刀体与皮面垂直加压,到达肩胛骨内侧缘骨面,提起针刀纵行切开附着点2~3次,再纵横摆动2~3次。操作时刀口切不可偏离骨面,以免引起气胸。

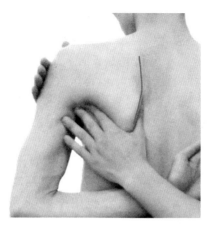

图 2-6-1 菱形肌附着点

（二）临床报道

1. 临床资料 41 例患者，均为门诊病例，男 23 例，女 18 例；年龄 20~63 岁；病程 3 天至 6 年；其中左侧 13 例，右侧 27 例，双侧 1 例。

2. 治疗方法 患者伏坐于靠背椅，患侧手屈肘后背使肩胛骨充分外旋，医者触摸确定肌肉的起止点，以肌肉的起止点和有硬结处为治疗点，常规消毒后行针刀治疗。使用I型 4 号针刀，刀口线与菱形肌的肌纤维走向一致。快速透皮后缓慢进针，针尖到达肋骨骨面，稍微提起，做纵行切割，纵行摆动，起止点处做边缘铲切，在硬结处可做十字切割。操作完毕即出针，按压针孔片刻，贴创可贴保护针口。伴有颈、胸椎关节微小移位的，辅以手法整复。每次治疗 2~5 个点，每周 1 次，共治疗 3 次。

3. 疗效观察 本次治疗结果显示，治愈：局部疼痛不适感消失，活动无障碍，局部触诊无硬结及压痛，随访 6 个月未复发，计 28 例，占 68.3%；好转：局部疼痛不适感减轻，活动较治疗前方便，局部触诊压痛减轻，硬结变软或消失，或疼痛消失，但 6 个月内复发的，计 10 例，占 24.4%；无效：治疗后症状体征无减轻或自觉稍微减轻者，计 3 例，占 7.3%。有效率达 92.7%。〔吴卫华，袁丽芳.小针刀治疗菱形肌损伤 41 例［J］.中国针灸，2007（06）：471-472.〕

四、穴位注射治疗

（一）操作方法

嘱患者坐位，医者触诊肩胛骨内侧缘，持 5 号针头刺入，到达肩胛骨内侧缘骨面，避免触及神经和血管，注射 0.5% 普鲁卡因等溶液，注射完立即压迫止血。

（二）临床报道

1. 临床资料　52 例患者中男性 35 例,女性 17 例;年龄最小者 16 岁,年龄最大者 45 岁;病程最短者 5 个月,最长者 9 年。

2. 治疗方法　患者端坐,患侧上肢自然放胸前,略向健侧,找准痛点,常规消毒铺巾,用针刀松解剥离。术毕用确炎舒松 A 注射液 10mg、维生素 B_{12} 0.5mg、2% 利多卡因 1ml,注入针刀点,注射后用创可贴贴敷在刀口点。5 天后不愈,重复做 1 次。

3. 疗效观察　痊愈:疼痛完全消失,活动自如,随访半年无复发;显效:疼痛明显好转或消失;好转:疼痛减轻,患侧肢体活动轻度受限;无效:同治疗前,无改善。本次治疗结果显示,52 例中痊愈 28 例,占 54%;显效 17 例,占 33%;好转 7 例,占 13%;总有效率 100%。治疗最少 1 次,最多 3 次。〔孟弘彦.小针刀加药物注射治疗菱形肌损伤疗效观察〔J〕.针灸临床杂志,2003（01）:32.〕

五、浮针治疗

（一）操作方法

嘱患者俯卧位,医者在肩胛骨内侧缘附着点周围 3~5cm 处确定进针点,并做记号,采用一次性浮针针具,与皮肤呈 15°~25°快速刺入皮下,提起针尖沿皮下疏松结缔组织向痛点方向推进平刺,深度为 3~5cm,以进针点为支点,手握针柄左右摇摆针体做扇形运动,在整个运针过程中,医者手感松软易进,患者应无酸、胀、痛感,当痛点消失或明显减轻时,抽出针芯,留置软管,用医用胶布固定。留针 24 小时。

（二）临床报道

1. 临床资料　81 例患者按就诊顺序随机分为两组,观测组 40 例,对照组 41 例,两组一般资料经统计学分析,差异无统计学意义（$P>0.05$）,具有可比性。

2. 治疗方法　观测组:先用浮针治疗,嘱患者俯卧位,胸下垫一平枕,双手自然放置在头侧。医者站在患者左侧,从患者患侧 C_6~T_4 棘突旁和肩胛骨内侧线之间触摸,可及一条索状压痛区或明显肌肉僵直区,手指从上往下缓慢触摸移动,可触及一明显松软点,至此向下,与脊柱平行,距此点 4~6cm 处取穴并标记,作为浮针进针点,常规消毒,取一次性中号浮针及浮针进针器,与皮肤呈 10°~15°进针,轻提浮针至皮下,沿皮下浅筋膜向痛区缓慢进针,至针柄针身交界处约 3.5cm,以进针点为支点,手握针柄做符氏浮针扫散手法 2 分钟至针下明显松弛,扫散同时嘱患者不间断活动肩胛骨至平时不适体位,不断调整浮针针尖方向至新的痛点,持续 5~10 分钟或患者没有明显不适感为止,抽出针芯,留置软管,用医用胶布固定浮针,留针 24 小时,休息 2 天,继续下一次治疗,连续2周为一疗程。继用推拿治疗:在浮针休息的2天间隙里,做推拿治疗。患者俯卧位,然后让患者用一个手指指出痛点或不适点,医者用拇指尖依次按压弹拨,对反应明显者,用医用记号笔标注,然后嘱患者全身放松,医者从患者颈椎风府穴开始沿督脉及两侧寻找压痛点,并用医用记号笔标注。用㨰法和揉法从上而下按揉脊柱两侧膀胱经5分钟,直到腰背肌松弛;交叉双手,用四指推弹法,从上而下弹拨双侧竖脊肌2分钟;医者站在患者头部,双手从上而下点压患者双侧夹脊穴3遍,然后用拇指尖点揉每一个标记点,行强刺激弹拨推拿,直到患部松弛;嘱患者坐位,医者用拇指点揉痛点,同时嘱患者各向活动患侧肩关节5分钟。用活络油少许,局部行擦法,至透热。对照组用针灸治疗:体位及体检同观测组,取局部夹脊穴、背俞穴和阿是穴,常规消毒后取1.5寸30号毫针,快速进针,得气后行捻转泻法,连接电针仪,采用连续波,调至患者能耐受的最适强度,留针30分钟,针后局部做闪罐和留罐5分钟,每日一次,5次后休息2日,2周为一疗程。继用推拿治疗,方法同观测组,时间为针灸治疗后间隔10分钟后立即开始,疗程与针灸治疗同步。观测组和对照组均2周为一疗程,疗程结束后观测疗效。此后,每周观测一次疗效,治疗不超过2个疗程。

3. 疗效观察 治愈:局部疼痛不适感消失,活动正常;好转:肩背部疼痛消失,但仍有轻度牵拉不适感;无效:治疗后症状改善不明显,或者改善不能持续,时有反复者。治疗一疗程后观测组痊愈率为55%(22/40),对照组痊愈率为34.15%(14/41),$P>0.05$,观测组和对照组没有显著差异;有效率观测组为100%(40/40),对照组为82.93%(34/41),$P<0.01$,观测组和对照组有明显差异。治疗3周后,总痊愈率观测组85%(34/40),对照组51.22%(21/41),$P<0.005$,两组有显著差异。〔安应成.浮针治疗菱形肌损伤40例临床观测〔C〕.国际数字医学会数字中医药分会成立大会暨首届数字中医药学术交流会论文集,2016.〕

六、长圆针恢刺治疗

(一)操作方法

嘱患者俯卧位,在肩胛骨内侧缘附着点等处触诊,可发现条索或压痛点,标记并常规消毒,每次选取3~5个病灶点作为进针点,注射0.5%利多卡因1ml进行局部麻醉;然后以持笔法持长圆针缓慢分层次探测,渐至结筋病灶点处,此时患者有酸、麻、胀、重、痛之感,以恢刺法即直刺病灶点的深面粘连组织,再用针尖向上举针,挑拨其周边粘连,以松解减压,进行解结治疗。出针后以一次性敷料敷盖针孔,每周1次,共2周。

(二)临床报道

1. 临床资料 64例患者采用随机对照设计,其中经筋组32例,对照组 32 例,两组性别、年龄、病程等基线资料比较无统计学意义,具有可比性(*P*>0.05)。

2. 治疗方法　经筋组:患者取坐位或俯卧位,循肩胛骨脊柱缘自上而下进行触诊,可发现向上斜行的条索或片状瘢块,嘱患者耸肩并给予压力时,可出现疼痛,并触及多个结筋病灶点,然后循竖脊肌隆起处和脊柱自上而下触诊压痛点并标记,常规消毒,每次选取 3~5 个病灶点作为进针点,注射 0.5% 利多卡因 1ml 进行局部麻醉;然后以持笔法持长圆针缓慢分层次探测,渐至结筋病灶点处(此时患者有酸、麻、胀、重、痛之感),以恢刺法即直刺病灶点的深面粘连组织,再用针尖向上举针,挑拨其周边粘连,以松解减压,进行解结治疗。出针后以一次性敷料敷盖针孔,包扎 2 日。每周 1 次,共 2 周。对照组:口服醋氯芬酸钠胶囊,每次 0.1g。每日 2 次,共 2 周。

3. 疗效观察　采用 VAS 疼痛量表和 JOA 功能量表,经统计学分析,经筋组疗效明显优于对照组(*P*<0.01);在减轻疼痛、改善肩部功能方面,经筋组明显优于对照组(*P*<0.01)。〔迟永传,董宝强,林星星.长圆针恢刺法治疗菱形肌损伤的随机对照研究[J].中医药临床杂志,2017,29(06):906-909.〕

七、推拿治疗

(一)操作方法

患者俯卧,两上肢放于体侧,医者立于床头。

1. 医者用单掌或双掌交替由上而下推患侧菱形肌数遍。

2. 掌揉病变部位 3~5 分钟,然后用单掌或双掌重叠摩病变部位,再用掌擦背部数遍,擦摩法均以背部有温热感为度。

3. 点按肩外俞、附分、魄户、膏肓穴等。

4. 从上向下沿菱形肌肌纤维方向弹拨数次,以局部有酸胀微热为度。

5. 将患侧上肢屈肘放在背后,医者一手握患者患侧手腕,一手 2~4 指抓患者患侧肩胛骨下角,两手同时用力将肩胛骨内、上靠提。

6. 结束时可摩、揉肩背部,配合拍法操作,使患者有轻快感为宜。

(二)临床报道

1. 临床资料　20 例患者,其中男 11 例,女 9 例;年龄最大 45 岁,最小 25 岁,平均 35 岁;病程最长者 12 年,最短者 3 个月,平均 8.4 个月;症轻者 14 例(无前胸放射痛,无胸闷感,筋肉酸痛基本能忍受),症重者 6 例(有前胸放射痛,胸闷不畅,酸痛夜间不得安眠)。

2. 治疗方法　坐位压掌掏肩法:医者先用轻柔手法放松肩背肌肉,然后将患侧手臂高举过顶,继而屈曲肘部,将患手从腋部水平位向后拉出;顺推法:将患侧手臂搭至对侧肩头,医者一手握住患者肘部用力向对侧拉,另一手掌根顺推菱形肌 10 次;点拨法:握肘之手不松开,另一手用拇指点拨菱形肌上最痛点 3 次,再顺推 10 次。卧位以掌根顺推椎骨筋肉 10 次;再用两拇指自第 5 颈椎起,沿棘突两侧按压到第 5 胸椎部,反复 3 次;继用拇指点压痛点、肩中俞、天宗等穴;最后以掌根顺推菱形肌 30 次。局部可用七星针浅刺出血,加拔火罐,以活血通络。

3. 疗效观察 治愈:疼痛、压痛消失,可参加体力劳动;良好:疼痛基本消失,能参加体力劳动,气候变化可有轻微酸痛;好转:疼痛好转,易疲劳,气候变化疼痛可加重。本次治疗结果显示:轻者治疗 10 次,重者治疗 20 次。治愈 11 例,其中轻者 9 例,重者 2 例;良好 6 例,其中轻者 4 例,重者 2 例;好转 3 例,其中轻者 1 例,重者 2 例。〔戴宁,柴雁 .20 例菱形肌劳损的手法治疗 [J]. 安徽中医临床杂志, 1997(04): 208.〕

八、梅花针刺络配合拔罐治疗

(一)操作方法

嘱患者俯卧位,医者取肩胛骨内侧缘附着点处,常规消毒后,梅花针叩刺出血,再加拔火罐 10 分钟,隔日 1 次。

(二)临床报道

1. 临床资料 118 例患者随机分为 2 组,其中治疗组 78 例,对照组 40 例,两组年龄、性别、病程等方面比较,经统计学处理无显著性差异($P>0.05$),具有可比性。

2. 治疗方法 治疗组:先用推擦法,患者俯卧,裸背,医者先在背部两侧施推擦法 2~3 分钟,再沿着患侧菱形肌走行往返推擦 10 数次,致局部皮肤发热,以放松肌肉,疏通经气。再用点穴法:医者用拇指端按顺序点按患侧背部的肩外俞、附分、魄户、膏肓、神堂、天宗及阿是穴(天宗与肩胛下角之间的痛点)。用力要均匀持久,渗透每个穴位,各点按 1 分钟,务必使每个穴位都有得气感,此手法重点在天宗穴及阿是穴,这两处感觉较强,按后患者觉得上肢有麻木触电感,背部顿感轻松及发热感。继用点拨法:医者用四指拨手法在患侧肩胛骨脊柱缘的条状隆起处,由上而下慢慢下移,反复点拨。此法为重点手法,能迅速起到解除肌肉痉挛,改善局部血液循环,舒筋活血之效。然后用提搓法:医者一手提起患侧手臂,肘部向上提拉,另一手在患侧背部由上而下施以搓法,边提边搓 2 分钟,最后拿两侧的肩井穴以进一步放松肌肉,疏通气血。最后用刺络拔罐法:医者先在患侧菱形肌涂上液状石蜡,而后施走罐法,反复 10~15 遍,再于压痛点处或肌肉隆起处,用梅花针叩打至出血,再拔火罐,拔出瘀血 1~2ml。最后施予掌揉法,以缓解肌肉痉挛。以上治法每日 1 次,10 次为 1 个疗程,2 个疗程后评定疗效。对照组:采用单纯的推拿手法,手法同上,疗程同治疗组。

3. 疗效观察 痊愈:临床症状、体征完全消失,功能活动恢复正常,随访

1年未复发；显效：临床症状及体征消失，功能活动基本正常，但过度劳累或受凉后有酸胀不适感觉；好转：临床症状及体征有好转；无效：经过2个疗程治疗后，症状及体征无明显改善。本次治疗结果显示：治疗组60例痊愈，显效10例，好转5例，无效3例，总有效率96.1%；对照组痊愈20例，显效9例，好转6例，无效5例，总有效率87.5%。〔苏幸福．推拿加刺络拔罐治疗菱形肌损伤综合征78例[J]．福建中医药，2005（05）：28．〕

第七节　肱二头肌短头附着点

一、简介

肱二头肌短头附着于喙突下缘，长期慢性劳损或发生肩周炎时，此处容易出现炎症、粘连，出现疼痛。

二、体表定位

位于喙突下缘，肱二头肌短头附着点压痛处（图2-7-1）。

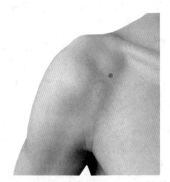

图 2-7-1　肱二头肌短头附着点

三、针刀治疗

（一）操作方法

嘱患者坐位，医者定位于喙突下缘肱二头肌短头附着点压痛处，常规消毒，针刀的刀口线与身体纵轴平行，垂直于骨面进针，到达骨面后，沿喙突骨面下缘纵行切开附着点2~3次，再纵横摆动2~3次，注意不可离开喙突骨面。

（二）临床报道

1. 临床资料　36例患者中男28例、女8例；年龄21~67岁；有明显外伤史者 19 例,受风寒湿邪引起者 12 例,劳损者 5 例;病程最长 7 年,最短 20 日;全部病例均为单例发病。

2. 治疗方法 患者取仰卧位,患肩外旋并稍外展,在患肩喙突外下方约 1.5cm 处,摸到肱二头肌短头肌腱并有明显压痛,作好标记。用碘伏常规消毒术野、铺巾、戴无菌手套。用 1% 利多卡因 3~5ml 做局部浸润麻醉,深度达肱骨骨膜。在标记处刺入小针刀,刀口线与肱骨长轴平行,在按压于局部的左手拇指帮助下,做与肱骨长轴平行的摆动深入,松解肱二头肌短头肌腱与附近组织的粘连,直达肱骨。然后做横向撬拨手法,将该肌腱与肱骨间粘连松解。拔去小针刀,医者左手拇指按压局部,并做肱二头肌短头肌腱的内外弹拨,同时医者右手握患者腕部做肩内外旋转活动,进一步松解粘连。术后外用创可贴粘贴于针眼处,用手按压 2~3 分钟,直至无渗血,1 周内患者避免患肩用力活动。

3. 疗效观察 痊愈:局部疼痛消失,肩关节功能恢复;显效:疼痛基本消失,留有隐痛,功能基本恢复;有效:疼痛减轻;无效:疼痛不减,肩关节功能不恢复。治疗 14 日后,采用上述方法评定近期疗效,6 个月后评定远期疗效。本次治疗结果显示,近期疗效:痊愈 28 例,显效 5 例,好转 3 例。远期疗效:随访 20 例,痊愈 14 例,显效 4 例,好转 2 例。〔吴振义.小针刀治疗肱二头肌短头肌腱炎〔J〕.针灸临床杂志,2005(06):34.〕

四、穴位注射治疗

(一)操作方法

嘱患者坐位,医者触诊喙突下缘,持 5 号针头刺入,到达喙突下缘骨面,避免触及神经和血管,注射 0.5% 普鲁卡因等溶液,注射完立即压迫止血。

(二)临床报道

1. 临床资料 106 例患者中男 49 例,女 57 例,年龄最大 81 岁,最小 32 岁。有明显外伤史 29 例,受风寒湿邪引起 45 例,劳损 32 例。病程最长 10 年,最短 20 日。上举功能不同程度受限 61 例,无明显功能障碍 45 例。其中刺痛 53 例,酸胀痛 45 例,轻度压痛 8 例。

2. 治疗方法 患者取坐位,先在患肢结节沟及相对应的肩关节后部、肩峰、喙突处施以轻柔按摩手法,松筋解凝、缓解疼痛。再让患者由坐位改为卧位,针对不同方向的运动障碍用滑动、牵引、上下摆动等手法使粘连松解。继在患肩喙突下方约 1.5cm 处摸到肱二头肌短头肌腱并有明显压痛点处,做好标记,常规消毒皮肤后,用 2% 利多卡因 25mg、曲炎舒松针 25mg、维生素 B_{12} 针 1mg、当归针 1 支混合注射,间隔 7 日,一般 2~3 次。内服中药以蠲痹汤加减应用,组成为羌活、片姜黄、防风、红花、木瓜、桑枝等,随症加减,每日 1 剂。配合功能锻炼,指导患者主动上肢外展、内收、画圆圈运动,尽量上举及后伸,或做爬墙活动,以松解粘连,滑利关节,巩固疗效。

3. 疗效观察　优:所有症状消失,肩关节功能恢复正常;良:症状基本消失,劳累后有轻度症状,肩关节活动自由,不影响工作;可:症状明显减轻,肩关节功能有所改善,仍能从事原工作;差:症状改善不明显。本次治疗结果显示,本组 106 例患者,按上述标准评定疗效,优为 56 例,良为 35 例,可为 9 例,差为 6 例,优良率达到 85.85%。〔金杰,汪云 . 针药综合治疗肱二头肌短头肌腱炎 106 例疗效观察[J]. 中国基层医药,2005(08):1119-1120.〕

五、推拿治疗

(一)操作方法

嘱患者坐位,全身放松,医者立其患侧前方。

1. 医者一手托起患肢上臂,使肩关节处于外展位,另一手用擦法和揉法施术于肩周及上臂,大约 2 分钟;然后治疗重点移至上臂的前内侧至喙突部,约 1 分钟。

2. 用拇指点压或按揉云门、中府等穴,以酸胀感为度。然后用拇指弹拨喙突部压痛点,约 1 分钟。

3. 摇肩关节,运动幅度要适当,并配合上举、外展、内收等被动运动,反复 3~5 遍。

4. 搓揉肩臂部,约 2 分钟;并牵抖上肢 10 次。

5. 结束时可摩、揉肩臂部,配合拍法操作,使患者有轻快感为宜。

(二)临床报道

1. 临床资料　128 例患者中男 96 例,女 32 例,38~48 岁 70 例,48~56 岁 46 例,56~62 岁 12 例。

2. 治疗方法　采用特定电磁波治疗器(即 TDP),垂直照射于病变局部,温度适中,治疗时间 30~40 分钟,每日 1 次。另外采用音频电疗机,治疗时间 25~30 分钟,每日 1 次。患者正坐在靠背椅上,医师站在患侧,用单拇指触诊法,取与肌腱纵轴相垂直的方向左右弹拨,分离二肌腱抵止端,之后拇指下压,顺滑使二肌腱抵止端平复,适用于急性病症。用双拇指在患处与纤维方向垂直左右弹拨,起到分离粘连作用,约 10 分钟,主要用于慢性病症。

3. 疗效观察　痊愈:疼痛症状缓解,局部无压痛,功能活动正常;好转:疼痛症状缓解,局部无压痛,外展、上举角度未能达到正常角度。本次治疗结果显示:经 7 次治疗痊愈 70 例,经 10 次治疗痊愈 34 例,经 20 次治疗痊愈 14 例,经 30 次治疗的好转 10 例。〔郭民民,陈丽霞,冯小花 . TDP 音频电加手法治疗肱二头肌短头肌腱损伤 128 例[J]. 中外医学研究,2013,11(03):104.〕

第八节 伸肌总腱附着点

一、简介

桡侧腕长伸肌、桡侧腕短伸肌、指伸肌、小指伸肌、尺侧腕伸肌,以伸肌总腱附着于肱骨外上髁,当受到持续、反复的牵拉,必然会造成肌腱末端的炎症、粘连、挛缩、组织纤维化等病理改变而产生疼痛。

二、体表定位

位于肱骨外上髁周围的压痛处(图 2-8-1)。

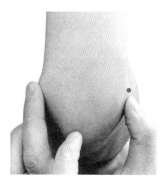

图 2-8-1 伸肌总腱附着点

三、针刀治疗

(一)操作方法

嘱患者坐位,将肘关节屈曲 90° 平放于治疗桌面上,医者定位于肱骨外上髁周围的压痛处,常规消毒,针刀刀口线与上肢纵轴平行,针刀体与皮面垂直刺入,到达肱骨外上髁骨面,提起针刀。纵行切开附着点 2~3 次,再纵横摆动 2~3 次。操作时刀口切不可偏离肱骨外上髁骨面,同时注意询问患者是否有放电感至前臂,避免损伤桡神经。

(二)临床报道

1. 临床资料　60 例患者随机分为两组:针刀治疗组 30 例,电针对照组 30 例,两组患者在年龄、性别、病程等方面,经统计学分析均无显著性差异($P>0.05$),具有可比性。

2. 治疗方法　治疗组:患者取坐位,将肘关节屈曲 90° 平放于治疗桌面上,在肱骨外上髁压痛明显处标记定位,常规消毒铺巾,使用Ⅰ型针刀,找到压痛点,针刀刀口线和前臂纵轴方向一致,针刀体与皮肤呈90°垂直,按照针刀四步进针规程刺入,针刀经皮肤、皮下组织,至肱骨外上髁顶点,先纵疏横剥2~3刀,然后向前沿肱骨外上髁前面紧贴骨面铲剥2~3刀,范围不超过0.5cm。再提针刀于皮下,顺前臂肌纤维方向,提插疏通一下伸腕肌、指总伸肌、尺侧腕屈肌之间的粘连,然后出针。针刀术后,患者端坐,医生坐于患者患侧,右手持患侧腕部,使患者前臂处于旋后位,左手用屈曲的拇指端压于肱骨外上髁前方,其他四指放于肘关节内侧,医生以右手逐渐屈曲患者肘关节至最大限度,左手拇指用力按压患者肱骨外上前方,然后再伸直肘关节,同时医生左手拇指推至患肢桡骨头前面,沿桡骨头前外缘向后弹拨腕伸肌起点,术后患者有桡侧3指麻木感及疼痛减轻的现象。1周后未痊愈者,可再做第2次治疗。每周1次,连续治疗2次后评定疗效。对照组针刺患侧尺泽、曲池、手三里、阿是穴,上述穴位得气后连接电针治疗仪,选疏密波,电流强度以患者能耐受并感舒适为度,通电30分钟后出针,每日1次,7次为1个疗程,2个疗程后评定疗效。

3. **疗效观察**　将肱骨外上髁炎疼痛、压痛作为主要依据,采用VAS法判定患者疼痛强度。疗效判定标准参考《中医病证诊断疗效标准》,痊愈:肘部外侧疼痛及压痛消失或基本消失,抗阻力的腕关节背伸和前臂旋前动作时疼痛反应消失,持物无疼痛,肘部活动自如;显效:肘部自觉痛感消失,压痛明显改善,抗阻力的腕关节背伸和前臂旋前动作时疼痛反应不明显;改善:局部疼痛和压痛轻微改善,抗阻力的腕关节背伸和前臂旋前动作时仍有疼痛;无效:症状无改善。本次治疗结果显示:治疗组30例,其中痊愈25例,显效3例,改善2例,痊显率93.3%;对照组30例中痊愈16例,显效5例,改善5例,无效4例,痊显率78%。两组VAS评分治疗后均明显优于治疗前,治疗组优于对照组。〔吴靖,吴绪平,蔡少康,等.针刀松解术治疗肱骨外上髁炎的疗效观察[J].湖北中医药大学学报,2013,15(06):60-61.〕

四、穴位注射治疗

(一)操作方法

嘱患者坐位,医者触诊肱骨外上髁,持5号针头刺入,到达肱骨外上髁骨面,避免触及神经和血管,注射0.5%普鲁卡因等溶液,注射完立即压迫止血。

(二)临床报道

1. **临床资料**　40例肱骨外上髁炎患者分为两组:穴位注射组20人,温针灸组20人。两组患者在年龄、性别、病程等方面,经统计学分析均无显著性差异(*P*>0.05),具有可比性。

2. **治疗方法**　穴位注射组:用曲安奈德注射液40mg加利多卡因2ml,医者用左手拇指在肘关节周围触压，寻找最敏感压痛点，即阿是穴为施治穴位，常规消毒后，用 5 号半针头抽吸上述药物共 3ml，对准施针穴位快速刺入，当针下有酸胀感、回抽无血时，将上述药物缓慢推入穴位。拔针后用棉棒压迫片刻，然后活动肘关节 2 分钟，每隔 1 周注射 1 次，治疗次数限为 1~3 次。温针灸组：采用 2~3 寸 28 号毫针在阿是穴及其两旁、曲池、手三里、外关施针，针刺得气后将针留于适当的深度，并在针柄上插入 2cm 长的艾炷，将艾炷点燃，根据病情燃艾炷 3~5 壮，艾炷燃尽后拔针。每日 1 次，10 次为一个疗程，疗程间隔 5~7 日。

3. 疗效观察　治愈：治疗后症状体征消失，半年内无复发；显效：治疗后症状体征消失，3 个月内无复发；好转：治疗后症状体征基本消失或明显减轻，1 个月内无复发；无效：治疗后症状体征无明显改变。本次治疗结果显示，穴位注射组治愈 18 例，显效 2 例，总有效率 100%；温针灸组治愈 10 例，显效 6 例，好转 2 例，无效 2 例，总有效率 90%。〔邹丽红 . 穴位注射治疗肱骨外上髁炎 40 例临床疗效观察［J］. 中医临床研究，2016，8（31）：100-101.〕

五、浮针治疗

（一）操作方法

嘱患者坐位，在肱骨外上髁附着点周围 3~5cm 处确定进针点，并做记号，采用一次性浮针针具，与皮肤呈 15°~25° 快速刺入皮下，提起针尖沿皮下疏松结缔组织向痛点方向推进平刺，深度为 3~5cm，以进针点为支点，手握针柄左右摇摆针体做扇形运动，在整个运针过程中，医者手感松软易进，患者应无酸、胀、痛感，当痛点消失或明显减轻时，抽出针芯，留置软管，用医用胶布固定。留针 24 小时。

（二）临床报道

1. 临床资料　43 例患者中，男 15 例，女 28 例；年龄 17~78 岁；病程最短 8 日，最长 6 年有余。其中单侧发病者 37 例，双侧发病者 6 例；合并肱骨内侧髁炎者 5 例，经多种方法治疗无效者 4 例。

2. 治疗方法　患者取坐位，先在肱骨外上髁附近找准压痛点，并在压痛点处做一记号，在痛点周围 6~8cm 处找一进针点。常规消毒，用一次性浮针，与皮肤呈 15°~35° 快速刺入皮肤，然后将针尖提至皮下，沿皮下疏松结缔组织向痛点方向平刺，以进针点为支点，手握针柄左右摆动，使针体做扇形运动。当痛点消失或明显减轻后抽出针芯，用胶布固定皮下的软套管，留置 24 小时后拔出。隔日 1 次。

3. 疗效观察　参考《中医病证诊断疗效标准》，本次治疗结果显示，治愈：肘部疼痛消失，局部无压痛，肘关节功能完全或基本恢复，计 41 例，占 95.3%；好转：肘部疼痛减轻，局部压痛不明显，活动功能改善，计 2 例，占

4.7%。其中 1 次治愈者 28 例，2~4 次治愈者 13 例。〔周从连 . 浮针治疗肱骨外上髁炎 43 例［J］. 中国针灸，2003（12）：52.〕

六、火针治疗

（一）操作方法

嘱患者坐位，肱骨外上髁附着点处等常规消毒后，选用中号火针，在点燃的酒精棉球外焰中烧至白亮，迅速点刺阿是穴及周围 3~4 点，每一点针刺深度 0.5~1 寸，点刺后即刻出针，若出血则以干棉球压针孔，治疗后 24 小时内不宜沾水或搔抓针孔，以防止感染。

（二）临床报道

1. 临床资料　66 例肱骨外上髁炎患者分为两组。治疗组 33 例，对照组 33 例，两组性别、年龄、病程等比较无显著性差异（$P>0.05$），具有可比性。

2. 治疗方法　治疗组：患者仰卧位，头转向对侧，屈肘 90°，手放于胸前或肩外侧，取阿是穴（压痛点），用记号笔标记，皮肤常规消毒。用 28 号 1.5 寸毫针，医者右手持针柄，针尖朝向病变部位，左手持酒精灯。将针置于火焰的外 1/3 处，先加热针体，再加热针尖，待针尖烧至透红带白，迅速刺入穴内，立即出针。进出针靠腕力控制，时间约 1 秒，反复进行 2~3 次。深度达骨膜（约 0.1 寸），不要刺伤血管、神经。火针出针后，用无菌干棉球迅速按压针孔，以减轻疼痛。每 5 日 1 次，3 次为一疗程，治疗 3~6 次观察疗效。对照组取阿是穴、曲池、肘髎、手三里、合谷。按常规针刺操作，留针 30 分钟，5 分钟运针 1 次，加局部 TDP 照射 30 分钟。每日 1 次，5 日为一疗程，疗程间休息 1~2 日，1 个月后观察疗效。

3. 疗效观察　痊愈：疼痛压痛消失，持物无疼痛，肘部活动自如；好转：疼痛减轻，肘部功能改善；无效：症状无改善。本次治疗结果显示，治疗组痊愈 29 例，好转 4 例，无效 0 例，总有效率 100%。对照组痊愈 20 例，好转 7 例，无效 6 例，总有效率 81.8%。〔王松清 . 火针治疗肱骨外上髁炎 33 例观察［J］. 实用中医药杂志，2008，24（12）：783-784.〕

七、铍针治疗

（一）操作方法

嘱患者坐位，医者触诊肱骨外上髁附着点并做标记，常规消毒皮肤，铍针刀口线与肱骨纵轴平行，从注射点刺入，深度达肱骨外上髁骨面，在阿是穴处数次点刺，行纵行剥离，针下如遇韧性硬结，则纵行切开，快速出针，无菌干棉球按压，施术完毕后宜用无菌敷料贴覆于进针点，24 小时内避免沾水，保持清洁。

（二）临床报道

1. 临床资料　176 例肱骨外上髁炎患者，按来诊顺序随机分为两组，观察组 89 例,对照组 87 例。两组性别、年龄、病程及病情经统计学处理,差异无统计学意义(*P*>0.05),具有可比性。

2. 治疗方法　观察组采用铍针加手法治疗,选用 0.6mm × 50mm 铍针,末端扁平带刃,刀口为斜口。嘱患者坐位,患肘呈半屈位,前臂旋前平置于治疗台上,肱骨外上髁处找到体表压痛点后做标记,常规消毒,在标记处注射 0.5% 利多卡因注射液 1ml。铍针从注射点刺入,铍针刀口线与伸腕肌纤维走向平行,先用点刺法在坚韧致密处数次点刺,然后刀口紧贴骨面用剥离法,直至锐边刮平。完成松解以后,用无菌棉签或纱巾压住进针点,迅速将针拔出,无菌敷料或创可贴贴敷进针点,持续按压进针点 2 分钟(24 小时内保持敷料干燥清洁)即可。继用传统点穴手法:医者一手握患肢腕部,另一手用拇指先点按肘部疼痛点 3~5 分钟,再循经取穴尺泽、曲池、手三里、外关每穴 2~3 分钟。点穴过程中要做到用力均匀柔和并渗透至骨膜,并进行小幅度的弹拨旋转;然后用推揉摩前臂法,医者一手握患肢腕部,另一手掌指面从腕部经前臂外侧轻快反复地推揉摩捏前臂肌,直至肘部,反复 3 次;继之施屈肘旋前臂法:医者一手握患肢前臂,使肘呈屈曲位,另一手拇指按压在肘痛点,余 4 指在肘内侧拿肘部,拿患臂的手被动屈曲患肘,使患者手指触及伤侧肩部后屈腕拔直,反复 3 次。对照组采用局部封闭疗法,曲安奈德注射液 10mg 和 0.5% 利多卡因注射液 1ml 痛点封闭,术毕用棉签压住针孔 2 分钟,以防针孔出血,贴上创可贴保护针孔以防感染。两组均每周治疗 1 次,3 次为 1 个疗程,治疗期间尽量休息。

3. 疗效观察　参考《中医病证诊断疗效标准》,本次治疗结果显示,观察组临床疗效高于对照组(*P*<0.001),且观察组临床治疗次数少于对照组(*P*<0.001),两组比较,差异有统计学意义。随访结果:本组 176 例中,25 例失访,得到随访者 151 例(85.80%),其中观察组 77 例,对照组 74 例。随访时间 6 个月至 1 年,平均 9.5 个月。对比两种治疗方式的远期疗效,观察组复发 5 例(6.49%),对照组复发 22 例(29.73%),两组比较 *P*<0.001,差异有统计意义,观察组临床复发率低于对照组。〔胡思进,陈永向,罗进林,等. 铍针加手法治疗肱骨外上髁炎的疗效观察[J]. 中医正骨,2008(03):10-11,79.〕

八、梅花针刺络配合拔罐治疗

(一)操作方法

嘱患者坐位,医者取肱骨外上髁附着点处,常规消毒后,梅花针叩刺出血,再加拔火罐 10 分钟,隔日 1 次。

(二)临床报道

1. 临床资料　30 例肱骨外上髁炎患者中男 22 例,女 8 例;年龄 20~58 岁;病程 2 周至 5 天;右侧 26 例,左侧 4 例。

2. 治疗方法　患者取坐位,患肘屈曲,前臂旋前,放于治疗床上,在肱骨外上髁疼痛处局部常规消毒后,用梅花针叩刺,注意腕部用力要均匀,针和皮肤要垂直,提起要快,以中等刺激为宜,至局部微出血为度,隔日 1 次,10 次为 1 疗程,疗程间休息 3 日,2 个疗程统计疗效。叩刺术毕,沿肱骨外上髁部拔罐,留罐 10 分钟,出血达 3~5ml 为宜,隔日 1 次,10 次为 1 疗程。

3. 疗效观察　治愈:疼痛、压痛消失,持物无疼痛,肘部活动自如;好转:疼痛减轻,肘部功能改善;未愈:症状无改善。本次治疗结果显示,经 2 个疗程的治疗,治愈 21 例,好转 8 例,无效 1 例,治愈好转率 96.7%〔冯玉英. 梅花针叩刺配合拔罐治疗肱骨外上髁炎 30 例〔J〕. 云南中医中药杂志,2013,34（03）:45.〕

九、长圆针治疗

（一）操作方法

嘱患者坐位,医者取肱骨外上髁附着点处,常规消毒后,将长圆针锐锋端直刺到附着点病变处,先在附着点病变处与表层筋膜粘连处行左右刮剥的"关刺法",以解除表层粘连,再深入结筋点两旁,施行"恢刺法",即将长圆针直刺入结筋点的底部,用针尖向上举针,挑拨结筋病灶点周边粘连组织,以松解减压,然后出针按压止血。每周治疗 1 次。

（二）临床报道

1. 临床资料　56 例患者,男 38 例,女 18 例;年龄 37~59 岁;病程 3 个月至 19 年。

2. 治疗方法　选用直径 1.2mm、长 30mm 斜刃长圆针。医者取穴并在肱骨外上髁处寻找压痛点,做好标记,常规消毒,用 0.25%~0.5% 利多卡因在病灶点注射一皮丘,然后将注射针头慢慢分层次逐渐推进至结筋病灶点,回抽注射器无回血后,在每个结筋病灶点注入 0.5~1ml 利多卡因使其浸润,以减轻操作时可能出现的疼痛。待压痛点完全消失后,分别用无菌长圆针对结筋病灶点行解结法,直刺结筋病灶点表面,左右刮剥以解除表层粘连,再深入结筋病灶点深面,行恢刺手法,用针尖向上挑刺,以解除该处及周边粘连,以减少张力和压力;对病变在骨膜处者,直刺结筋病灶点深层,行长圆针横向剥离手法,沿骨面做摩骨样刮剥,对近骨膜横络松解减压,解除横络卡压。术后用无菌棉球压迫止血,亦可逐一在松解后的各结筋病灶点处,分别注入生理盐水 1~2ml 以压迫止血,用无菌输液贴敷盖针孔,防止感染。术后可主动或被动屈伸肘关节,加强已松解的结筋病灶点剥离面的分离。每周治疗 1 次,3 次为一疗程,共治疗 3 个疗程,治疗后随访 3 个月评定疗效。

3. 疗效观察　参考《中医病证诊断疗效标准》,本次治疗结果显示,痊愈:肘关节外侧疼痛及压痛消失,关节活动功能正常,随访 3 个月未复发,计

47 例,其中 1 个疗程痊愈 25 例,2 个疗程痊愈 11 例,3 个疗程痊愈 11 例;有效:肘关节外侧疼痛减轻,仍有压痛,关节活动好转,计 6 例;无效:肘关节外侧疼痛和关节活动无改善,计 3 例。3 例未愈者均为年龄大、病程长患者。〔吴兆利,李春日,董宝强,等.长圆针治疗肱骨外上髁炎 56 例[J].中国针灸,2012,32（07）:605-606.〕

十、钩针治疗

（一）操作方法

嘱患者坐位,医者按压肱骨外上髁附着点处,常规消毒后,右手持钩针将针尖瞬间刺入表皮,深达病所,先行钩针六法中的提插法,此时患者痛处有明显的酸麻胀重得气感,再用钩拉法,钩针针尖轻钩肌纤维 3~5 次,然后再旋转钩针柄,用钩针头部在痛处行推刮法和按摩法 3~7 次。治疗结束后,钩针顺着弯钩方向轻轻退出。出针后用创可贴外敷伤口,以防感染,当日不能下水。隔 2 日 1 次,7 次 1 个疗程。

（二）临床报道

1. 临床资料　209 例患者随机分为两组,即钩针治疗组（B 组）106 例,针刺对照组（A 组）103 例,两组患者一般资料经统计学分析,差异无显著性意义（$P>0.05$）。

2. 治疗方法　钩针治疗组:患者仰卧位,患臂呈 90° 屈曲,手掌贴靠胸前部,医生坐于患臂一侧,寻找痛点部位进行皮肤消毒。将钩针快速刺入后,即进行提插法,"得气"后,仿《灵枢·官针》十二刺之"恢刺""齐刺"之意。不出针而改行"一穴多向"刺,进行"钩拉""弹拨"手法,随即做"震颤"手法,再运用针尖的光圆部分,对骨膜做轻柔的"按摩"手法,若发现患处有组织粘连、结缔组织增生等现象时,可重用"弹拨""推刮"手法。每次操作时间约 8 分钟,不留针。出针时,应右手持针按进针方向倒退,慢慢出针,若有出血,应迅速用消毒干棉球压迫止血。然后用创可贴覆盖固定。每隔 2 日治疗 1 次。6 次为 1 个疗程。针刺对照组（A 组）:医患者体位同 B 组,取痛处阿是穴,继刺曲池、手三里,针具采用 30~32 号（直径 0.25~0.30mm）、1.5 寸毫针,消毒同 B 组。针进入肌层后,要求"得气",痛处阿是穴按"一穴多向"刺法,曲池、手三里穴不做"一穴多向"刺。留针 20 分钟。每周治疗 3 次,两次间隔 1~2 日,6 次为 1 个疗程。以上治疗均以 2 个疗程为限,观察疗效。

3. 疗效观察　参考《中医病证诊断疗效标准》,本次治疗结果显示,B 组疗效明显高于 A 组,B 组痊愈率为 83%,而 A 组仅为 21.35%,两组比较,有显著性差异（$P<0.01$）,又经 3~6 个月远期追踪疗效观察,B 组的痊愈巩固率明显高于 A 组（$P<0.01$）。〔杨薇,杨楣良,戴朝富,等.杨氏钩针治疗肱骨外上髁炎 209 例临床研究[J].医学研究杂志,2007（08）:99-101.〕

十一、推拿治疗

（一）操作方法

嘱患者坐位,全身放松,医者立其患侧。

1. 医者用㨰法从肘部沿前臂伸肌群治疗,以舒筋通络,时间约 5 分钟。

2. 用拇指点压或按揉曲池、肘髎、天井穴等,以酸胀感为度,同时往返提拿前臂伸肌群,约 10 分钟。

3. 医者一手持患者患侧腕部呈前臂旋后位,一手拇指端压于肱骨外上髁前方,先使肘关节屈曲至最大限度,再逐渐伸直肘关节,此时医者拇指随肘关节伸直,沿桡骨头前外侧向后外侧弹拨前臂伸肌起点,屈肘关节,一手拇指按揉肱骨小头。

4. 将患侧前臂旋前位,置于治疗台上,医者用拇指按揉肱骨外上髁、环状韧带、肱桡关节间隙处及前臂伸肌,时间约 5 分钟。

5. 结束时可摩、揉臂部,使患者有轻快感为宜。

（二）临床报道

1. 临床资料　82 例患者分为研究组与对照组各 41 例,两组一般资料对比,差异无统计学意义（$P>0.05$）,具有可比性。

2. 治疗方法　对照组采用推拿疗法:㨰、揉肘部,点按阿是穴、曲池穴、手三里穴、尺泽穴,少海穴以中指按揉,各持续 30 秒。前臂伸肌群弹拨 10~15 次,拿 3~5 遍。大鱼际持续按揉肱骨外上髁局部 3 分钟,小鱼际直擦腕伸肌群。研究组在对照组推拿基础上加用中医理筋正骨手法:操作过程中,部分患者可在肱骨外上髁 4~5cm 处触及条索状、变硬的伸肌腱,以单手或双手指腹垂直、持续对治疗部位进行弹拨;采用分筋法理顺筋脉,使其归位,确保力度从轻到重;肘部旋后顿拉法:即医生一只手将患者患肢腕部握住,另一只手掌心托住患者肘后部,拇指点揉伸肌总腱附着处后下缘,旋转前臂,使肘关节逐渐屈伸,托起患肘向前顶推,肘关节屈伸,听到弹响声,患者感觉疼痛减轻。两组均为隔日治疗 1 次,1 个疗程为 7 次,持续治疗 2 个疗程。

3. 疗效观察　观察两组就诊、疗程结束时疼痛程度,以 VAS 法评估。治愈:治疗后疼痛消失,握力恢复,腕背伸展、旋转及握拳时无疼痛;显效:治疗后疼痛评分降低 90% 以上,握力基本恢复,腕背伸展、旋转及握拳时不诱发疼痛;有效:治疗后疼痛评分降低 50% 以上,握力有所改善,腕背伸展、旋转及握拳时诱发轻度或中度疼痛;无效:未达到上述标准。本次治疗结果显示:研究组总有效率为 97.56%,优于对照组（85.37%）,差异具有统计学意义（$P<0.05$）。〔韦茜.中医正骨结合推拿治疗肱骨外上髁炎 41 例临床观察〔J〕.中国民族民间医药,2018,27（04）:118-119.〕

第九节　屈肌总腱附着点

一、简介

肱骨内上髁为前臂屈肌中的桡侧腕屈肌、掌长肌、尺侧腕屈肌肱头、指浅屈肌肱尺头和旋前圆肌肱头总腱的起点。由于肱骨内上髁是前臂屈肌总腱的附着处，当受到持续、反复的牵拉，必然会造成肌腱末端的炎症、粘连、挛缩、组织纤维化等病理改变而发生疼痛。

二、体表定位

位于屈肌总腱在肱骨内上髁周围的压痛处（图 2-9-1）。

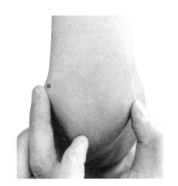

图 2-9-1　屈肌总腱附着点

三、针刀治疗

（一）操作方法

嘱患者坐位，医者定位于屈肌总腱在肱骨内上髁周围的压痛处，常规消毒，针刀刀口线与前臂长轴平行，针刀体与皮面垂直刺入，到达肱骨内上髁骨面，提起针刀纵行切开附着点 2~3 次，再纵横摆动 2~3 次。操作时应不可偏离骨面，避免损伤尺神经及附近血管。

（二）临床报道

1. 临床资料　64 例患者随机分成对照组和治疗组各 32 例，两组患者在年龄、性别、病程等方面，经统计学分析均无显著性差异（$P>0.05$），具有可比性。

2. 治疗方法　对照组：1% 利多卡因加醋酸泼尼松 25mg，进行穴位封闭，

3~4 天 1 次,3 次为 1 疗程。治疗组:找到压痛点最明显处,选用针刀,使刀口线和前臂纵轴方向一致,针刀体与皮肤呈 90°角,按照进针刀四步规程,经皮肤、皮下组织,达肱骨内上髁顶点,先纵行横剥 3 刀,然后调转刀口线,紧贴骨面铲剥 3 刀,范围 0.5cm。

3. 疗效观察 参考《临床疾病诊断依据治愈好转标准》,治愈:疼痛消失,功能恢复;好转:症状基本消失,功能有所改善;无效:治疗后疼痛和功能均无改善。本次治疗结果显示:对照组总数 32 人,脱落 3 人,好转 8 人,治愈 10 人,无效 11 人,总有效率 56.25%,半年内复发 22 人,复发率 68.75%;治疗组 32 人,脱落 2 人,好转 5 人,治愈 24 人,无效 1 人,总有效率 90.63%,半年内复发 2 人,复发率 6.25%。脱落视为无效,两组总有效率、复发率对比,差异有统计学意义(P<0.05)。〔孙正科,胡同敏,曹兴巍,等.小针刀松解术治疗肱骨内上髁炎临床效果分析[J].世界最新医学信息文摘,2018,18(44):54.〕

四、穴位注射治疗

(一)操作方法

嘱患者坐位,医者触诊肱骨内上髁,持 5 号针头刺入,到达肱骨内上髁骨面,避免触及神经和血管,注射 0.5% 普鲁卡因等溶液,注射完立即压迫止血。

(二)临床报道

1. 临床资料 60 例患者中男性 24 例,女性 36 例;年龄 30~54 岁;病程 1~6 个月 30 例,6~12 个月 24 例,12 个月以上 6 例。

2. 治疗方法 患者仰卧位,屈肘 90°,肩外展 90°并做旋后动作,医生的左手拇指触及内上髁稍前下方压痛明显处固定不动,右手持注射器沿拇指指尖快速进针,直达内上髁或其前下方,患者感肘关节内侧酸、胀疼痛明显并可放射至前臂内侧,此时回抽无血液,即可注入 5~6ml 药液(1% 利多卡因 4ml,醋酸泼尼松龙 25mg,654-2 10mg,共 6ml),3~4 日 1 次,3 次为 1 疗程。

3. 疗效观察 疗效评定系指治疗 1 个月以内的效果,优:症状体征消失,肘关节功能恢复正常;良:症状体征较治疗前明显减轻,肘关节功能基本恢复正常;好转:症状体征较治疗前部分减轻,间歇期较治疗前延长,仍需继续治疗;无效:治疗前后各项指标均无明显差异。本次治疗结果显示,优 36 例,良 18 例,好转 6 例,优良率为 90.0%,总有效率为 100.0%。〔王铁桥.局部痛点注射治疗肱骨内上髁炎(附 60 例报告)[J].疼痛学杂志,1995(03):133-134.〕

五、浮针治疗

（一）操作方法

嘱患者坐位，患肢掌面向上伸出，在肱骨内上髁附着点周围 3~5cm 处确定进针点，并做记号，采用一次性浮针针具，与皮肤呈 15°~25° 快速刺入皮下，提起针尖沿皮下疏松结缔组织向痛点方向推进平刺，深度为 3~5cm，以进针点为支点，手握针柄左右摇摆针体做扇形运动，在整个运针过程中，医者手感松软易进，患者应无酸、胀、痛感，当痛点消失或明显减轻时，抽出针芯，留置软管，用医用胶布固定。留针 24 小时。

（二）临床报道

1. 临床资料　60 例门诊患者，按就诊时间编号随机分为治疗组和对照组，两组患者在性别、年龄、病程、患侧等方面均无显著性差异（P>0.05），具有可比性。

2. 治疗方法　治疗组：患者取坐位，患肢向体侧伸出搁置桌上，掌面向上，用力伸平患肘至 180° 左右。确定肌筋膜触发点，即肱骨内上髁，进针点 A 在其下方 3~5cm 处，由下向上进针；进针点 B 在其上方 3~5cm 处，由上向下进针；进针点 C 在肘横纹上，在其外侧 2~3cm 处，由内向外进针。常规消毒后进针，针尖与皮肤呈 15°~25°，调整针体使之在皮下，向前推行，针尖指向压痛点，直至软套管没入皮下。手持针柄，针尖上翘做扫散运动，扫散时医者可用左手轻握患者患手，使其反复外旋。在扫散运动的同时，嘱患者将患侧肘关节伸直，腕关节过度背伸，然后将前臂旋后。如此运动 10~15 次。待疼痛减轻或消失后，抽出针芯，将软套管置留皮下 5~8 小时后出针。隔日治疗 1 次，1 周治疗 3 次，连续治疗 6 次为 1 个疗程。对照组：取阿是穴、少海、青灵及支正，常规消毒后，阿是穴采用"齐刺"法，进针 0.5 寸，其他穴均直刺进针 0.5~1 寸，行小幅度提插捻转手法，直至得气。将艾条截为约 3cm 长艾段，套在阿是穴处毫针的针柄上行温针灸，连续灸 2 次，留针 30 分钟。温针灸期间，用生物灯照射患处。疗程同治疗组。

3. 疗效观察　采用 VAS 评分作为测量受试者主观疼痛感觉的标准，记录疼痛程度的数值。疗效评定标准，痊愈：肱骨内上髁处疼痛消失，局部无压痛，抗阻力前臂旋前、屈腕时无疼痛；显效：肱骨内上髁处疼痛消失，局部重压或抗阻力前臂旋前、屈腕时仍有轻微疼痛；有效：肱骨内上髁处疼痛明显减轻，局部压痛及抗阻力前臂旋前、屈腕时疼痛；无效：经治疗症状无明显改善。本次治疗结果显示：两组患者 VAS 评分均较治疗前降低（均 P<0.01），且治疗后治疗组低于对照组（P<0.01）；治疗组愈显率为 60.0%，总有效率为 93.3%，优于对照组的 33.3%、73.3%（均 P<0.05）。〔李新伟，谭克平，杜嘉，等 . 浮针疗法治疗肱骨内上髁炎 30 例临床观察［J］. 江苏中医药，2015，47（10）：

58-59.〕

六、揿针治疗

（一）操作方法

嘱患者坐位,在肱骨内上髁附着点处常规消毒,用镊子夹持带有揿针的胶布,对准腧穴,与皮肤呈 15° 横刺入皮内 5~7mm,并用指腹按压,无刺痛即可,每日 1 次,一次留针 10 小时左右,取针时用镊子夹住胶布向外拉出。

（二）临床报道

1. 临床资料　42 例患者中男 30 例,女 12 例;年龄 15~65 岁,平均 44 岁;病程最短 8 天,最长 1 年,平均 65 日;病发于左侧 13 例,右侧 29 例。

2. 治疗方法　患者取健侧卧位,充分暴露肱骨内上髁,在肱骨内上髁处找出最痛点即为阿是穴。采用红外偏振光治疗仪照射治疗,设置集射输出治疗模式照射阿是穴,以照射部位有温热感或轻微针刺感为好,靶点 15 分钟照射,每日照射 1 次,7 次为一疗程。照射结束后阿是穴常规消毒,埋 1 枚揿针,并用医用胶布固定,每日 1 次,每次留针 12 小时左右,次日再寻找新的痛点,重新埋针,若有瘙痒或疼痛等不适,可取出揿针。7 次为一疗程,疗程结束后休息 1 日。两个疗程结束后观察疗效。

3. 疗效观察　参考相关标准,本次治疗结果显示,42 例患者痊愈 28 例,显效 10 例,有效 4 例,总有效率 100%。〔李继恩,付大清,刘思为,等 . 揿针联合红外偏正光治疗肱骨内上髁炎 42 例〔J〕. 山东中医杂志,2015,34（05）：360-361.〕

七、围刺治疗

（一）操作方法

嘱患者坐位,在肱骨内上髁附着点处常规消毒,采用直径 0.30mm、长 1.5 寸的毫针,以痛点为中心,多针围刺,针与针的距离保持在 2cm 左右。

（二）临床报道

1. 临床资料　60 例患者随机分为治疗组与对照组,各 30 例。两组一般资料经统计学处理,差异无统计学意义（$P>0.05$）,具有可比性。

2. 治疗方法　治疗组:选用肱骨内上髁边缘触痛点,以 28 号 1 寸毫针施围刺法,刺筋留针 15 分钟。10 次为 1 疗程。继用推拿治疗,患者取坐位,医者对面坐位,患者暴露患肢至肘部,肩背放松,掌心向上。医者以一指禅推法沿前臂尺侧旋前圆肌和桡侧腕屈肌部,往返操作 5~10 次,用拇指重点点按少海、小海、青灵、阿是穴,以患者自觉酸胀为度,点后以弹拨手法使其放松。患者前臂旋后,医者以拇指从肱骨内上髁部弹拨屈腕肌腱,往返 3~5 次。最后以擦法施术于前臂尺侧,结束治疗。10 次为 1 疗程。对照组:予单纯推拿治疗,方法和疗程同治疗组。

3. 疗效观察　参考《中医病证诊断疗效标准》,痊愈:临床症状完全消失,肘臂活动功能正常;显效:主要症状消失,肘臂活动功能基本正常,但剧烈活动后患部常有轻微不适感;有效:症状减轻,偶有轻微活动疼痛或不适;无效:治疗1个疗程后症状无明显改善。本次治疗结果显示,治疗组痊愈16例,显效8例,有效5例,无效1例,总有效率96.67%;对照组痊愈10例,显效5例,有效8例,无效7例,总有效率76.67%。治疗组疗效优于对照组。〔蔡品一,刘元奇,夏仲海,等.围刺法配合推拿治疗肱骨内上髁炎30例[J].中医外治杂志,2009,18(04):19.〕

八、齐刺治疗

(一)操作方法

嘱患者坐位,在肱骨内上髁附着点处常规消毒,并用直径0.30mm、长1.5寸毫针刺入,得气后据主穴左右1.5cm处,呈45°各斜刺1针。

(二)临床报道

1. 临床资料　30例患者中男25例,女5例;左侧7例,右侧23例;年龄最小22岁,最大55岁;病程最短2日,最长3年;伴无名指小指麻木者8例(6例肌电图示尺神经受累)。

2. 治疗方法　患者取健侧卧位,患侧上肢前旋自然伸直,掌心朝上,放在身侧(充分暴露肱骨内上髁),压痛点直刺1针,再在第1针的上下旁开0.5寸呈45°各斜刺1针,针刺方向朝向第1针,要求刺至骨膜,得气留针30分钟。手指麻木者加针外关、中渚、少泽、关冲等穴,局部TDP照射。针刺5日,休息2日。10日为1个疗程。

3. 疗效观察　参考《中医病证诊断疗效标准》,本次治疗结果显示,30例患者治愈15例,显效12例,有效3例,总有效率100%。〔王艳英.针灸齐刺合TDP治疗肱骨内上髁炎30例[J].现代中西医结合杂志,2007(24):3547.〕

九、推拿治疗

(一)操作方法

嘱患者坐位,全身放松,医者立其患侧。

1. 医者用㨰法从肘部沿前臂尺侧治疗,往返10次左右,以舒筋通络,时间约5分钟。

2. 用拇指点压或按揉天井、少海、小海穴等,以酸胀感为度,同时沿腕屈肌往返提拿 10 次。

3. 将患侧前臂旋后置于治疗台上,医者用拇指从肱骨内上髁部弹拨屈肌总腱 10 次。

4. 用擦法沿屈肌总腱治疗,以透热为度。

5. 结束时可摩、揉臂部,使患者有轻快感为宜。

(二)临床报道

1. 临床资料　11 例患者中男 7 例、女 4 例,都是业余体校或者学校运动队的青少年运动员,年龄在 18~25 岁,病程最短 1 日,最长 6 日。

2. 治疗方法　患者采用坐位或平卧位,医者在其患侧。先用擦法在肘部患处周围重复施术,同时做肘关节的摇动。再用拇指按揉内上髁尖下方与压痛最明显处,从患处到周围,接着自内上髁经小臂内侧至少海穴,按揉 3~4 次,重点在天井、尺泽、曲泽、四渎穴,以及尺侧腕屈肌上所有的原始点(即压痛点),每穴操作 1 分钟,以酸胀为度;将患者手臂呈屈肘位,医者用托肘之手固定之,另一只手的拇指与食指呈相对钳形提弹患肘尺侧各筋,先深后浅各 4~5 次,再用手掌根轻揉数次。拔伸肘关节,并做小幅度内转、外旋。最后使用云南白药喷剂、红花油等擦拭肘关节损伤部位,以透热为度,每次治疗 15 分钟。继用运动疗法,制定运动康复训练方案,通过一个有效且实用的提高手腕和前臂力量的运动项目,可以对肱骨内上髁炎的康复起到良好作用。每次运动 50 分钟。①投掷铁饼运动,要求以胸带臂投掷铁饼,肘关节自然伸平,不可弯曲。出手的拨饼动作尤其重要,要求从小指依次到食指拨饼,刚好起到递进性锻炼尺侧腕屈肌的作用,不要求投掷距离,要求动作标准、充分。共投掷 15 次。在前臂感到疲劳后休息,等疲劳感过后继续练习。②直臂支撑双杠,双手分别握双杠的两杠,两臂在双杠上进行支撑,躯干、上肢与双杠垂直,保持静止,头正挺胸顶肩,坚持 10~20 秒,落地休息 1 分钟。重复 3 次。③单杠静力引体,反握(掌心向后)单杠,握距略宽于肩,两腿自然下垂伸直,两脚离地,伸展躯干,悬挂于单杠上,坚持 10~20 秒,落地休息 1 分钟。重复 3 次。

3. 疗效观察　根据相关标准,本次治疗结果显示,所有患者均无并发症。治疗后 3 日及 1 周后 Mayo 肘关节功能评分明显改善,达到治愈标准。治疗前、后差异有统计学意义($P<0.01$)。〔徐沣,栾振昌.原始点按摩配合运动疗法对肱骨内上髁炎康复治疗效果研究〔J〕.四川体育科学,2017,36(06):28-30,53.〕

第十节　第三腰椎横突肌筋膜附着点

一、简介

第三腰椎横突是脊柱腰段应力的集中点,其上附着的腰背筋膜所承受的拉力较大,易受损伤。可出现腰部疼痛,活动受限,疼痛可达臀部及大腿前方。

二、体表定位

位于第 2~3 腰椎棘突间隙旁开 3~3.5cm 处(图 2-10-1)。

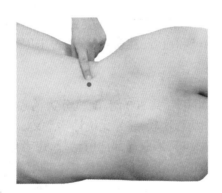

图 2-10-1　第三腰椎横突肌筋膜附着点

三、针刀治疗

(一)操作方法

嘱患者俯卧位,医者定位于第 2~3 腰椎棘突间隙旁开 3~3.5cm 处,常规消毒,针刀刀口线与躯干纵轴平行,针刀体与皮面垂直刺入,到达横突背侧骨面后,提起针刀纵行切开附着点 2~3 次,再纵横摆动 2~3 次,然后调整刀口线,分别在横突末端的上缘、外侧缘、下缘,沿骨与软组织的交界处行弧形切开,针刀下有松动感后退出针刀。针刀操作时,定点必须准确,依患者胖瘦,选择针刀型号,刀口切不可离开横突骨面。

(二)临床报道

1. 临床资料　268 例患者中男 156 例,女 112 例;年龄 18~65 岁;病程 2个月至 16 年;单侧发病 169 例,双侧发病 99 例。

2. 治疗方法　患者俯卧位,常规消毒,在压痛明显的第三腰椎横突尖端以内 0.5cm 处进针,针体与皮肤垂直,刀口线与脊柱纵轴平行,针刀到达骨面后,在横突尖端内侧 1cm 处先纵行切开 2~3 刀,然后横行铲剥,直至感觉横突尖端上的粘连全部松解为止。拔出针刀后,压迫针孔片刻,外敷创可贴。

3. 疗效观察　本次治疗结果显示,经上述小针刀疗法治疗 1 次后,优:临床症状消失,功能恢复正常,计 226 例;良:临床症状大部分消失,功能活动稍受限,计 36 例;差:症状、体征无明显改善,计 6 例。优良率为 97.8%。〔杜春红,王成芳.小针刀治疗第三腰椎横突综合征 268 例〔J〕.浙江中医杂志,2011,46(04):245.〕

四、穴位注射治疗

(一)操作方法

嘱患者俯卧位,医者触诊第三腰椎横突,持 5 号针头刺入,到达第三腰椎横突骨面,避免触及神经和血管,注射 0.5% 普鲁卡因等溶液,注射完立即压迫止血。

(二)临床报道

1. 临床资料　本组患者共 300 例,随机分为治疗组 160 例,对照组 140 例,两组的性别、年龄和病程比较,差异无统计学意义。

2. 治疗方法　对照组只采取局部注射治疗,患者俯卧位,在第三腰椎横突尖部寻找压痛点并做出标记,严格无菌操作。抽取 2% 利多卡因 5ml,曲安奈德混悬液 10mg,注射用水 5ml,三者混合共计 11ml,以上为单侧用量。用 7 号腰穿针于标记处垂直进针至横突尖部后缘,回抽无血,注入已配制好的混合液 5ml,再将针头稍后退,在横突尖部上、下缘分别注入 3ml 药液。注药前及注药过程中要注意回抽并询问患者感受。治疗组采取局部注射加小针刀松解治疗,在对照组治疗的基础上拔针后,用针刀于进针点以刀口线与脊椎纵轴平行刺入,针刀达横突尖端后,对横突上缘进行松解,然后针刀旋转 90°,使刀口线与脊椎纵轴垂直,缓慢松解横突尖部下缘,拔出针刀,以无菌敷料包扎。两组患者一次不愈者均于 1 周后进行下次治疗。双侧者同时治疗。术后辅以仰卧起坐、站立位腰椎后伸等功能锻炼,以及自我按摩腰部,每天 2 次,以巩固疗效。

3. 疗效观察　参考相关标准,治疗组治愈 93 例,显效 37 例,好转 27 例,无效 3 例;对照组治愈 45 例,显效 47 例,好转 43 例,无效 5 例。两组患者疗效间差别有显著性意义(P<0.01)。〔梅杰民.局部注射配合小针刀松解治疗第三腰椎横突综合征〔J〕.中国全科医学,2006(06):498-499.〕

五、银质针治疗

（一）操作方法

嘱患者俯卧位，在第三腰椎横突肌筋膜附着点处常规消毒，于每个进针点各做 0.5% 利多卡因皮内注射，形成直径约 5mm 的皮丘，选择长度合适的银质针分别刺入皮丘，对准深层病变区域方向直刺或斜刺，经皮下肌肉或筋膜直达骨膜附着处（压痛点），引出较强烈的酸沉胀麻针感为止。每一枚针刺入到位后，不必提插捻转，这与一般针刺方法不同。进针完毕后，在每一枚银质针的圆球形针尾上装一直径约 1.5cm 的艾炷，点燃后徐徐燃烧。此刻患者自觉治疗部位深层软组织出现舒适的温热感。艾火熄灭后针体的余热仍有治疗作用，须待冷却后方可起针。逐一起针后，在每一针眼处涂 2% 碘酒，让其暴露（夏秋）或纱布覆盖（冬春），3 天内不与水接触，避免进针点感染。

（二）临床报道

1. 临床资料　56 例患者随机分为银质针治疗组（治疗组）和手法治疗组（对照组）各 28 例，两组的性别、年龄和病程比较，差异无统计学意义。

2. 治疗方法　治疗组：患者取俯卧位，在第三腰椎横突压痛区做针距为 1cm 的 3~5 个进针点，用龙胆紫分别点成记号，局部麻醉，银质针刺入皮肤抵达第三腰椎横突，针柄装艾炷并点燃，待针冷却后起针，针眼消毒，48 小时不与水或不洁物接触。对照组：患者取坐位，医者坐在患者身后，在第三腰椎横突处及臀部的压痛处用两手拇指适当用力下压至患者有酸胀感时，再与肌纤维成垂直方向来回弹拨，弹拨力量由轻到重，由浅入深，每次 5 分钟左右，5 次为一个疗程。

3. 疗效观察　治愈：临床症状及局部压痛消失，腰部活动正常；显效：症状体征明显减轻；有效：症状体征明显改善；无效：症状体征治疗前后无改变。本次治疗结果显示，治疗组显效 24 例，有效 3 例，好转 1 例，显效率 96.43%；对照组显效 18 例，有效 2 例，好转 4 例，无效 4 例，显效率 71.42%。治疗组显效率明显优于对照组（$P<0.05$），差异有统计学意义。〔张富洪，毕德波，张琴. 银质针治疗第三腰椎横突综合征疗效观察［J］. 中国误诊学杂志，2010，10（13）：3103-3104.〕

六、浮针治疗

（一）操作方法

嘱患者俯卧位，在第三腰椎横突肌筋膜附着点周围 3~5cm 处确定进针点，并做记号，采用一次性浮针针具，与皮肤呈 15°~25° 快速刺入皮下，提起针尖沿皮下疏松结缔组织向痛点方向推进平刺，深度为 3~5cm，以进针点为支点,手握针柄左右摇摆针体做扇形运动,在整个运针过程中,医者手感松软易进,患者应无酸、胀、痛感,当痛点消失或明显减轻时,抽出针芯,留置软管,用医用胶布固定。留针24小时。

(二)临床报道

1. 临床资料　47例患者中男28例,女19例;年龄19~57岁,平均41.3岁;病程7天至8年,平均4.7年;单侧发病31例,双侧发病16例;有明显腰部外伤史29例。

2. 治疗方法　患者取俯卧位,在第三腰椎横突部寻找最痛点。常规消毒后,在最痛点左右两侧6~8cm处进针。使用浮针,与皮肤呈15°~30°快速刺入,用力要适中,透皮速度要快。将针尖提至皮下,沿皮下疏松结缔组织向最痛点方向平刺,并以进针点为支点,将针柄左右摆动,使针体做扇形运动。重复数次后,按压最痛点,观察疼痛有无缓解。大部分患者经治疗后疼痛有不同程度减轻,功能受限亦有一定改善。若疼痛无改善,可再重复多次至疼痛减轻为止。当最痛点消失或明显减轻后,抽出针芯,用胶布固定皮下的软套管,留置24小时,隔天1次。留针期间应注意保持针刺局部干燥,防止感染。

3. 疗效观察　参考《中医病证诊断疗效标准》,痊愈:腰痛等临床症状与体征完全消失,活动功能恢复;好转:腰痛等临床症状与体征减轻,活动功能基本恢复,劳累后仍感觉疼痛不适;无效:腰痛等临床症状与体征无改变,活动仍受限。本次治疗结果显示,痊愈42例,好转5例,总有效率为100%。痊愈者中治疗5次以内30例,6~10次12例,平均治疗7次。〔李曦,王劲,周文学,等.浮针治疗第三腰椎横突综合征47例[J].新中医,2007(11):55-56.〕

七、梅花针刺络配合拔罐治疗

(一)操作方法

嘱患者俯卧位,医者取第三腰椎横突筋膜附着点处,常规消毒后,梅花针叩刺出血,再加拔火罐10分钟,隔日1次。

(二)临床报道

1. 临床资料　110例患者依就诊先后随机分为治疗组56例,对照组54例。两组的性别、年龄和病程比较,差异无统计学意义。

2. 治疗方法　患者取俯卧位,在腰部第三腰椎横突部寻找最痛点。常规消毒后,用梅花针强力叩刺10~15次,后加拔火罐,15分钟后取罐、清洁、消毒伤口。3天1次。本组病例为治疗2次后的总结。对照组口服布洛芬缓释胶囊,1次0.3g,一天2次。本组病例为口服1周后的总结。

3. 疗效观察　痊愈:腰痛症状消失,活动自如,无不适感。随访3个月未复发;显效:症状基本消失,但劳累或久坐后仍有不适;好转:症状减轻;无效:症状无改善甚或加重。本次治疗结果显示,治疗组痊愈 38 例,显效 11 例,有效 5 例,无效 2 例,总有效率 96.43%;对照组痊愈 25 例,显效 8 例,有效 6 例,无效 15 例,总有效率 72.22%。两组痊愈、总有效率比较,差异有显著意义 (*P*<0.05)。〔罗燕 . 梅花针治疗第三腰椎横突综合症 56 例 [C]. 广东省针灸学会第十次学术交流会论文汇编,2007 〕

八、斜刺治疗

(一)操作方法

嘱患者俯卧位,医者取第三腰椎横突筋膜附着点等处,常规消毒,右手持 0.40mm × 100mm 毫针,于第 1~2 腰椎横突斜行刺入,当针尖到达患处,患者有明显的酸胀感时,即停止进针,留针 30 分钟,留针期间稍捻转 2 次。

(二)临床报道

1. 临床资料　100 例患者以就诊顺序分为观察组(斜刺、超短波治疗组) 50 例和对照组(针刺、超短波治疗组) 50 例。两组的性别、年龄和病程比较,差异无统计学意义。

2. 治疗方法　观察组:患者俯卧位,医者左右手配合,在腰部骶棘肌外缘周围找准第 3 腰椎横突尖部,并标记出压痛最明显处。常规消毒,医者右手持 0.40mm × 100mm 毫针,于第 1~2 腰椎横突斜行刺入,当针尖到达患处,患者有明显的酸胀感时,即停止进针,留针 30 分钟,留针期间稍捻转 2 次。继用超短波疗法:采用超短波治疗机,频率 40.62MHz,波长 7.3m,输出功率 200W,电极 148mm × 214mm,腰部与腹部对置,间隙 2~3cm,温热量,20 分钟。以上治疗每日 1 次,10 天为一疗程,疗程间隔 3 天。对照组:取阿是穴、肾俞、大肠俞、气海俞,行平补平泻法,中等刺激强度,得气后留针 30 分钟。继用超短波:同观察组。以上治疗每日 1 次,10 天为一疗程,疗程间隔 3 天。观察组和对照组均治疗 1 个或 2 个疗程后进行疗效观察。

3. 疗效观察　治愈:腰痛基本消失,功能恢复,能参加正常工作、劳动;好转:腰痛减轻,活动功能基本恢复,劳累后仍觉疼痛不适;无效:腰痛无明显减轻,活动受限。本次治疗结果显示,观察组治愈 38 例,好转 12 例;对照组治愈 26 例,好转 24 例,两组疗效比较,观察组治愈率(76.0%)高于对照组 (52.0%),差别显著(*P*<0.05)。〔郑坚信 . 斜刺治疗第三腰椎横突综合征临床观察 [J]. 中国针灸,2006,26(S1): 13-14. 〕

九、扬刺治疗

(一)操作方法

嘱患者俯卧位,以患者第三腰椎横突筋膜附着点为中心,常规消毒,用 28

号 2~3 寸毫针扬刺,先在痛点中心垂直进 1 针,在中心的上下左右各 0.5 寸处以 45°针尖向痛点中心进针,共 5 针,要求深达骨膜,并捻转至有强烈酸胀感为度,留针 20 分钟。

（二）临床报道

1. 临床资料　56 例患者中男性 30 例,女性 26 例;年龄 18~59 岁;病程 7 天至 5 年。

2. 治疗方法　嘱患者俯卧位,在患侧第三腰椎横突尖部及上下左右各旁开 1.0cm 处常规消毒,取 28 号 2~3 寸毫针经阿是穴直刺达横突尖部,得气后强刺激 10~15 秒。其余 4 穴针尖亦均指向横突尖部,深达横突或横突尖部,得气后亦行强刺激 5~10 秒,留针 30 分钟。起针时,先起旁开的 4 针,然后将阿是穴针单向捻转至滞针,并于横突尖部行捣针法 3~5 秒之后,稍用力快速向上提针 2 次,使局部筋肉皮肤也随之提高,再反向捻针至针下松弛后起针。起针后,于阿是穴处用大号火罐行闪火法拔罐 15 分钟。每日 1 次,10 次为 1 疗程。56 例均经 1 疗程治疗后观察疗效。

3. 疗效观察　治愈:症状、体征消失;好转:症状消失,压痛明显减轻,劳累后可有腰部不适;无效:症状、体征无明显改善。本次治疗结果显示,治愈 42 例,好转 14 例,总有效率为 100%。〔刘东,许向东,孙良金.扬刺滞针法治疗第三腰椎横突综合征 56 例［J］.吉林中医药,2000（06）:48.〕

十、短刺治疗

（一）操作方法

嘱患者俯卧位,医者取第三腰椎横突筋膜附着点等处常规消毒,选用 0.38mm × 40mm 毫针,使毫针针尖朝向第三腰椎横突骨面,垂直刺入,而后行提插捻转的手法,于针尖近骨之处上下摩骨,每隔 10 分钟行针一次,留针 30 分钟。

（二）临床报道

1. 临床资料　56 例患者中男 35 例,女 21 例;年龄 25~60 岁;病程 1 个月至 4 年;单侧腰痛 50 例,双侧 6 例;有明显腰部外伤史 26 例。

2. 治疗方法　患者采取俯卧位,医者首先在患者腰部第三腰椎水平疼痛一侧寻找压痛最明显处,将其周围 2cm 的范围常规消毒后,用 0.38mm × 40mm 毫针从痛点外 1cm 处进针,针尖指向最痛点处,针尖触及第三腰椎横突尖端最好,但不能越过横突,得气后捏住针柄做上下左右摆动针体 3~5 次,手下有针尖"摩骨"及肌纤维从针尖滑过的感觉,操作完毕后起针,棉球压住针孔,同时拇指用力下压并弹拨指下的肌束 3~5 次,再沿肌束方向捋顺 3~5 次,治疗结束。隔日 1 次,5 次为 1 个疗程。在治疗期间应注意休息,否则影响远期效果。1 个疗程后观察疗效。

3. 疗效观察　痊愈：腰痛消失，活动正常，压痛及牵掣痛消失，半年无复发；有效：腰痛减轻或消失，但仍有压痛及劳累后有疼痛不适感，但不影响正常活动；无效：症状及体征无明显改善。本次治疗结果显示，56 例患者痊愈 48 例，其中治疗 1~2 次痊愈 16 例，经 3~4 次治疗痊愈 17 例，经 5 次治疗痊愈者 15 例；有效 8 例；总有效率达 100%。〔张敏尚，王山，刘玉泉．短刺为主治疗第三腰椎横突综合征 56 例［J］．上海针灸杂志，2005（06）：26.〕

第十一节　髂腰韧带附着点

一、简介

髂腰韧带使 $L_{4~5}$ 和髂骨连结更为稳定，可限制 $L_{4~5}$ 的旋转，防止 L_5 在骶骨上朝前滑动，抵抗体重引起的剪力，维持脊柱的正常生理姿态。若经常处于弯腰状态，或在弯腰状态下突然旋转腰部，或腰部过屈、过度侧屈，则易导致髂腰韧带的慢性累积性劳损或一侧髂腰韧带的扭伤，使髂腰韧带纤维撕裂、肿胀，日久机化粘连、挛缩。

二、体表定位

1. 髂腰韧带 $L_{4~5}$ 横突附着点　定位在 $L_{4~5}$ 横突（图 2-11-1）。
2. 髂腰韧带髂嵴后部附着点　定位在髂嵴髂腰韧带附着点压痛处（图 2-11-2）。

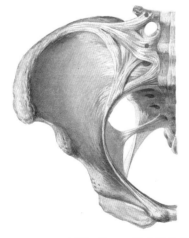

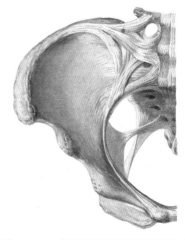

图 2-11-1　髂腰韧带 $L_{4~5}$ 横突附着点　　图 2-11-2　髂腰韧带髂嵴后部附着点

三、针刀治疗

（一）操作方法

1. 髂腰韧带 L_{4-5} 横突附着点　嘱患者俯卧位，医者定位在 L_{4-5} 横突，常规消毒，针刀刀口线与躯干纵轴平行，针刀体与皮面垂直刺入，提起针刀纵行切开附着点 2~3 次，再纵横摆动 2~3 次。操作时刀口切不可偏离横突骨面，以免进入腹腔引起损伤。

2. 髂腰韧带髂嵴后部附着点　嘱患者俯卧位，医者定位在髂嵴髂腰韧带附着点压痛处，常规消毒，针刀刀口线垂直于髂嵴，针刀体与皮面垂直刺入，提起针刀纵行切开附着点 2~3 次，再纵横摆动 2~3 次。

（二）临床报道

1. 临床资料　42 例患者中男 36 例，女 6 例。年龄 16~52 岁，平均 45 岁。均为单侧髂腰韧带损伤患者，左侧 19 例，右侧 23 例。均表现为腰部疼痛伴活动受限。病程 0.5 小时至 7 天，平均 16 小时。

2. 治疗方法　患者取俯卧位，首先选取阿是穴即患侧 L_4、L_5 横突压痛处及髂嵴内后缘压痛处。常规消毒皮肤，于上述压痛处分别注射 0.75% 利多卡因 3ml 局部浸润麻醉。然后分别于注射处进针刀，针刀刺至筋膜并行网眼状切开减压。最后以针眼为中心拔火罐，留罐 10 分钟。术后消毒针眼，用无菌贴贴敷 3 天，佩戴腰围 4 周。每周治疗 1 次，2 次为 1 个疗程，共治疗 1 个疗程。

3. 疗效观察　参考《中医病证诊断疗效标准》中急性腰扭伤疗效评定标准，治愈：腰部疼痛完全消失，腰部活动正常，能恢复正常生活及工作；显效：腰部疼痛大部分消失，腰部活动基本正常，能恢复正常生活及工作；好转：腰部疼痛部分消失，腰部活动轻度不适，可担任较轻工作；无效：腰部疼痛无减轻，腰部前屈、侧弯及旋转活动时疼痛加剧。随访时间 1~12 个月，平均 5 个月。本次治疗结果显示，均无针眼感染等并发症发生。按照上述疗效标准评定疗效，本组治愈 32 例，显效 7 例，好转 3 例。〔孙勇，唐开军．针刀配合拔火罐治疗髂腰韧带损伤［J］．中医正骨，2012，24（10）：42-43.〕

四、穴位注射治疗

（一）操作方法

1. 髂腰韧带 L_{4-5} 横突附着点　嘱患者俯卧位，医者触诊 L_{4-5} 横突，持 5 号针头刺入，到达 L_{4-5} 横突骨面，避免触及神经和血管，注射 0.5% 普鲁卡因等溶液，注射完立即压迫止血。

2. 髂腰韧带髂嵴后部附着点　嘱患者俯卧位，医者触诊髂嵴后部，持 5 号针头刺入，到达髂嵴后部骨面，避免触及神经和血管，注射 0.5% 普鲁卡因等溶液,注射完立即压迫止血。

(二)临床报道

1. 临床资料 42 例中男 17 例,女 25 例;年龄 29~62 岁,平均 37.2 岁;有腰部扭伤史者 19 例,劳累史者 17 例,无明显原因者 6 例;单纯腰骶痛 31 例,腰痛伴大腿后侧痛者 11 例;病程 25 天至 31 个月。

2. 治疗方法 在 L_{4-5} 横突压痛点处做一标记,常规消毒,取泼尼松龙 25mg、利多卡因 100mg、0.9% 氯化钠溶液 4ml 混悬液,于标记处垂直进针至横突尖部,有骨质感后注药 2ml,再将针头稍退于横突上、下及外侧各注药 2~3ml。稍后取针刀于穿刺处,刀口线和骶棘肌平行,针体和背平面垂直刺入,当刀锋达横突骨平面后,刀口线转动 90° 左右与横突纵轴平行,将刀锋滑到横突的顶端,使针体沿横突纵轴线向外侧倾斜,针体与腰外侧平面呈 30°,先纵行疏通,再横行剥离。然后将刀口线转 90° 做切开剥离 1~2 刀出针,用创可贴覆盖后,一手固定患侧髂嵴处,令患者向健侧过度侧屈 2~3 次即可。

3. 疗效观察 痊愈:临床症状消失,横突处无深压痛及叩击痛,能正常工作;好转:临床症状基本消失,偶有腰部疼痛不适,无压痛及叩击痛;无效:临床症状体征无改善。本次治疗结果显示,痊愈 32 例,好转 8 例,无效 2 例,总有效率 95.2%。〔吴仕杰. 药物封闭加小针刀剥离治疗髂腰韧带损伤 42 例 〔J〕. 实用中医药杂志,2003(05):247.〕

五、温针灸治疗

(一)操作方法

嘱患者俯卧位,取髂腰韧带 L_{4-5} 横突附着点和髂嵴后部附着点,常规消毒,用 3 寸毫针针刺得气后,将分段艾条点燃,插在针柄上,待艾段燃完后,继续留针 20 分钟后出针。每天 1 次,6 次为一个疗程。

(二)临床报道

1. 临床资料 65 例患者中男 37 例,女 28 例;年龄 22~65 岁,平均 42.8 岁;单侧者 55 例,双侧者 10 例;病程 3 天至 5 年。患者多有腰部的外伤史或劳损史。

2. 治疗方法 嘱患者取俯卧或侧卧位,主穴:髂三针,髂Ⅰ针:在腰部,L_5 横突处,距后正中线约 1 寸;髂Ⅱ针:在腰部,髂Ⅰ针与髂Ⅲ针连线的中点,距后正中线 2.25 寸;髂Ⅲ针:在腰部,髂嵴后缘最高点,距后正中线约 3.5 寸。配穴:环跳、委中、阳陵泉、悬钟、昆仑。取双侧"髂三针"和患侧肢体穴位,常规消毒,选用 0.30mm × 50mm 毫针,髂Ⅰ针直刺 20~35mm,髂Ⅱ针直刺 25~40mm,髂Ⅲ针向髂嵴下方斜刺 30~45mm,与皮肤呈 80° ~85°,均得气后,患侧行提插泻法,健侧行捻转补法,患侧"髂三针"留针深度大于健侧

5~10mm。环跳选用 0.30mm×75mm 毫针双手夹持进针,直刺 40~75mm,进针得气后,提插捻转,使针感放射至小腿及足部为度,甚至出现下肢的抽动。委中、阳陵泉、悬钟选用 0.30mm×40mm 毫针,直刺 15~25mm,得气后,委中不行针,阳陵泉、悬钟行小幅度提插泻法。昆仑选用 0.30mm×25mm 毫针,直刺 5~10mm,得气后,行小幅度捻转泻法。用温针艾条插在"髂三针"针柄上后,点燃,每穴灸 10 分钟,待艾段燃完后,继续留针 20 分钟后出针。每天 1 次,6 次为一个疗程。

3. 疗效观察　痊愈:腰痛消失,腰椎活动正常,能够恢复日常工作与生活;好转:腰痛明显减轻,腰椎活动正常;无效:腰痛无明显改善。本次治疗结果显示,65 例患者痊愈 46 例,好转 19 例,总有效率为 100.0%。〔柴一峰,孟令章."髂三针"温针灸治疗髂腰韧带损伤 65 例[J].中医临床研究,2018,10(10):37-38.〕

六、短刺治疗

(一)操作方法

嘱患者俯卧位,医者取髂腰韧带 L_{4-5} 横突附着点和髂嵴后部附着点等处常规消毒,选用 0.40mm×50mm 毫针,垂直刺入,而后稍摇动针身,再刺入深层,行提插捻转手法,于针尖近骨之处上下摩骨,每隔 10 分钟行针一次,留针 30 分钟。

(二)临床报道

1. 临床资料　112 例患者随机分为治疗组和对照组,治疗组 70 例,对照组 42 例,两组患者在性别、年龄、病程等方面经统计学处理无显著性差异($P>0.05$),具有可比性。

2. 治疗方法　患者取俯卧位,医者先按髂嵴上缘水平线找到 L_4 棘突,向下找到 L_5 棘突,旁开 2cm 左右即为 L_5 横突并做标记,再在髂嵴后上部平 L_5 横突点做标记,常规消毒,选用 0.40mm×50mm 的毫针,先在 L_5 横突点垂直皮肤快速刺入,探到 L_5 横突后,使针尖贴 L_5 横突尖骨缘,改变针刺方向,沿 L_5 横突尖上缘、外缘、下缘稍有间隔地连续提插刺 5~10 次后出针。再用毫针在髂嵴后上部刺入,使针尖贴髂嵴后上部骨缘,改变针刺方向,沿髂嵴后上部内缘、前缘稍有间隔地连续提插 5~10 次后出针。然后以针眼为中心,用闪火法各拔一火罐,留罐 10~15 分钟。隔日 1 次,连续 10 次为一个疗程。对照组取穴以阿是穴为主。常规针刺,得气后留针 30 分钟,配合局部 TDP 照射。隔日 1 次,连续 10 次为一个疗程。治疗期间,治疗组和对照组均嘱患者多平卧休息,尽量避免弯腰的体力活动,并注意患部保暖。

3. 疗效观察　痊愈:疼痛消失,腰骶功能恢复正常;显效:疼痛消失,劳累后局部酸困不适;好转:疼痛减轻,腰骶功能活动改善;无效:治疗前后无改变。本次治疗结果显示：治疗组痊愈 67 例，有效 3 例；对照组痊愈 28 例，有效 11 例，无效 3 例，经统计学分析，差异有意义（P<0.05），治疗组疗效优于对照组。〔陈章妹，张建明．短刺法配合拔罐治疗髂腰韧带损伤 70 例［J］．江西中医药，2010，41（11）：57-58.〕

七、恢刺治疗

（一）操作方法

嘱患者俯卧位，医者取髂腰韧带 L_{4-5} 横突附着点和髂嵴后部附着点等处常规消毒，取 0.3mm×40mm 的毫针垂直进针，快速刺入皮下，由浅入深，边进针，边行捻转泻法，针感以患者能耐受为度，然后将针退至浅层，不出针，将针体倾斜，变换方向，以 15°~45° 刺入 0.5~1 寸，继续行捻转泻法，针感以患者能耐受为度，之后再将针退至浅层，不出针，依此法完成 4 个方向的操作。针刺结束，留针 20 分钟出针，按压针孔，完成治疗。每日 1 次。

（二）临床报道

1. 临床资料　140 例患者按完全随机原则分为治疗组与对照组，各 70 例。两组患者性别、年龄、病程等经统计学处理，差异无统计学意义（均 P>0.05），具有可比性。

2. 治疗方法　治疗组取穴：阿是穴（髂腰韧带处压痛点，位于第 5 腰椎横突与髂嵴的后上部之间）。采用恢刺法，局部常规消毒后，用 0.35mm×40mm 毫针，先直刺入穴，得气后将针尖退至皮下，更换针刺方向，向左、右方向刺入，然后再将针退至皮下，直刺入腧穴，留针 20 分钟。每日治疗 1 次，5 次为一疗程，治疗 2 个疗程后判定疗效。对照组口服萘丁美酮胶囊，每次 1g，每日 1 次。5 日为一疗程，治疗 2 个疗程后判定疗效。

3. 疗效观察　痊愈：症状、体征完全消失，随访 4 周未复发；显效：症状、体征明显减轻，随访 4 周未复发；有效：症状、体征较治疗前有所减轻；无效：症状、体征较治疗前无改善。本次治疗结果显示：治疗组总有效率为 95.71%，优于对照组的 81.43%，差异有统计学意义（P<0.01）。〔周立武．恢刺治疗髂腰韧带损伤 70 例［J］．中国针灸，2009，29（07）：559-560.〕

八、推拿治疗

（一）操作方法

嘱患者俯卧位，全身放松，医者立其患侧。

1. 医者用手掌推脊柱两侧膀胱经路线数遍，叠掌揉脊柱两侧数遍，以放松两侧腰肌。

2. 医者立其健侧，一手按压髂腰部损伤部位，一手扳住患者大腿下 1/3 处，双手相对用力将患腿向后内上方扳，待后伸到一定程度，再用巧力使腿后伸一次,此时可听到弹响声。随后嘱患者侧卧位,患侧在上,健腿伸直,患腿屈曲。医者一手推住上侧肩部,另一手按住臀部,让患者放松,然后将腰部被动旋转至最大限度时,做相反方向用力推肩、压臀、扳动腰部,此时常可听到腰部弹响声。

3. 医者用𢱪法作用于脊柱两侧,以疏通经络,改善肌肉痉挛。双手用拇指交替按压脊柱两侧数遍,点肾俞、大肠俞、次髎、中髎、环跳、委中、承山等各1分钟。

4. 患者仰卧位,做屈膝屈髋运动3次,由轻到重,使膝关节尽量贴近胸部,然后伸直下肢,点阳陵泉、太冲、足三里等穴。

5. 结束时可摩、揉腰背部,配合拍法操作,使患者有轻快感为宜。

（二）临床报道

1. 临床资料 52例患者中男28例,女24例,年龄最大者68岁,最小者20岁;病程最长者10年,最短者5天。其中劳损致伤者36例,扭伤者16例;单侧发病40例,双侧发病12例。

2. 治疗方法 推拿部位及取穴为腰骶部腰阳关、肾俞、大肠俞、气海俞、关元俞、环跳、殷门、委中、阿是穴等。先在腰骶部用𢱪法做柔和而缓慢的操作3~5分钟,然后施掌根按揉法3~5分钟,点按腰阳关、肾俞、大肠俞、气海俞、关元俞,用力由轻到重,逐渐深透,以达舒筋通络、活血化瘀之效。再用拇指或肘尖按压压痛点,弹拨髂腰韧带。助手双手握拿患肢踝部,拔伸、牵抖1~2分钟;然后医者一手紧压腰骶部,另一手托住患者的患侧下肢向后扳伸,两手相对用力反复2~3次,然后做顺时针、逆时针方向各旋转2~3圈;最后在腰骶部施掌按揉法、搓擦法结束,推拿治疗以透热为度。继用中频脉冲治疗,每次30分钟,强度以患者耐受为度。

3. 疗效观察 本次治疗结果显示:治愈:局部疼痛消失,腰椎各方向活动正常,计34例;好转:局部疼痛明显减轻,腰椎各方向活动正常,计14例;无效:局部疼痛不减轻,腰椎活动受限无改善,计4例。〔李智洁.推拿配合中频脉冲治疗髂腰韧带损伤［J］.北方药学,2013,10（09）:148-149.〕

第十二节 梨状肌附着点

一、简介

梨状肌是髋关节的外展肌之一,与臀部内外肌群及其他肌肉配合,使大腿外展、外旋。下肢外展、外旋或蹲位变直位时,可使梨状肌拉长、牵拉而损伤梨状肌。梨状肌损伤后,局部充血水肿或痉挛,反复损伤导致梨状肌粘连、肥厚、挛缩、瘢痕。另外,因 $L_4~S_3$ 神经的前支组成骶丛,当下腰段椎间盘突出物刺激或卡压邻近的神经根时,也可导致梨状肌反射性痉挛。梨状肌的病理改变挤压摩擦周围软组织及通往臀部下肢的神经、血管,尤其是坐骨神经,可引起相应临床症状。

二、体表定位

1. 梨状肌第 2~4 骶前孔外侧附着点　位于第 2~4 骶前孔外侧梨状肌附着点压痛处(图 2-12-1)。

2. 梨状肌股骨大转子上缘后部附着点　位于股骨大转子上缘后部梨状肌附着点压痛处(图 2-12-2)。

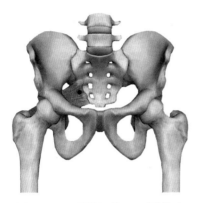

图 2-12-1　梨状肌第 2~4 骶前孔
外侧附着点

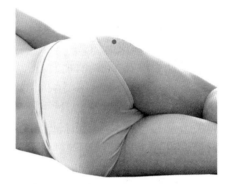

图 2-12-2　梨状肌股骨大转子上
缘后部附着点

三、针刀治疗

(一)操作方法

1. 梨状肌第 2~4 骶前孔外侧附着点　嘱患者俯卧位,医者定位于第 2~4 骶前孔外侧梨状肌附着点压痛处,常规消毒,针刀刀口线与骶骨外侧缘骨面垂直,针刀体与皮面垂直刺入,到达骶骨外侧缘骨面,提起针刀纵行切开附着点 2~3 次,再纵横摆动 2~3 次。

2. 梨状肌股骨大转子上缘后部附着点　嘱患者健侧卧位,医者定位于股骨大转子上缘后部梨状肌附着点压痛处,常规消毒,针刀刀口线与股骨大转子尖端骨面垂直,针刀体与皮面垂直刺入,到达股骨大转子尖端骨面,提起针刀纵行切开附着点 2~3 次,再纵横摆动 2~3 次。

(二)临床报道

1. 临床资料　80 例患者按完全随机原则分为治疗组 60 例,对照组 20

例,两组患者性别、年龄、病程等经统计学处理,差异无统计学意义。

2. 治疗方法　治疗组:患者侧卧位,健肢在下伸直,患肢在上屈曲,身体略向前倾斜,使患膝着床,于梨状肌体表投影区寻找深压痛点。髂后上棘与骶骨连线中点的上、下1.5cm左右部位各选一点,它们与股骨大转子尖的连线组成的三角形区域,即为梨状肌在体表的投影区。常见压痛点有以下4个:第一点是髂后上棘与骶骨尖的连线中点;该点与大转子尖部连线的中1/3段一点为第二点;该连线的外1/3段一点为第三点;第四点为梨状肌在大转子尖部的附着部。针刀刀口线应与坐骨神经的循行方向一致,针体与臀部平面垂直。第一点是髂后上棘与骶骨尖的连线中点压痛处,针尖刺至骶骨背面时,探及其边缘,沿骨边缘继续向下刺入约0.5cm,达梨状肌肌束,切断部分紧张的肌纤维,再令针体向外侧倾斜,针刀刃紧贴骶骨内面刺入0.3cm左右,纵行疏通剥离。第二点是最常见的压痛点和治疗点,位于梨状肌中段(环跳穴处),多可摸到臀肌深部有条索状肿大硬物,压痛可向下肢放射,针刀刺入皮肤后,摸索进针。若患者有刺痛感、电击感,出现避让反应,可能是针刃触及了神经、血管,应迅速将针刀上提1~2mm,向旁边移动2mm,继续进针,待患者诉有明显酸胀感时,说明针刀已达梨状肌病变部位,先纵行疏通剥离,后横行摆动,如针下有紧涩、绷紧感,可用切开剥离法。梨状肌与髋关节囊接触部位粘连时,即可在梨状肌体表投影区的外1/3处有压痛,针刀摸索进针,患者诉针下酸胀明显时,针刃多在关节囊部位,纵行疏通剥离,横行铲剥,出针。梨状肌止腱在大转子尖部附着处有压痛时,针体垂直于大转子尖部骨面刺入,直达骨面,纵行疏通剥离,横行摆动针体,必要时可调转刀口线方向,使刀口线与肌纤维方向垂直,切断部分肌腱。术后被动活动髋关节,使之内收、内旋数下。每星期1次,治疗3次后观察疗效。对照组采用封闭疗法,患者侧卧,患侧在上,髋关节前屈45°,以梨状肌或其上下孔体表投影部位的压痛点为进针点,用10cm长腰穿针与皮肤垂直刺入5~9cm即可,深度因人而异。进针中如突然出现坐骨神经放射感,稍退针,回吸无血后注入药液,也可呈多方位注射。药物组成:2%利多卡因3ml,康宁克通20mg,维生素 B_1 100mg,维生素 B_{12} 500μg,注射5ml。每周1次,治疗3次后观察疗效。

3. 疗效观察　痊愈:临床症状和体征全部消失,肢体功能活动恢复正常,1年内未复发;显效:临床症状和体征大部分消失,肢体功能活动基本恢复正常,活动量加大时偶有不适;好转:临床症状和体征有明显好转,肢体功能活动有改善;无效:症状、体征、肢体功能活动等,与治疗前相比无明显改善。本次治疗结果显示:治疗组60例中,痊愈43例,显效11例,好转6例,总有效率100%。对照组20例中,痊愈6例,显效2例,好转4例,无效8例,总有效率60.0%。两组疗效差异有统计学意义($P<0.01$)。〔周建新. 小针刀治疗梨

状肌综合征 60 例疗效观察［J］.上海针灸杂志,2007（06）:17-18.］

四、穴位注射治疗

（一）操作方法

1. 梨状肌第 2~4 骶前孔外侧附着点　嘱患者俯卧位,医者触诊第 2~4 骶椎,持 5 号针头刺入,到达骶骨外侧缘骨面,避免触及神经和血管,注射 0.5% 普鲁卡因溶液,注射完立即压迫止血。

2. 梨状肌股骨大转子上缘后部附着点　嘱患者俯卧位,医者触诊股骨大转子,持 5 号针头刺入,到达股骨大转子尖端骨面,避免触及神经和血管,注射 0.5% 普鲁卡因溶液,注射完立即压迫止血。

（二）临床报道

1. 临床资料　49 例患者中男 23 例,女 26 例;年龄 28~69 岁;左侧 19 例,右侧 30 例;病程 1 周至 10 个月。

2. 治疗方法　选取阿是穴 1（梨状肌体表投影）、阿是穴 2（臀中肌体表投影）、风市穴、承山穴,嘱患者俯卧位,以上 4 个穴位常规消毒后,将 10mg 曲安奈德和 3ml 的利多卡因注射液用 7~9 号（因人而异,选择合适针头）针头刺入穴位中,待针刺部位得气后,再将药物均匀、缓慢地注入,且每次注射前须回抽无血及针头刺入后患者无麻痹感才能将药物注入,防止药物进入血管或直接注入坐骨神经鞘内,每 5 天进行 1 次,5 次为 1 个疗程。

3. 疗效观察　参考相关标准,本次治疗结果显示:49 例患者中治愈 41 例,显效 5 例,好转 3 例,总有效率为 100%。其中最快者 3 次治愈。〔符涛,李彬锋,刘智斌.穴位注射治疗梨状肌综合征疗效观察［J］.湖南中医杂志,2015,31（11）:100-101.〕

五、银质针治疗

（一）操作方法

嘱患者俯卧位,在梨状肌相关附着点处常规消毒,于每个进针点各做 0.5% 利多卡因皮内注射,形成直径约 5mm 的皮丘,选择长度合适的银质针分别刺入皮丘,对准深层病变区域方向直刺或斜刺,经皮下肌肉或筋膜直达骨膜附着处（压痛点）,引出较强烈的酸沉胀麻针感为止。不必提插捻针,进针完毕后,在每一枚银质针的圆球形针尾上装一直径约 1.5cm 的艾球,点燃后徐徐燃烧。艾火熄灭,待冷却后方可起针。逐一起针后在每一针眼处涂 2% 碘酒,让其暴露（夏秋）或纱布覆盖（冬春）,3 天内不与水接触,避免进针点感染。

（二）临床报道

1. 临床资料　60 例患者按就诊先后顺序随机分为治疗组和对照组,每

117

组 30 例。

2. 治疗方法　治疗组：患者取俯卧位，采用密集型银质针针刺治疗。①在髂后上棘与坐骨结节下缘连线的上 1/3 与下 2/3 交界处，选准软组织压痛点为进针点，无菌操作下，在每个进针点做 0.2% 利多卡因注射液皮内注射，皮丘直径约 1cm。根据患者胖瘦，在进针点选择 12cm 长度的银质针缓缓垂直进针约 4~8cm，达梨状肌部，出现下肢放射麻木感时退针 5mm。并向一侧偏斜 25°~30°，再进针 10mm，纵行分离松解坐骨神经一侧 3 次。然后以同样方法松解坐骨神经另一侧，最后横行弹拨 2~3 次。坐骨结节上部（6 枚针，针距为 1.0~1.5cm）分 2 行呈弧形直刺达骨膜。②梨状肌在股骨大粗隆尖部附着处，选准软组织压痛点（单侧约 4 枚）。无菌操作下，在每个进针点做 0.2% 利多卡因注射液皮内注射，皮丘直径约 1cm。选择 10~12cm 长度的银质针分别刺入皮丘，向病变方向直刺或斜刺，经过软组织病变区，直达股骨大粗隆尖端部附着处，引出较强针感。继之，在每一支银针针尾上装一艾条点燃，艾火熄灭后，待针身余热冷却后方可起针，针眼涂以 2% 碘酒让其暴露，3 天内不接触水和不洁物。银质针针刺治疗每周 1 次，治疗 3 周后评定疗效。对照组：采用温针灸治疗，局部皮肤常规消毒，取规格 0.35mm×75mm 毫针，阿是穴进针，进针后捻转泻法，留针期间在针尾部置一长约 5cm 的艾条，并将其点燃，待艾火熄灭后出针。温针灸治疗每周 1 次，治疗 3 周后评定疗效。

3. 疗效观察　治愈：臀腿痛消失，梨状肌无压痛，功能恢复正常；好转：臀腿痛缓解，梨状肌压痛减轻，但长时间行走仍痛；无效：症状体征无改善。本次治疗结果显示：治疗组 30 例中治愈 13 例，好转 14 例，无效 3 例，总有效率为 90%。对照组 30 例中治愈 7 例，好转 14 例，无效 9 例，总有效率为 70%。两组比较，总有效率差异有显著性意义（$P<0.05$）。〔王岩，李波，李吉平．密集银质针针刺治疗梨状肌综合征的临床研究〔J〕．中国民间疗法，2016，24（10）：22-23.〕

六、长圆针治疗

（一）操作方法

嘱患者俯卧位，医者取梨状肌相关附着点处常规消毒，将长圆针锐锋端直刺到附着点病变处上，先在附着点病变处与表层筋膜粘连处行左右刮剥的"关刺法"，以解除表层粘连，再深入结筋点两旁，施行"恢刺法"，即将长圆针直刺入结筋点的底部，用针尖向上举针，挑拨结筋病灶点周边粘连组织，以松解减压，然后出针，按压止血。每周治疗 1 次。

（二）临床报道

1. 临床资料　36 例患者中男 17 例，女 19 例；年龄 21~62 岁；病程 7 天至4年。

2. 治疗方法　取梨状肌周围结筋病灶点,常选以下几点作为治疗点:①秩边次:在臀部,平第4骶后孔,骶正中嵴旁开3寸处压痛点;②承扶次:在大腿后面,臀下横纹的中点处压痛点;③环跳次:在股外侧部,侧卧屈股,当股骨骨大转子最凸点与骶管裂孔连线的外三分之一与中三分之一交点处压痛点;④股骨大转子尖点:股骨大转子尖梨状肌肌腱附着处,松解梨状肌肌腱;⑤髋关节外旋点:定于股骨转子间嵴的内侧缘。操作方法:嘱患者卧姿,医者用指腹在以上取穴点处寻找经筋压痛点并作好标记。常规消毒,麻醉采用5ml注射器在定点处快速刺入皮肤,然后缓慢、匀速、分层次向深部渐插至长圆针行解结法的行针点(当触及时,患者有酸胀、窜麻或疼痛感),然后在每个行针点分别注入0.5~1ml的利多卡因(浓度0.25%~0.5%)以减轻治疗时的疼痛。等待2~5分钟,压痛点完全消失后,分别用长圆针直刺结筋病灶点表面,到达病位深度后,行关刺法、恢刺法、短刺法,对结筋病灶点进行纵行疏通、横行剥离,若发现梨状肌下缘比较坚韧,则可多切两针,再进行剥离,直到针下感觉松动即可出针。术后用无菌棉球压迫止血,用无菌输液贴敷盖针孔,防止感染。每周治疗1次,3次为1个疗程,治疗3个疗程。

3. 疗效观察　参考《中医病证诊断疗效标准》,本次治疗结果显示:治愈30例,好转3例,未愈3例,总有效率为91.7%。3个月后随访均未出现复发或加重。3例未愈者为年龄大、病程长患者。〔马忠简,董宝强,王树东.长圆针治疗梨状肌综合征36例疗效观察〔J〕.中国民族民间医药,2013,22(24):155-156.〕

七、圆利针治疗

(一)操作方法

嘱患者俯卧位,医者取梨状肌相关附着点处常规消毒,采用75mm的圆利针以垂直梨状肌肌腹的方向刺一针,出现酸麻胀感后,将针退至皮下,向梨状肌起止点方向行扇形合谷刺后出针。

(二)临床报道

1. 临床资料　108例病例均为门诊患者,男75例,女33例;年龄21~62岁;病程12小时至5天;左侧35例,右侧73例。

2. 治疗方法　患者采用侧卧位(患侧在上),局部消毒,铺无菌巾,用龙胆紫在梨状肌体表投影区定点,采用75mm的圆利针以垂直梨状肌肌腹的方向呈扇形透刺5~6次。然后用中药熏洗,红花、赤芍、透骨草、伸筋草各10g,当归15g,续断15g,配合中药熏洗床熏洗患处,每天1次,每次20分钟,于圆利针治疗后第2天开始应用5~7天。继用微波治疗,采用波长12.24cm,频率为2450Hz的微波,对患处治疗,每次30分钟,每天1次。

3. 疗效观察　治愈：臀后部及下肢的酸胀疼痛消失,行走正常,梨状肌综合征紧张试验阴性,局部无明显压痛;显效：臀后部及下肢的酸胀疼痛消失,行走正常,梨状肌综合征紧张试验弱阳性,局部明显减轻;好转：臀后部及下肢的酸胀疼痛较前缓解,跛行较前减轻,梨状肌综合征紧张试验阳性,局部略减轻;无效：症状体征治疗前后无明显改变。本次治疗结果显示：治愈95例,显效8例,有效5例,治愈率87.96%,总有效率100%。〔马福彦.圆利针及中药熏洗配合微波治疗梨状肌综合征108例[J].长春中医药大学学报,2013,29(06):1062-1063.〕

八、浮针治疗

(一)操作方法

嘱患者俯卧位,在梨状肌相关附着点处周围3~5cm处确定进针点,并做记号,常规消毒,采用一次性浮针针具,与皮肤呈15°~25°快速刺入皮下,提起针尖沿皮下疏松结缔组织向痛点方向推进平刺,深度为3~5cm,以进针点为支点,手握针柄左右摇摆针体做扇形运动,在整个运针过程中,医者手感松软易进,患者应无酸、胀、痛感,当痛点消失或明显减轻时,抽出针芯,留置软管,用医用胶布固定。留针24小时。

(二)临床报道

1. 临床资料　50例患者中男30例,女20例;年龄18~63岁,平均35岁。均有典型病史、症状和体征,符合梨状肌损伤综合征诊断标准。

2. 治疗方法　患者取俯卧位,在患侧梨状肌和压痛点处做好标记,然后在患侧梨状肌两侧或痛点6~8cm处进行常规消毒,医者夹持浮针针柄,针尖对准相应患侧梨状肌或痛点,进针时针体与皮肤呈15°~25°快速刺入皮下,然后放平针身,医者以右手沿皮下将针身平行推进到患侧梨状肌或痛点附近。手握针柄向左右做扇形运针数次后,按压患侧梨状肌和痛点,观察臀部压痛点有无缓解和减轻,若症状无改善,可反复运针。按压患侧梨状肌和压痛点,待疼痛减轻或消失后,拔出针芯,用胶布固定留8~24小时后拔出软导管。每日1次,7天为一疗程。另嘱患者多休息,避免从事过重体力劳动。

3. 疗效观察　治愈：症状和阳性体征消失,行动自如;好转：疼痛缓解,患侧梨状肌压痛减轻,下肢活动有改善;无效：上述症状和体征无变化,下肢活动无改善。本次治疗结果显示：治愈31例,有效16例,无效3例,总有效率94%。绝大多数患者仅治疗1个疗程。〔段锦,喻勇.浮针治疗梨状肌损伤综合征50例[J].实用中医药杂志,2006(02):105.〕

九、芒针治疗

（一）操作方法

嘱患者俯卧位,在梨状肌相关附着点处常规消毒,医者选用5~7寸长针,右手持针柄,左手拇、食二指持针快速进针,针进入皮肤后,左手拇、食二指撑开压痛点处皮肤,右手持针柄,使之缓慢进入到所确定的压痛点处,根据病情及局部损伤程度提插3~5次,可同时配合震颤法,待局部阳性点反应处肌力及紧张度缓解时,将针体退出。

（二）临床报道

1. 临床资料　312例患者中男203例,女109例;年龄15~73岁;病程2小时至30天;其中185例已接受其他方法治疗。

2. 治疗方法　芒针透刺:找准阳性反应点后,常规消毒患者皮肤及医生手指,选用5~7寸长、28~30号针,右手持针柄,左手拇、食二指持针快速进针,针进入皮肤后,呈15°~25°,使针体与肌纤维方向一致,左手拇、食二指撑开患部(压痛点)皮肤,右手持针柄,使之缓慢进入到所确定的阳性点(压痛点),然后据病情及局部损伤程度提插3~5次,同时可配合震颤法,要求手法轻柔,提插频率慢,并做小幅度捻转,待局部阳性点反应处肌力及紧张度松解时,将针体退出。推拿治疗:医者右手拇指在压痛点按压1~2分钟,力量以患者能耐受为度,施弹拨法于梨状肌部位15次以理筋整复,然后由外侧向内侧顺梨状肌纤维走行方向做推按舒顺;再施掌揉及掌根擦法于臀部及下肢后侧3分钟,透热为度,以舒筋通络,温通气血;嘱患者放松损伤肢体,并做适当被动运动,再根据病情缓解程度,酌用上法,每次治疗时,选阳性点不超过3个。以上方法每日1次,5次为1个疗程。

3. 疗效观察　好:患者臀部及同侧下肢无疼痛,梨状肌区无压痛,患者无跛行,长时间行走无症状,能正常工作生活,梨状肌紧张试验(-);中:上述症状,体征消失,有时劳累、气候变化时可能发作,但症状较以往轻;差:上述症状体征改善不明显,时好时坏。本次治疗结果显示:312例患者中,评为好的232例,评为中的80例,评为差的0例。有效率为100%。〔耿涛,丁育忠.芒针透刺配合推拿治疗梨状肌综合征312例[J].河南中医,2004(08):65-66.〕

十、推拿治疗

（一）操作方法

1. 急性期(发作期)

（1）患者俯卧位,患侧髋前垫枕,使髋、膝关节屈曲内收。医者立其患侧,先用柔和而深沉的揉法、拿揉法、按揉法等施术于臀部及大腿后侧,往返操作5~8次,使臀部及大腿后侧肌肉充分放松。

（2）用拇指弹拨痉挛的梨状肌肌腹，重复操作 3~5 次，以达到通络止痛目的。

（3）用点按法点按环跳、承扶、风市、委中、承山、阳陵泉等穴，每穴约 1 分钟，以酸胀为度。

（4）用掌推法，顺着肌纤维方向反复推 3~5 次，力达深层，达到理筋整复目的。

（5）患者取仰卧位。医者一手位于踝关节处，另一手握膝关节，并使膝髋关节屈曲的同时做内收外旋运动，范围由小逐渐加大，当达到最大限度时使髋关节向相反方向做外展内旋运动，重复 5 次。

（6）结束时可摩、揉腰臀部，配合拍法操作，使患者有轻快感为宜。

2. 慢性期（缓解期）

（1）患者俯卧位，医者用㨰法、拿揉法、掌按揉法等施术于臀部及下肢后侧，往返操作 5~8 次，使臀部及大腿后侧肌肉充分放松。

（2）拇指或肘尖用力弹拨条索样之梨状肌肌腹，以患者能忍受为度，重复 3~5 次，达到通络止痛目的。

（3）点按环跳、承扶、风市、委中、承山、阳陵泉等穴，每穴约 1 分钟，以酸胀为度。

（4）医者一手扶按臀部，另一手托扶患侧下肢，做髋关节的后伸、外展及外旋等被动运动，松解粘连，解痉止痛。

（5）沿梨状肌肌纤维方向用擦法，至深部透热为度。

（6）结束时可摩、揉腰臀部，使患者有轻快感为宜。

（二）临床报道

1. 临床资料　120 例患者随机分为两组，各 60 例，两组资料比较，差异均无统计学意义（$P>0.05$），具有可比性。

2. 治疗方法　对照组采用推拿治疗，推拿手法包括掌按揉㨰法、点按揉法和拿捏拍击法：患者取俯卧位，医师首先以㨰法推拿患者患侧臀部，以大鱼际和掌根在患者梨状肌体表投影处及压痛点以适当力度进行回旋按揉，以起到舒筋活络、调畅气血的作用；之后以拇指指腹进行由浅入深、力度逐渐增大的点按揉动，直至患者病灶处产生酸麻胀感，起到疏通经络、调气止痛之效；之后以拇指指腹按压环跳穴，其余四指按压承扶穴，反复提捏 6~8 次，再以双掌小鱼际以适当力度拍击梨状肌体表投影处及压痛点 5~8 分钟，以起到舒筋和脉、松解组织的作用。观察组：在对照组治疗基础上联合针灸治疗，针灸取患侧环跳、承扶、局部压痛点，以及双侧阳陵泉为主穴，以患侧秩边、殷门，双侧绝骨、委中为配穴。消毒局部皮肤后，选用 30 号 75mm 毫针，每次选两个主穴和配穴，进针得气后采用平补平泻手法行针 5 分钟，之后取环跳、秩边和局部压痛点，行温针灸 5 分钟，留针 15 分钟。针灸结束后再次消毒。2 组上述疗法均隔天 1 次,治疗 10 天为 1 疗程。如患者治疗 6 个疗程后症状仍无明显改善,则为治疗无效,并视情况采取药物注射、理疗、手术等方法。

3. 疗效观察　参考《中医病证诊断疗效标准》及相关资料,本次治疗结果显示:总有效率观察组 91.67%,对照组 88.33%,差异无统计学意义(P>0.05);平均治愈时间观察组(2.37±0.95)疗程,对照组(3.29±0.98)疗程,观察组患者平均治愈时间短于对照组,差异有统计学意义(P<0.01);两组患者均未观察到不良反应发生。〔寿可可.推拿联合针灸治疗梨状肌综合征 120 例疗效研究〔J〕.新中医,2015,47(06):252-254.〕

十一、扬刺治疗

(一)操作方法

嘱患者俯卧位,以患者梨状肌相关附着点处为中心,常规消毒,用 0.35mm×125mm 芒针扬刺,先在痛点中心垂直进 1 针,在中心的上下左右各 5cm 处以 45° 针尖向痛点中心进针,共 5 针,要求深达骨膜,并捻转至有强烈酸胀感为度,留针 20 分钟。

(二)临床报道

1. 临床资料　90 例患者按就诊先后顺序随机分为治疗组和对照组,每组各 45 例。两组性别、年龄、病程相仿,经统计学处理差异无统计学意义(P>0.05),具有可比性。

2. 治疗方法　治疗组取阿是穴(以梨状肌处压痛点为第一治疗点,在第一治疗点四周各约 5cm 处再选 4 个治疗点,总共 5 个治疗点),采用 0.35mm×125mm 芒针,先垂直刺入第一治疗点,当针尖达到梨状肌处时,押手拇指与食指轻轻向下循按针身,如雀啄之状,同时刺手略呈放射状变换针刺方向,并小幅度捻转针身(180°~360°),得气后留针 20 分钟。以同样针刺手法对其他 4 个治疗点进行针刺,最后直刺入治疗点的深度较第一治疗点浅。每日 1 次,5 次为 1 个疗程。治疗 2 个疗程后判定疗效。对照组口服萘丁美酮胶囊,每次 1g,每天 1 次。5 天为 1 个疗程。治疗 2 个疗程后判定疗效。

3. 疗效观察　痊愈:疼痛消失,下肢活动正常,体征消失,随访 4 周无复发;显效:疼痛明显减轻,下肢活动正常,体征消失;有效:症状、体征较治疗前有所减轻;无效:症状、体征较治疗前无改善。本次治疗结果显示:治疗组总有效率为 95.6%,对照组总有效率为 82.2%,两组经统计学分析,差异具有统计学意义(P<0.05)。〔周立武.扬刺治疗梨状肌综合征疗效观察〔J〕.上海针灸杂志,2009,28(11):655-656.〕

十二、排刺治疗

（一）操作方法

嘱患者俯卧位,医者在梨状肌相关附着点处常规消毒,采用 30 号 3 寸长针,以痛点为中心,在梨状肌分布区内,每针间隔 1 寸进行排刺,得气后留针。

（二）临床报道

1. 临床资料　60 例患者中,男 46 例,女 14 例;年龄 18~65 岁;病程 3 天至 20 年;急性疼痛 12 例,慢性疼痛 48 例。

2. 治疗方法　患者取俯卧位,确定梨状肌及疼痛范围,选用 30 号 3 寸长针,局部常规消毒后,以痛点为中心,在梨状肌分布区内,每针间隔 1 寸进行排刺,得气后留针。同时用 TDP 照射局部,热度以患者能忍受、皮肤潮红为度。每日 1 次,每次 30 分钟,10 次为 1 个疗程。疗程间休息 3 天,治疗 2 个疗程后统计疗效。若出现下肢酸痛不适配合针刺承扶、殷门、委中、阳陵泉、足三里等穴。

3. 疗效观察　本次治疗结果显示,治愈:症状体征消失,功能恢复正常,计 38 例;显效:症状体征基本消失,功能明显改善,计 10 例;好转:症状体征有改善,功能部分恢复,计 10 例;无效:治疗前后无变化,计 2 例;总有效率 96.7%。〔袁承龙.经筋排刺法配合 TDP 照射治疗梨状肌综合征［J］.山东中医杂志,2008（07）:480.〕

十三、齐刺治疗

（一）操作方法

嘱患者俯卧位,医者取梨状肌相关附着点处常规消毒,并用 0.30mm×75mm 毫针直刺入穴,得气后据此穴左右 1.5cm 处,呈 45° 斜刺,各刺 1 针。

（二）临床报道

1. 临床资料　61 例患者按就诊顺序随机分为两组。治疗组 34 例,对照组 27 例。两组资料经统计学处理具有可比性（$P>0.05$）。

2. 治疗方法　治疗组:取患侧臀部阿是穴为主穴,肾俞、大肠俞、承扶、委中、昆仑为配穴。嘱患者俯卧位,常规消毒,用 0.30mm×75mm 毫针,采用指切法进针,得气后据此穴左右 1.5cm 处,呈 45° 斜刺,各刺 1 针,得气后采用平补平泻手法。用艾条在该处作温和灸。留针 30 分钟,每 10 分钟行针 1 次;配穴以规格 0.30mm×0.60mm 毫针,采用指切法进针,进针 2~4cm,得气后采用平补平泻手法。疗程:每日治疗 1 次,每次留针 30 分钟,10 次为 1 疗程。对照组:取穴同治疗组,采用指切法进针,得气后在阿是穴处施灸,留针 30 分钟,每日治疗 1 次,10 次为 1 疗程。

3. 疗效观察　参考相关标准,本次治疗结果显示:治疗组总有效率为 91.18%,对照组总有效率为 66.67%,两组比较,差异有非常显著性意义（*P*<0.01）。〔周仲瑜.齐刺法治疗梨状肌损伤综合症疗效观察［J］.针灸临床杂志,2008（03）:22.〕

十四、恢刺治疗

（一）操作方法

嘱患者俯卧位,医者取梨状肌相关附着点处常规消毒,用 3 寸毫针以 90°垂直进针,快速刺入皮下,针刺入穴后,由浅入深,边进针边行捻转泻法,针感以患者能耐受为度,然后将针退至浅层,不出针,将针体倾斜,变换方向,以 15°~45° 刺入,继续行捻转泻法,针感以患者能耐受为度,之后再将针退至浅层,不出针,依此法完成 4 个方向的操作。针刺结束,留针 20 分钟出针,按压针孔,完成治疗。

（二）临床报道

1. 临床资料　60 例患者随机分为治疗组（恢刺针法治疗）和对照组（一般针刺治疗）,每组各 30 例。比较两组患者一般资料,差异无统计学意义（*P*>0.05）,具有可比性。

2. 治疗方法　对照组:患者取侧卧位或俯卧位,皮肤常规消毒,针入腧穴得气后,平补平泻,留针。治疗组:患者取侧卧位或俯卧位,皮肤常规消毒,对环跳、阿是穴采用恢刺针法,沿条索状隆起方向向四周探刺,以上下方向为主,每方向探刺 3~5 次,得气后止;其余穴位操作与对照组相同,留针。两组均留针 30 分钟,留针过程中加用电针仪,环跳和阿是穴各加持一对,波形采用连续波,频率为 3~5Hz,中等强度刺激,以患者耐受为宜,隔日治疗 1 次,每周 3 次,4 周为 1 个疗程,3 个疗程后判定疗效。

3. 疗效观察　参考相关标准,本次治疗结果显示:治疗组总有效率为 96.7%,对照组为 84.3%,两组比较差异具有统计学意义（*P*<0.05）。〔马凯,欧阳八四.恢刺针法治疗梨状肌综合征疗效观察［J］.针灸临床杂志,2016,32（08）:53-55.〕

第十三节　臀中肌附着点

一、简介

臀中肌是髋部主要的外展肌之一,并且为髋关节后外侧的稳定提供主要动力。在日常的生活、运动和劳作中,尤其是以髋部为顶点的躯干侧方摆动（如足内翻扭伤时,因重力作用,同侧髋部往侧方扭摆）和以髋部为轴心的腰臀部扭转(如投掷动作),常导致此肌的劳损和牵拉伤,产生粘连、挛缩、纤维化和瘢痕,影响局部软组织功能而产生临床症状。

二、体表定位

1. 臀中肌髂嵴外下缘附着点　位于髂嵴外下缘的压痛处(图 2-13-1)。

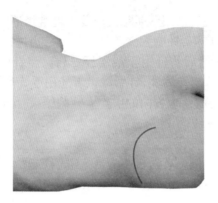

图 2-13-1　臀中肌髂嵴外下缘附着点

2. 臀中肌股骨大转子尖端附着点　位于股骨大转子尖端的上面和外侧面的压痛处(图 2-13-2)。

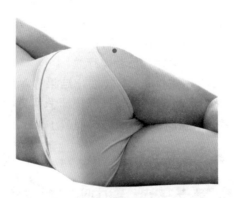

图 2-13-2　臀中肌股骨大转子尖端附着点

三、针刀治疗

(一)操作方法

1. 臀中肌髂嵴外下缘附着点　嘱患者俯卧位,医者定位于髂嵴外下缘的压痛处,常规消毒,针刀刀口线与臀中肌纵轴平行,针刀体与皮面垂直刺入,到达髂骨外侧骨面,提起针刀纵行切开附着点 2~3 次,再纵横摆动 2~3 次。

2. 臀中肌股骨大转子尖端附着点　嘱患者健侧卧位,医者定位于股骨大转子尖端的上面和外侧面的压痛处,常规消毒,针刀体与皮面垂直刺入,到达股骨大转子尖端骨面,提起针刀纵行切开附着点 2~3 次,再纵横摆动 2~3 次。

(二)临床报道

1. 临床资料　48 例患者中男 23 例,女 25 例;年龄 24~56 岁;病程 1 周至数年不等,患者均符合《软组织损伤与脊柱相关疾病》中臀中肌损伤的诊断标准。其中 35 例持有腰椎 CT 或 MRI 片,均显示不同程度的腰椎间盘膨出或突出,而以腰椎间盘突出症前来就诊。

2. 治疗方法　患者取俯卧位,医者先在患侧臀中肌附着区按压,寻找敏感压痛点或有条索、硬结改变处,以龙胆紫标记定位,作为进针点,一般取 1~2 点即可,常规消毒,取 I 型 2 号针刀在标记处,刀口线与臀中肌走行方向平行进针,刀深达骨面(针尖透达病变组织时多有坚韧难以通过之感),此时即持刀柄施以纵行切割、纵行摆动及横行摆动等复合的内手法,此时局部有酸胀或酥麻感,并可牵涉患侧下肢,然后出针,以无菌敷料覆盖针孔,2 天后可去除敷料,每周 1 次。特定电磁波谱(TDP)治疗仪治疗:小针刀松解术后 48 小时开始行 TDP 治疗仪照射,治疗臀中肌部位,每天 2 次,每次 30 分钟。

3. 疗效观察　参考相关标准,本次治疗结果显示:每位患者治疗 1~3 次,对 48 例患者均进行 2~12 个月的随访,痊愈 30 例,显效 16 例,无效 2 例,总有效率为 95.8%,疗效满意。〔程新胜,王红军,高宇亮.小针刀松解术配合理疗治疗臀中肌损伤疗效观察[J].中医临床研究,2016,8(01):51-52.〕

四、穴位注射治疗

(一)操作方法

1. 臀中肌髂嵴外下缘附着点　嘱患者俯卧位,医者触诊髂骨外侧,持 5 号针头刺入,到达髂骨外侧骨面,避免触及神经和血管,注射 0.5% 普鲁卡因等溶液,注射完立即压迫止血。

2. 臀中肌股骨大转子尖端附着点　嘱患者健侧卧位,医者触诊股骨大转子,持 5 号针头刺入,到达股骨大转子尖端骨面,避免触及神经和血管,注射 0.5% 普鲁卡因溶液,注射完立即压迫止血。

(二)临床报道

1. 临床资料　259 例患者中男 147 例,女 112 例;年龄 28~62 岁;病程 8 个月至 12 年。

2. 治疗方法　患者俯卧位,腹部垫枕,使腰臀部向后拱起以利操作。在臀中肌附着区找寻压痛点并标记,局部消毒,用 30ml 注射器抽取 2% 利多卡因 5ml、曲安奈德 25mg、维生素 B_{12} 500μg、当归注射液 4ml、麝香注射液 2ml、生理盐水 10ml。先做皮丘局麻,然后小针刀从该处进针,刀口线与肌束平行,针体与髂骨面垂直缓缓刺入,直达骨膜,先纵行疏通剥离,再横行剥离,对痛性筋束或筋结可作切开剥离,对肌束特别紧张者可切断部分肌纤维,出针后即可将余药注入,用无菌棉球压迫针孔 2 分钟,胶布固定。术后在床上练习直腿抬高和下肢外展活动,少走路,预防再粘连。1 次未愈者,6 天后再重复治疗 1 次,最多不超过 3 次。

3. 疗效观察　优:症状与体征完全消失;良:症状与体征基本消失,有时仍有不适者;好转:症状大部分消失,体征部分消失;无效:症状与体征无变化。本次治疗结果显示:本组 259 例,优 182 例,良 63 例,好转 14 例,优良率为 94.59%。1 年后随访复发 12 例,仍用本法治疗而愈。〔彭宏、王化京,符孔龙. 小针刀配合封闭治疗臀中肌筋膜综合征[J]. 中医正骨,2001（04）:54.〕

五、银质针治疗

（一）操作方法

嘱患者俯卧位,在臀中肌相关附着点处常规消毒,每个进针点行 0.5% 利多卡因皮内注射,选择长度合适的银质针分别刺入皮丘,经皮下肌肉或筋膜直达骨膜附着处（压痛点）,引出较强烈的酸沉胀麻针感为止。每一枚针刺入到位后,不必提插捻针,进针完毕后,在每一枚银质针的圆球形针尾上装一直径约 1.5cm 的艾炷,点燃后徐徐燃烧。待艾火熄灭冷却后方可起针。逐一起针后在每一针眼处涂 2% 碘酒,让其暴露（夏秋）或纱布覆盖（冬春）,3 天内不与水接触,避免进针点感染。

（二）临床报道

1. 临床资料　83 例患者随机分为治疗组 53 例和对照组 30 例,两组年龄、性别、病程、疼痛程度等方面比较,差异均无统计学意义（ $P>0.05$ ）,具有可比性。

2. 治疗方法　治疗组:采用银质针（ 0.11cm × 15cm;0.11cm × 20cm ）加温针灸法,患者取俯卧位,在患侧臀中肌压痛点周围选取 24~26 个进针点群,针距 1.5cm,在无菌操作下,用 0.5% 利多卡因于每个进针点做皮内浸润麻醉,每个进针点 0.5ml,总药量 8~10ml。视患者的身体状况,选择长度 15cm 或 20cm 的银质针分别刺入皮肤,对准深层臀中肌病变区域直刺,直达髂骨表面。进针后,在每枚银质针的尾端置一大小合适的艾炷,将其全部点燃导热,待火熄灭余热散尽后,逐一将银质针拔出,在每个穿刺点处涂 2% 碘酊,以防感染,每周治疗1次,2次为1个疗程。共治疗1个疗程。对照组:采用常规针刺法加温针灸治疗。主穴:环跳、秩边、阿是穴。配穴:承扶、殷门、委中、承山、阳陵泉、昆仑。患者取俯卧位,用28号6.7~10.0cm毫针,环跳穴和秩边穴垂直进针,行提插捻转针法,使针感向下肢放射,根据臀部疼痛部位选取相应疼痛点作为阿是穴,选1或2穴进行针刺,余穴常规针刺,以得气为度。在主穴毫针的尾端置一大小合适的艾炷,将其全部点燃导热。待火熄灭余热散尽后除去艾灰。留针30分钟,每周5次,10次为1个疗程,共治1个疗程。

3. 疗效观察 痊愈:症状和体征完全消失;显效:症状和体征基本消失或劳累后稍感不适;好转:症状或体征仍存在,但较前者有所缓解;无效:治疗前后无变化或症状加重。本次治疗结果显示:治疗组总有效率为96.2%,对照组总有效率为80.0%,两组疗效比较差异有统计学意义(P<0.05)。〔王国良,刘玉珍,王丽芸,等.密集型银质针加温针灸治疗臀中肌损伤53例效果观察〔J〕.解放军医药杂志,2012,24(12):23-25.〕

六、芒针治疗

(一)操作方法

嘱患者俯卧位,在臀中肌相关附着点处常规消毒,用5~7寸长28~30号针,右手持针柄,左手拇、食二指持针快速进针,针进入皮肤后,左手拇、食二指撑开压痛点处皮肤,右手持针柄,使之缓慢进入到所确定的压痛点处,据病情及局部损伤程度提插3~5次,可配合震颤法,要求手法轻柔,提插频率慢,并做小幅度捻转,待局部阳性点反应处缓解时,将针体退出。

(二)临床报道

1. 临床资料 55例患者中男25例,女30例;年龄21~65岁;病程2个月至3年;单侧39例,双侧16例。

2. 治疗方法 患者俯卧位,循按触摸患侧臀部外上象限、髂嵴高点外下方附近的压痛点,常规消毒,采用直径0.45mm、长12.5cm的无菌芒针,垂直于皮肤,快速进针至皮下,针身倾斜15°~25°,右手持针柄,左手扶持针身,双手配合,针体斜向下外侧,与臀中肌走行方向一致,在体表常可触及皮下针身,缓慢进针约10mm,小幅度快速上下提插12~15次,然后行左右摆动提插6~9次,如雀啄样;触及其他压痛点,将针身退至浅层进针处,变换针刺方向再缓慢深入,同前法,继续施行雀啄运动针法。术毕快速拔针,如感针下涩滞,则宜轻微摇动针体,缓慢将针退出,用消毒干棉球按压。隔日1次,每周治疗3次,10次为一疗程,治疗1个疗程后评定疗效。

3. 疗效观察 参考《中医病证诊断疗效标准》,本次治疗结果显示:治愈16例,好转33例,无效6例,总有效率为89.1%。〔唐春林,戴德纯,石长根,

等.芒针恢刺激痛点治疗臀中肌综合征 55 例［J］.中国针灸,2016,36（12）：1311-1312.］

第十四节　腘绳肌附着点

一、简介

腘绳肌包括半腱肌、半膜肌、股二头肌,其中半腱肌、半膜肌、股二头肌的长头均起自坐骨结节。腘绳肌是大腿后侧的主要肌肉,与前方股四头肌相对应。极度屈髋、伸膝,腘绳肌被过度牵拉,或者长期的超负荷锻炼可造成其附着点处的炎症、粘连,尤其是在坐骨结节处。

二、体表定位

位于腘绳肌附着点的坐骨结节压痛处（图 2-14-1）。

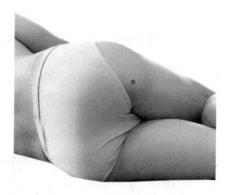

图 2-14-1　腘绳肌坐骨结节附着点

三、针刀治疗

嘱患者俯卧位,医者左手拇指用力按压,将软组织紧紧按压在坐骨结节上,然后右手持针刀,刀口线与躯干纵轴平行,针刀体与皮面垂直刺入,到达坐骨结节骨面,提起针刀纵行切开附着点 2~3 次,再纵横摆动 2~3 次。

四、穴位注射治疗

嘱患者俯卧位,医者触诊坐骨结节,持 5 号针头刺入,到达坐骨结节骨面,避免触及神经和血管,注射 0.5% 普鲁卡因等溶液,注射完立即压迫止血。

第十五节　髌韧带附着点

一、简介

髌韧带位于关节前部,为股四头肌肌腱的延续。髌韧带肥厚而坚韧,上方起自髌尖和髌关节端的下方,向下止于胫骨粗隆及胫骨前嵴的上部。由于膝关节的运动特点,髌韧带止点处受力大,极易产生慢性无菌性炎症,进而产生粘连、挛缩、瘢痕等,产生疼痛。

二、体表定位

在髌韧带附着点胫骨粗隆压痛处(图 2-15-1)。

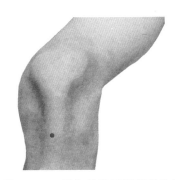

图 2-15-1　髌韧带胫骨粗隆附着点

三、针刀治疗

嘱患者仰卧位,医者右手持针刀,刀口线与髌韧带纵轴平行,针刀体与胫骨粗隆上缘垂直刺入,到达胫骨粗隆骨面,提起针刀纵行切开附着点 2~3 次,再纵横摆动 2~3 次。

四、穴位注射治疗

嘱患者仰卧位,医者触诊胫骨粗隆,持 5 号针头刺入,到达胫骨粗隆骨面,避免触及神经和血管,注射 0.5% 普鲁卡因等溶液,注射完立即压迫止血。

第十六节　跟腱附着点

一、简介

跟腱过度使用或承受载荷,可导致跟腱附着点处出现炎症、粘连、瘢痕增生。其次,跟腱的解剖结构和功能特点也使其容易产生损伤。在行走中,跟骨的内外翻造成跟腱的横向摆动,使跟腱与跟骨上角发生摩擦,同时跟腱血液供应相对较差,使其在过度负荷下容易发生变性且不易恢复。再次,衰老导致的胶原质量改变和血运减少也可能导致附着点处发生病变。

二、体表定位

位于跟骨后缘跟腱附着点的压痛处(图 2-16-1)。

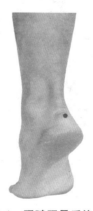

图 2-16-1　跟腱跟骨后缘附着点

三、针刀治疗

(一)操作方法

嘱患者俯卧位,医者定位于跟骨后缘跟腱附着点的压痛处,常规消毒,针刀刀口线与跟腱纵轴平行,针刀体与皮面垂直刺入,提起针刀纵行切开附着点 2~3 次,再纵横摆动 2~3 次。也可在跟腱末端上缘,跟腱与跟骨之间松解跟腱内侧面的粘连。

(二)临床报道

1. 临床资料　90 例患者随机分为观察组与对照组,每组 45 例。对照组患者单纯给予针刀治疗,观察组患者给予针刀疗法结合伤科熏洗汤熏洗治疗,两组患者一般资料比较,差异无统计学意义(*P*>0.05)。

2. 治疗方法　对照组:采用小针刀治疗,患者取俯卧位,下肢平伸,足跟部向上,找压痛敏感部位标记,局部常规消毒,选用针刀,使刀口线与跟腱纤维保持平行,针体垂直刺入皮肤,刺透腱围,纵切几刀,给予纵行分离,横行剥离,捣碎硬结;对于压痛处有波动感患者考虑为跟腱滑囊炎,则在跟骨后上角跟腱内侧倾斜进针,在滑囊壁切割几下,给予滑囊减压。出针刀,给创面上辅料。每周治疗1次,行1~3次。观察组患者在针刀治疗3天后给予中药熏洗。中药组方为艾叶、透骨草、白芷、花椒各10g,羌活、独活、五加皮、防风、海桐皮各12g,伸筋草15g,桑枝30g,川芎6g;用法:上药用4 000ml清水煎煮,后熏蒸足跟,待汤药温度到50℃时将足放入药液中浸泡,并对患部进行按摩。每次熏洗30分钟,每日2次;7日为1个疗程,治疗2个疗程。

3. 疗效观察　参考相关标准,本次治疗结果显示:治疗后14天,对两组所有患者进行随访,观察组临床总有效率100%,对照组临床总有效率80%,两组比较,差异具有统计学意义(*P*<0.05);通过对两组患者进行1年的电话回访,观察组各阶段再复发率明显低于对照组,差异具有统计学意义(*P*<0.05)。〔丁涛,丁伟. 小针刀疗法结合伤科熏洗汤熏洗治疗跟腱炎临床研究[J].陕西中医,2018,39(04): 533-535.〕

四、扬刺治疗

(一)操作方法

嘱患者俯卧位,以患者跟腱跟骨后缘附着点为中心,常规消毒,用0.25mm×25mm毫针扬刺,先在痛点中心垂直进1针,在中心的上下左右各0.5寸处以45°针尖向痛点中心进针,共5针,要求深达骨膜,并捻转至有强烈酸胀感为度,留针20分钟。

(二)临床报道

1. 临床资料　30例患者中男13例,女17例;年龄41~68岁;急性损伤11例,慢性劳损19例;经多方治疗无效者21例,9例为首诊。

2. 治疗方法　患者俯卧并放松,施针部位常规消毒,在跟骨后面或跟腱附着于跟骨结节处,找出一最明显压痛点,以0.25mm×25mm毫针直刺入至滑膜层处,然后在其上下左右适中部位再各斜刺一针,正中之针施以温针灸3~5壮,留针20分钟。急性损伤者加患侧委中,用毫针泻法。隔日1次,10次为1个疗程。

3. 疗效观察　治愈:经1~2个疗程治疗,相关症状完全消失,随访3个月以上无复发;好转:经1~2个疗程治疗,临床症状不同程度减轻;无效:经2个疗程治疗,症状无缓解。本次治疗结果显示:30例患者中,经1个疗程治疗后急性损伤治愈10例,慢性损伤治愈6例;经2个疗程治愈8例,好转6例。

治愈率为 80%，总有效率为 100%。〔吴志涛 . 扬刺加灸治疗跟腱滑膜炎 30 例 [J]. 上海针灸杂志，2011，30（10）：700.〕

第十七节　跖腱膜附着点

一、简介

当长期站立、疲劳行走、负重或肥胖、运动劳损等情况下致使跖腱膜、肌肉、脂肪垫、滑囊等软组织受到反复牵拉、挤压，超过其生理限度时，可导致局部组织缺血缺氧，引起组织炎症、纤维化、挛缩等，从而破坏了足底力学平衡。跖腱膜和足底肌肉的纤维化、挛缩可引起跟骨附着点处持续性的牵拉损伤，人体为加强此处的强度，就使附着点钙盐沉积钙化和骨化，从而形成骨赘。

二、体表定位

位于足跟下方跟骨结节内、外侧突跖腱膜附着点的压痛处（图 2-17-1）。

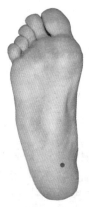

图 2-17-1　跖腱膜跟骨结节内、外侧突附着点

三、针刀治疗

（一）操作方法

嘱患者俯卧位，踝关节前面垫一枕头，医者定位于足跟下方跟骨结节内、外侧突跖腱膜附着点的压痛处，常规消毒，针刀刀口线与足底纵轴平行，针刀体与皮面垂直刺入，到达跟骨骨面，提起针刀纵行切开附着点 2~3 次，再纵横

摆动 2~3 次。

（二）临床报道

1. 临床资料　60 例患者随机分为针刀手法组（治疗组）30 例和神经封闭组（对照组）30 例。

2. 治疗方法　治疗组：患者俯卧于治疗床上，足跟朝上，踝关节前面垫一枕头，医者仔细寻找压痛点并标记。常规皮肤消毒，在拟行针刀治疗的部位，每点注入 2% 利多卡因 2ml 做局部麻醉。跟骨结节前下方正中压痛点：主要松解跖腱膜在跟骨的附着点，刀口线与跖腱膜纤维走向平行，刀体与足远端皮面呈 60°，快速刺入皮肤、皮下组织，达骨刺前端骨面。将刀锋移至骨刺尖端，纵行切开 2~3 刀，然后调转刀口线 90°，在腱膜与骨刺间切 2~3 刀，再纵行疏通、横行剥离，刀下有松动感即出针。压迫针眼 3 分钟，创可贴贴敷。继用手法治疗：针刀术后，让患者仰卧治疗床上，助手将患侧踝关节上方固定，医生一手托扶患侧足跟，一手握住患侧足趾下缘的足背部，用力使足背伸，当不能继续背伸时，医生突然增加力度，推弹足背使过度背伸 1~2 次即可；同时医生用另一手拇指向足背推顶足弓部位隆起的条索，以进一步松解跖腱膜。每周治疗 1 次，3 次为 1 个疗程。对照组：神经阻滞治疗，患者俯卧位，踝关节前面垫一枕头，局部用安尔碘消毒后，取消炎镇痛剂 2% 利多卡因 3ml、曲安奈德 20mg 加灭菌注射用水混合液，在跟骨结节前方正中点、跟骨结节内侧突或外侧突压痛点，做局部痛点神经阻滞治疗，每点注药 2~3ml，每周治疗 1 次，3 次为 1 个疗程。

3. 疗效观察　参考《中医病证诊断疗效标准》，治愈：治疗后足跟痛消失，行走自如，足跟压痛消失；显效：治疗后足跟痛不甚明显，行走自如，足跟压痛基本消失；好转：治疗后足跟痛有所缓解，行走略有疼痛，足跟仍有轻微压痛；无效：治疗后足跟痛缓解不明显，行走疼痛，足跟压痛仍然存在。本次治疗结果显示：两组治愈率及总有效率比较，治疗组均优于对照组（*P*<0.05）。〔赵铎．针刀配合手法治疗跖腱膜炎 / 跟骨骨刺综合征疗效研究［J］．中华中医药杂志，2017，32（01）：353-355.〕

四、穴位注射治疗

（一）操作方法

嘱患者俯卧位，医者触诊跟骨，持 5 号针头刺入，到达跟骨骨面，避免触及神经和血管，注射 0.5% 普鲁卡因等溶液，注射完立即压迫止血。

（二）临床报道

1. 临床资料　28 例患者中男 16 例，女 12 例；年龄 23~70 岁；病程 2 周至 8 年；单侧 22 例，双侧 6 例；有外伤史者 3 例。

2. 治疗方法　患者俯卧,足跟朝上,在踝关节前置一枕垫固定足部,足跟部常规消毒、铺巾,医者左手拇指探查压痛点,此处即为穿刺点,5号针头垂直皮肤快速进针,遇骨质后回抽无血液,即加压注入5ml阻滞液后出针;继用针刀治疗,阻滞后,用4号针刀进针,刀口线与足纵轴平行,垂直皮肤从穿刺点快速刺入,遇骨质后退针刀至皮下,针体稍向足跟近端倾斜再次进入,找到骨刺尖部,纵行剥离、横行切割至刀下松动感后出针刀,局部压迫止血,并揉推以加速药物的吸收,然后外用创可贴贴敷,再将踝关节跖屈、极度背屈二三次,同时医者以拇指前后左右用力推按脚掌使跖长韧带、跖腱膜进一步松解。术后两天逐渐加强局部活动。每周治疗1次,不超过3次。

3. 疗效观察　参考相关标准,治愈(优):疼痛消失;好转(良):疼痛基本消失,晨起及劳累轻度疼痛,但不影响步行;无效:疼痛无改善。本次治疗结果显示:所有病例均随访3~6个月,治愈(优)21例,好转(良)5例,无效2例。治愈率75.00%,优良率92.86%。〔邓西华.局部阻滞配合小针刀治疗跟骨骨刺痛28例报告〔J〕.广西医学,2001(02):367-368.〕

五、铍针治疗

(一)操作方法

嘱患者取俯卧位,医者按压寻找跖腱膜跟骨结节内、外侧突附着点,并做标记,常规消毒皮肤,持铍针在压痛点处迅速进针,刺破张力性筋膜并感觉有抵抗阻力,以提插针柄1~2次刺破筋膜为度,快速出针,无菌干棉球按压,施术完毕后宜用无菌敷料贴覆于进针点,24小时内避免沾水,保持清洁。

(二)临床报道

1. 临床资料　40例患者随机分为治疗组与对照组,各20例,治疗组采用铍针配合拔罐治疗,对照组采用海桐皮汤加减足浴治疗。

2. 治疗方法　治疗组:采用铍针松解结合拔罐负压治疗,患者俯卧位,暴露患侧足跟,医者寻找患足软组织张力较高的压痛点、条索、硬结处并标记,常规消毒,医者左手固定患足,右手持铍针在压痛点处迅速进针,刺破张力性筋膜并感觉有抵抗阻力,以提插针柄1~2次刺破筋膜为度,不要盲目追求过分松解,快速出针,即刻在进针点拔罐加压,一般有少量出血,2~3分钟取下,无菌干棉球按压。施术完毕后宜用无菌敷料贴覆于进针点,24小时内避免沾水,保持清洁,平时选择软底鞋或软厚鞋垫保护。每周1次,3周为1个疗程。对照组:采用海桐皮汤加减浴足。药物组成:海桐皮、透骨草、生艾叶、威灵仙、乳香、没药、红花、鸡血藤、苏木等各20g,为1剂,加水2 000ml浸泡20分钟,大火煮沸后,小火煎煮30分钟。药液倒入足浴盆中,适温后将双足浸泡

15~20 分钟。嘱患者浴足药液温度不宜过高,以免烫伤。每日 1 剂,水煎后外洗 2 次,3 周为 1 个疗程。

3. 疗效观察　参考相关标准,两组治疗后,症状及疼痛均明显改善,治疗组疗效优于对照组($P<0.05$)。〔李来月,王平. 铍针配合拔罐治疗跖腱膜炎跟痛症临床研究[J]. 山东中医杂志,2014,33(10):826-828.〕

六、推拿治疗

（一）操作方法

嘱患者俯卧位,全身放松。医者立其患侧。

1. 医者自患侧足跟至跖腱膜用擦法往返操作,并配合按揉法交替施用,手法宜深沉缓和。时间 5 分钟。

2. 用拇指重点按揉跟骨结节部,以深部有温热感为度,并按揉太溪、照海、然谷、昆仑、仆参、涌泉等穴,每穴约 1 分钟。

3. 医者自足跟沿跖腱膜方向施擦法,以透热为度。

4. 结束时可摩、揉足踝部,使患者有轻快感为宜。

（二）临床报道

1. 临床资料　48 例患者随机分为治疗组与对照组,每组各 24 例,两组患者一般资料比较,差异无统计学意义($P>0.05$)。

2. 治疗方法　治疗组("一指禅"推法配合身痛逐瘀汤加减熏洗):先用推拿法,嘱患者仰卧位,医者一手握住患足,使其位于背屈位约 45°,用"一指禅"推法点按足跟部"阿是穴"及跖筋膜跟骨止点处,反复操作,以局部略红为宜,每次约 15 分钟,每日 1 次。继用中药熏洗:采用身痛逐瘀汤加减外用,方药组成为桃仁 30g、红花 30g、当归 30g、川芎 30g、醋香附 30g、炙甘草 10g、羌活 30g、地龙 10g、没药 10g、牛膝 30g、秦艽 20g、五灵脂 20g、夏天无 20g,每剂药用前先置搪瓷盆中,加水适量(约 1 500ml),以高过药物 5cm 为宜,浸泡 30 分钟左右,置火上加热,待水煮沸后,再小火煎煮 3~5 分钟。趁热熏洗或泡洗患足,每次 30 分钟,每天 2 次,每剂药使用 1 天,再洗时将药物及药液一起加热至沸腾即可,如果药物装在药袋内煎煮,也可将药袋趁热外敷患处,或待水温降至能够耐受时再泡洗患足。对照组(局部封闭):根据查体,标记患者自诉压痛最明显的部位,选用 5ml 注射器,吸入复方倍他米松 1ml、2% 盐酸利多卡因注射液 1.5ml、0.9% 氯化钠注射液 1.5ml 混匀,对注射治疗部位进行局部消毒后,垂直进针,当进针有阻力感时,回抽无血后,将混合液缓慢注射到痛点及痛点周围。

3. 疗效观察　使用疼痛视觉模拟评分法(VAS)评价。本次治疗结果显示:治疗后 2 周及 6 周,两组患者 VAS 评分均明显下降,差异均有统计学意义（$P<0.01$）；治疗 2 周后，两组患者 VAS 评分对比，差异无统计学意义（$P>0.05$）；治疗 6 周后，两组患者 VAS 评分对比，差异有统计学意义（$P<0.05$），治疗组疗效优于对照组。〔张涛 . "一指禅" 推法配合身痛逐瘀汤加减熏洗治疗跖腱膜炎的临床研究［J］. 中国卫生标准管理，2017，8（09）：93-95.〕

第三章

腱围结构病变点

腱围结构包括腱鞘、滑囊、脂肪垫等，是临床工作中经常遇到的损伤部位。其中腱鞘包于某些长肌腱表面，多位于腱通过活动范围较大的关节外，由外层的腱纤维鞘和内层的腱滑膜鞘共同组成。腱鞘内有少量滑液，可起约束肌腱的作用，并可减少肌腱在运动时的摩擦。滑囊由内皮细胞构成，内部含有少许滑液的封闭性囊；少数与关节相通，位于关节附近的骨突与肌腱或肌肉及皮肤之间；在摩擦力或压力较大的地方都存在有滑囊。它的主要作用是促进滑动，并减少人体软组织与骨组织间的摩擦和压迫。脂肪垫是由脂肪细胞增生变大，在皮下聚积造成的一层脂肪层，正常情况下对机体起到缓冲、保护作用，如足跟脂肪垫。常见的腱周结构（腱鞘、滑囊、脂肪垫）病变点如下。

第一节　屈指肌腱腱鞘狭窄点

一、简介

屈指肌腱狭窄性腱鞘炎，又称扳机指或弹响指，好发于中指、无名指和拇指。由较厚的环状纤维性鞘管与掌骨头构成相对狭窄的纤维性鞘管，屈指肌腱通过此处时受到机械性刺激而使摩擦力加大，加之手掌握物时腱鞘受到硬物与掌骨头两方面的挤压损伤，逐渐形成环形狭窄。

二、体表定位

1. 屈指肌腱腱鞘狭窄点①　患指伸展并固定，在硬结的近端（A$_1$滑车的近端），即位于食指中线与掌中间横纹远端5mm交界处（图3-1-1）。

2. 屈指肌腱腱鞘狭窄点②　在中指和无名指中线与掌远侧横纹远端约3mm交界处（图3-1-1）。

3. 屈指肌腱腱鞘狭窄点③　在小指中线与掌远侧横纹远端约2mm交界处（图3-1-1）。

4. 屈指肌腱腱鞘狭窄点④　在拇指中线稍偏内侧与掌指横纹远端 2mm 交界处（图 3-1-1）。

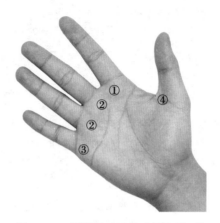

图 3-1-1　屈指肌腱腱鞘狭窄点①~④

三、针刀治疗

（一）操作方法

1. 屈指肌腱腱鞘狭窄点①　定点,刀口线方向与肌腱方向一致,针刀体与皮肤垂直刺入皮肤,感觉阻力增大时提示针刀抵达屈指肌腱腱鞘表面,刀口线方向与滑车纤维方向垂直,将滑车横行切开,切开时可感到有声响以及明显的落空感。只需要切开滑车即可,切不可用针刀穿透肌腱达骨面。

2. 屈指肌腱腱鞘狭窄点②~④　操作方法同上。

（二）临床报道

1. 临床资料　本组 102 例（111 指）,男 28 例,女 74 例,年龄 2~83 岁。均为门诊患者。

2. 治疗方法　检查患者掌指关节处,可触及一条索状硬结及压痛点,以此为引点。常规消毒,使用 2% 利多卡因 1ml 加复方倍他米松 0.5ml 局部浸润麻醉（小儿患者静脉全身麻醉或仅用利多卡因局麻即可）。术者右手持针刀,左手拇指固定患指于伸直位,自掌指关节掌面正中硬结近端垂直刺入,刀刃方向与肌腱平行,探查针刀进入腱鞘与肌腱之间时,由近端推向远端,沿肌腱方向刺切和拖割切开狭窄的腱鞘,此时可听到切割增厚的腱鞘“咔咔”声,切割至屈伸患指无交锁、无弹响、无屈伸不利为止,无菌棉球压迫止血 3 分钟,无菌纱布块敷盖绷带加压包扎。术后 6 小时即可开始患指屈伸功能锻炼,隔天换药,患指 7~10 天不可接触水。术后 2 周开始理疗,并加用中药当归、党参、红花煎水泡手,以促进手指功能恢复。

3. 疗效观察　本组患者经小针刀一次性治疗后手指屈伸功能当即恢复，无瘢痕形成。其中 1 例术后 10 个月复发，再次行小针刀手术治愈。1 例因伤口污染造成手指腱鞘急性感染，经及时手术与抗感染治疗，伤口 2 周愈合。所有患者均获得随访，时间为 6~12 个月，手指功能恢复均正常。〔林清高.小针刀治疗屈指肌腱腱鞘狭窄症 102 例观察［J］.临床骨科杂志，2016，19（01）：54.〕

四、穴位注射治疗

（一）操作方法

1. 屈指肌腱腱鞘狭窄点①　嘱患者坐位，患指伸展并固定，医者触诊屈指肌腱腱鞘狭窄点①，持 5 号针头刺入，注射 0.5% 普鲁卡因等溶液，注射完立即压迫止血。

2. 屈指肌腱腱鞘狭窄点②~④　操作方法同上。

（二）临床报道

1. 临床资料　本组 132 例，女 118 例，男 14 例。

2. 治疗方法　局部严格消毒后，抽取泼尼松龙混悬液 1ml（25mg）加 2% 的普鲁卡因 0.5ml（皮试阴性），在病患压痛最明显处刺入，将药液缓慢注入腱鞘内，5 天 1 次，4 次为 1 个疗程。

3. 疗效观察　治愈：疼痛、弹响消失，患指（腕）活动自如为治愈；无效：2 个疗程不愈者为无效。本次治疗结果显示，1 个疗程治愈 105 例，2 个疗程治愈 18 例，治愈率为 93.2%；无效的 9 例改用手术治疗。〔程广明，李桂彩，李桂侠，等.封闭治疗手部狭窄性腱鞘炎 132 例［J］.中西医结合实用临床急救，1996（06）：9.〕

五、雀啄灸治疗

1. 临床资料　100 例门诊患者按就诊顺序随机分为治疗组 50 例，对照组 50 例。两组患者一般资料比较，差异无统计学意义（$P>0.05$）。

2. 治疗方法　治疗组取阿是穴。操作：选用清艾条。点燃后在阿是穴施雀啄灸 20 分钟，灸至局部皮肤充血潮红。每日 1 次，10 次为 1 个疗程。1 个疗程结束后评定疗效。对照组取阿是穴。操作：选用 0.30mm×40mm 一次性针灸针，在阿是穴中间直刺 1 针，并分别在其上下左右各 5 分处斜刺 1 针，针尖指向病所，得气后，行平补平泻捻转手法，不提插。并连接电针仪，电流大小以患者能忍受为度。留针 30 分钟，每日 1 次，10 次为 1 个疗程。1 个疗程结束后评定疗效。

3. 疗效观察　治愈：指掌侧部无肿痛无压痛，屈伸活动正常，无弹响及交锁现象；好转：局部肿痛减轻，活动时仍有轻微疼痛，或有弹响声，但无交锁现象；未愈：症状无改善。本次治疗结果显示，治疗组总有效率 92%，对照组总有效率72%,差异有统计学意义(*P*<0.05)。〔段俊.雀啄灸治疗屈指肌腱狭窄性腱鞘炎50例疗效观察[J].中国社区医师(医学专业),2010,12(02):45.〕

六、中药外敷治疗

1. 临床资料 本组21例,男2例,女19例;年龄24~52岁;发病于拇指者15例,中指者3例,拇中二指者3例;病程1个月至1年半。

2. 治疗方法 根据患者病情,选择合适的阿是穴后,用白酒调云南白药为稀糊状,蘸此药揉按患者阿是穴处20分钟,每天3次。夜间用麻油调云南白药少许为糊状涂于阿是穴处,盖以纱布,胶布固定。

3. 疗效观察 痊愈:疼痛消除,手指活动自如,计15例;显效:患指疼痛减轻,屈伸稍费力,但无弹响指,计4例;无效:症状无明显改善,计2例。总有效率为90.5%。〔朱凌平.云南白药治疗屈指肌腱狭窄性腱鞘炎21例[J].内蒙古中医药,1997(S1):22.〕

七、局部浅刺治疗

1. 临床资料 90例屈指肌腱狭窄性腱鞘炎患者,按就诊顺序随机分为治疗组和对照组,各45例。两组患者一般资料比较,差异无统计学意义(*P*>0.05)。

2. 治疗方法 治疗组患者取坐位或卧位,摸到压痛硬结和找到弹响关节后,用安尔碘消毒局部皮肤,在硬结周围分别用0.30mm×40mm不锈钢毫针围刺6针,在弹响关节背面左右侧各刺1针,垂直进针,针刺0.3~0.5寸,用补法,留针30分钟,每10分钟行针1次。在针刺治疗的同时,将特定电磁波(TDP)的辐射对准针刺部位,灯距30~40cm,以患者皮肤能耐受为度,切勿烫伤,时间同留针时间,每天1次。对照组根据患指循经取穴。发病部位在拇指,取穴以肺经和大肠经穴位为主,选取鱼际、列缺、合谷、曲池。发病部位在食指,取穴以大肠经穴位为主,选取二间、合谷、阳溪、曲池。发病部位在中指,取穴以心包经穴位为主,选取劳宫、内关、间使、曲泽。发病部位在无名指,取穴以三焦经穴为主,选取液门、中渚、外关、天井。每次根据患指循经选取2~4个穴位。患者体位、针具、消毒、针刺角度均同上,刺入1~1.5寸,用捻转泻法,留针时间、行针时间同上。同时,用TDP照射患肢,灯距、照射时间、治疗次数均同上。2组均每周治疗5次,周末休息2天,2周为1个疗程,1个疗程后统计疗效。

3. 疗效观察 治愈:患指局部无疼痛,无压痛,手指自主屈伸活动正常,无弹响声及交锁现象;好转:局部肿痛较前减轻,患指活动时有轻微疼痛,或有弹响声,但无交锁现象;无效:临床症状无改善。本次治疗结果显示,治疗组治愈38例,好转7例,无效0例,治愈率为84.4%;对照组治愈26例,好转15例,无效4例,治愈率为57.8%。两组比较,差异显著(*P*<0.05)。〔张小英,安军明.局部浅刺法治疗屈指肌腱狭窄性腱鞘炎45例[J].西部中医药,2012,25(09):88-89.〕

八、中药熏洗治疗

1. 临床资料　本组 34 例中,女 30 例,男 4 例,年龄 34~62 岁,病程 15 天至 5 年。

2. 治疗方法　中药熏洗,方药组成:生川乌、生草乌各 30g,生南星 15g,生麻黄 10g,生姜衣 6g,川椒 15g,海桐皮 30g,甘松、艾叶、伸筋叶、桂枝各 15g,细辛 10g,上方加水 3 000ml,加热煮沸 30 分钟,倒入盆内,水烫时先用药物蒸气熏,待略凉后,手浸入药水中洗,每次约 30 分钟,一边洗一边活动按摩患处,每天分早晚两次熏洗,每日 1 剂,10 天为 1 疗程,在治疗期间注意休息,手不洗冷水,手指不多做屈伸活动。

3. 疗效观察　参考相关标准,本次治疗结果显示,治疗 1~4 个疗程,治愈 15 例,好转 18 例,未愈 1 例,有效率 97%。〔张小军 . 中药熏洗治疗屈指肌腱狭窄性腱鞘炎〔J〕. 浙江中西医结合杂志,2000(08):49.〕

九、铍针治疗

1. 临床资料　本组 200 例均为门诊患者,其中男 64 例,女 136 例;年龄 2.5~72 岁;病程 15 天至 3 年;拇指 182 指,中指 36 指,环指 21 指,食指 5 指;临床表现为患指屈伸受限,多在近侧指横纹近端处压痛,压痛点处多可触及块状或条索状硬结,大部分患指关节有弹响。

2. 治疗方法　进针点位于患指近侧指横纹近端所触到的硬结或压痛点处。用龙胆紫药水做标记,皮肤常规消毒后,以 2% 盐酸利多卡因 3ml,从进针点进行局部麻醉(包括鞘内)。小铍针从进针点垂直刺入皮下,缓慢进针,并在进针过程中不断横向摆动针尖,体会针尖所在部位,达腱鞘表面时,针尖有阻力感,刺入腱鞘阻力明显增大,刺破腱鞘,纵向抗阻力切割,至患指屈伸运动自如无卡压感。注意:不可刺入手指两侧的软组织中,亦不可刺入过深,以免伤及侧方神经、血管及腱组。术毕,针孔敷盖消毒敷料 3 天。

3. 疗效观察　痊愈:原有症状、体征均消失,手指的运动功能完全正常,无弹响;有效:弹响消失,手指的运动功能正常,但有轻微疼痛;无效:症状、体征无变化;加重:疼痛加重或屈伸更加困难。本次治疗结果显示,全部患者均经 1 次治疗,痊愈 239 指,有效 5 指。〔邵志刚,段朝阳,张世贤 . 小铍针治疗屈指肌腱狭窄性腱鞘炎 200 例〔J〕. 河南中医,2005(05):58.〕

十、推拿配合针刀治疗

1. 临床资料　本组患者 39 例,其中女性 28 例,男性 11 例;年龄 29~73 岁;病程 3 周至 3 年;其中,手工业者(包括刺绣、编织、雕刻)26 例,农民 8 例,其他 5 例。

2. 治疗方法 手法治疗时嘱患者端坐位,医者立于其旁。先点压劳宫、大陵、合谷等穴 3~5 分钟,再点压手掌部压痛点,力量由轻到重。然后在掌指关节及肌腱走行部位施捻、揉手法,用理筋、舒筋手法施于肌腱,由掌指关节向指尖方向操作。然后施手指拔伸法,可闻及一声弹响。继而用针刀治疗,将患手掌心向上平放于治疗台上,在患者指掌侧指横纹下触到压痛点或硬结,主动屈指掌关节时,硬结在手下滑动,用 2% 利多卡因 1ml 于局部阻滞后,在硬结及压痛明显处进针刀,针刀与掌面呈 90°,刀口线与屈指肌腱平行刺入皮肤,达腱鞘浅面有阻力感时,将鞘管切开 3~4 刀后,纵向剥离、横向疏通,再将针刀绕至肌腱后方骨面,挑动腱鞘数次,有硬结者应将其切开。一般 1 次治愈,必要时于 1 周后重复治疗 1 次。

3. 疗效观察 痊愈:临床症状与体征完全消失,活动功能恢复;显效:疼痛消失,活动仍稍受限,但不影响正常的工作、生活;好转:症状、体征明显减轻,仍感疼痛;无效:临床症状未见改变。本次治疗结果显示,39 例患者经上述办法治疗后,痊愈 32 例,显效 4 例,好转 3 例。〔王俊豪,刘福贵.手法配合针刀治疗屈指肌腱狭窄性腱鞘炎 39 例[J].按摩与导引,2005(08):33.〕

第二节 桡骨茎突腱鞘狭窄点

一、简介

拇短伸肌和拇长展肌的肌腱在桡骨茎突部腱鞘内长期相互反复摩擦,导致该处腱鞘管壁变厚狭窄,肌腱局部变粗,造成肌腱在腱鞘内的滑动受阻,引起相关临床症状。

二、体表定位

桡骨茎突腱鞘狭窄点:位于掌侧骨嵴最高点外侧,即桡骨茎突掌侧骨嵴、背侧骨嵴构成的骨沟(图 3-2-1)。

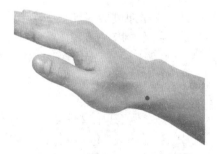

图 3-2-1 桡骨茎突腱鞘狭窄点

三、针刀治疗

（一）操作方法

定点，刀口线方向与肌腱方向一致，针刀体与皮肤垂直刺入皮肤，感觉阻力增大时提示针刀抵达指腱鞘表面，刀口线方向与腱鞘纤维方向垂直，将腱鞘横行切开，切开时可感到有声响以及明显的落空感。

（二）临床报道

1. 临床资料　60 例患者随机分为治疗组（针刀组）30 例，对照组（封闭组）30 例。两组年龄、病情程度无明显差异，具有可比性。

2. 治疗方法　治疗组：嘱患者坐位，患手平放于手术台上，按压桡骨茎突腱鞘肥厚处或局部疼痛明显处，并标记，消毒铺巾，利多卡因 1ml 局麻，左手拇指触及标记处，右手持刀自桡骨茎突偏桡侧在茎突的近端垂直进刀，触及桡骨骨质后，稍后退刀，调整刀柄与桡骨平行，切割腱鞘两三下，向近端推进切割，然后左右剥离，术后局部加压包扎，嘱咐患者 1 天内不要沾水，治疗期间减少手腕及拇指的活动。对照组采用局部封闭法，体位同上，术前触诊标记压痛最明显点，常规消毒，一次性注射器抽取 1% 利多卡因 2ml、曲安奈德10mg，于标记处进针，将药物注入鞘管内，按揉封闭局部。嘱咐患者 1 天内不要沾水，治疗期间减少手腕及拇指的活动。

3. 疗效观察　参照《中医病证诊断疗效标准》，治愈：患肢疼痛消失，手腕活动自如，无尺偏压痛，随访 3 个月无复发；好转：疼痛、压痛消失，手腕活动基本正常，尚有轻微尺偏疼痛或用力时稍有隐痛，随访 3 个月症状无进展；无效：治疗后患肢仍有疼痛、压痛，尺偏阳性无改善。治疗组治愈 25 例，好转4 例，无效 1 例，治愈率 83%，总有效率 96.6%；对照组治愈 20 例，好转 7 例，无效 3 例，治愈率 66.6%，总有效率 90%。〔朱泽，邱承玺，洪海东．小针刀治疗桡骨茎突狭窄性腱鞘炎 30 例的疗效观察［J］．贵阳中医学院学报，2012，34（06）：138-140.〕

四、水针治疗

患者将腕关节放在治疗台上，拇指向上置于伸展位，以桡侧压痛点直径5cm 左右的周围皮肤局部碘伏消毒，使用 2ml 注射器，5 号针头，操作时将针尖斜面部分紧贴腱鞘缓缓刺入，回抽无血时将药物缓缓推入 0.5ml 即可，重者亦可将 1ml 全部注入，注入时可见沿肌腱呈缓缓隆起即为注入腱鞘内，出针后局部按压片刻，予创可贴贴敷 6 小时以上，注射处 48 小时内保持干燥清洁，以防感染，1 次为一疗程。局部制动：尽量避免手部活动，必要时护腕保护 1 周以上。〔张丽芳．水针疗法治疗桡骨茎突狭窄性腱鞘炎 56 例［J］．科技资讯，2016，14（19）：138，140.〕

五、揿针治疗

1. 临床资料　患者 60 例,其中男性 15 例,女性 45 例;年龄 30~60 岁;病程 6~12 个月 26 例,12 个月以上 34 例。

2. 治疗方法　根据患者胖瘦采用 0.6~1.2mm 揿针。在患者桡骨茎突痛点周围皮肤局部消毒后,贴上揿针,根据患者疼痛范围,贴成三角形或者一字形,每次贴 3 针。然后嘱患者回家后不定时按压贴针部位。揿针每日一换,连贴 5 次为 1 个疗程,1 个疗程结束后,患者仍觉疼痛继续再贴 1 个疗程。然后观察患者疗效。

3. 疗效观察　痊愈:腕关节活动正常,疼痛消失,且 3 个月后随访病情无反复;有效:腕关节疼痛减轻,关节活动度好转;无效:疼痛和关节活动度无改善。本次治疗结果显示,痊愈 52 例,有效 8 例,总有效率 100%。3 个月后随访,43 例患者自觉疼痛完全消失,关节活动度好,17 例患者觉得疼痛明显好转。〔冯雯琪,廖堂宇,赵泳超.揿针治疗难治性桡骨茎突狭窄性腱鞘炎临床观察[J].四川中医,2015,33(08):176-177.〕

六、火针治疗

1. 临床资料　57 例门诊患者,随机分为治疗组 30 例与对照组 27 例,两组患者一般资料对比,差别无统计学意义(P>0.05),具有可比性。

2. 治疗方法　治疗组:取患侧阿是穴、列缺、合谷、阳溪、太渊、经渠。操作方法:选用直径为 0.8mm 的中粗火针,在选穴位处用拇指掐"十"字,并涂上一层薄薄的万花油。点燃酒精灯,右手持笔式持针,针尖和部分针体插入火焰中(根据针刺的深度确定针体烧红的长度,烧针以通红为度,针红则效力强),针红时迅速将针准确地刺入穴位,并敏捷地将针拔出,全程约 0.5 秒,操作过程要红、快、准,注意防止烧伤,进针时避开血管。出针后用棉球按压针孔片刻,并再涂上一层薄薄的万花油(可减少疼痛,又可以保护针孔),不同部位针刺深度不同。1 周针刺 2 次(每次选穴 5~6 个),3~5 次为 1 个疗程。对照组选穴同治疗组,在穴位处用拇指掐"十"字,选用 26 号毫针,按毫针常规针刺法针刺所选穴位,并使之得气。之后连接 G-6805 电针仪,选用连续波,以患者可耐受为度。每次留针 30 分钟,1 天 1 次,10 次为 1 个疗程。2 组均在 1 个疗程后判定疗效。

3. 疗效观察　治愈:主诉症状完全消失,恢复正常功能;有效:主诉症状明显减轻;无效:主诉症状无改善。本次治疗结果显示,治疗组共 30 例,治愈 26 例,有效 4 例,无效 0 例,有效率 100.00%。对照组共 27 例,治愈 2 例,有效 12 例,无效 13 例,有效率 51.85%。〔张彩娴,熊同学,曾红梅,等.火针治疗桡骨茎突部狭窄性腱鞘炎 30 例[J].中医研究,2011,24(02):63-65.〕

七、中药外敷治疗

药物组成：新鲜地龙 50g，半夏 30g，芦荟 15g，白糖 30g。将前三者混合碾碎成糊状，每天早晚外敷于阿是穴处，其外用保鲜膜覆盖，等干燥之后去除。〔于祎睿，丛燕妮．中药外敷治疗桡骨茎突狭窄性腱鞘炎 16 例〔J〕．中国民间疗法，2012，20（08）：19.〕

八、隔姜灸治疗

将清艾条切成长 2.5~3cm 的小段，点燃，放在厚约 0.5cm 的生姜片上，置于桡骨茎突疼痛部位，至清艾条燃尽。每日 1 次，5~7 次为一疗程。〔陈普庆，蒲尚喜．隔姜灸治疗桡骨茎突狭窄性腱鞘炎〔J〕．中国针灸，2006（02）：96.〕

第三节　鹰嘴滑囊病变点

一、简介

尺骨鹰嘴滑囊病变点常见于尺骨鹰嘴滑囊炎。该病是因创伤、劳损、感染等因素刺激而出现的滑囊充血、水肿、渗出及增生的炎症性疾病。发病原因以创伤为多见，常因撞击或经常摩擦所致。煤矿工人在矿井中运煤时，用肘支撑着匍匐爬行，长期碰撞、挤压和摩擦鹰嘴滑囊而导致发炎者甚多，故亦称"矿工肘"。主要表现为鹰嘴部皮下囊性肿物，直径为 2~4cm，可有轻度压痛，一般无疼痛及功能障碍。

二、体表定位

屈肘，肘尖部最突出的骨凸部即是尺骨鹰嘴。如有鹰嘴皮下囊肿胀，则局限性突出更明显（图 3-3-1）。

三、针刀治疗

患者仰卧位，患肢屈肘 90°，将肘放于胸前，肘下与胸壁间垫以薄枕，使肘尖暴露清楚，施术方便。刀口线与肢体纵轴平行，针刀体与皮面垂直。快速刺入皮肤、皮下组织，深入有落空感即已入皮下囊内。提起针刀，切开囊壁 2~4 次即可。再提起针刀至皮下层，将针刀体向一侧倾斜，几与皮面平行，向左（或右）推进 1~1.5cm，在皮下层行通透剥离，皮下层松动后出针刀。

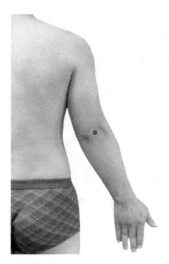

图 3-3-1　鹰嘴滑囊病变点

四、推拿治疗

以活血化瘀为原则。患者与术者均为坐位,术者坐于患者患肢侧,患肢下垫一小枕。膏摩的介质选用双氯芬酸二乙胺乳胶剂(扶他林)。对于症状轻、肘关节活动无明显障碍的患者,先以擦法在尺骨上端和尺骨鹰嘴上缘治疗 3~4 分钟。再在尺骨鹰嘴做轻柔的按揉法,同时在肱三头肌施以拿法,2~3分钟。接着在尺骨鹰嘴涂擦扶他林乳胶少许。用擦法从鹰嘴部沿三头肌方向擦,以透热为度,并使药剂完全渗透入皮肤;而后以一指禅推尺骨鹰嘴滑囊 1 分钟,同时在另一手配合下,使患肢做肘关节屈伸运动。接着再在尺骨鹰嘴涂擦扶他林乳胶少许,施以上述方法,如此 3 遍。以搓法结束治疗。对于症状重、肘关节屈肘时轻度受限的患者其他方法不变,将膏摩时一指禅推改为大鱼际按揉,时间为 2~3 分钟;在做肘关节屈伸时,应注意控制活动幅度,由小及大,以患者承受为度;结束手法后以远红外线照射 20 分钟;并在局部加压包扎。症状缓解后,操作方法按照症状轻的患者治疗。以上手法每日1 次。术后嘱局部保暖,避免寒冷和其他机械刺激,并嘱患者自行在患处涂擦扶他林乳胶加以大鱼际按揉,改变不良习惯,并适时增加功能锻炼,禁酒。〔沈灏. 膏摩为主手法治疗尺骨鹰嘴滑囊炎 27 例［J］. 中国中医急症,2010,19(01):139.〕

五、火针配合药物治疗

1. 临床资料　36 例患者随机分为观察组及对照组,各 18 例,两组一般资料经统计学处理,差异均无统计学意义($P > 0.05$),具有可比性。

2. 治疗方法　观察组：患者取侧卧位，在尺骨鹰嘴肿胀、压痛最明显处定位，局部消毒，将中号火针针尖、针体烧红，迅速刺入既定部位，直入直出，深度以达到滑囊腔为度，后予小块无菌纱布包扎。每周治疗1~2次，2周后统计疗效。治疗期间，辅以洛芬待因片（每片含布洛芬0.2mg、磷酸可待因12.5mg）口服，每次1片，每日3次，根据病情，服用2~3日。对照组：患者取侧卧位，局部皮肤常规消毒，用9号针头穿刺入滑膜囊内，抽尽积液，后将混合液（2%利多卡因4ml+泼尼松龙25mg）缓慢加压注射，进行局部封闭，每周1次，2周后统计结果。

3. 疗效观察　治愈：无自觉症状，无肿块，无压痛，无反复；好转：自觉症状缓解，时好时坏，肿块消失无压痛；有效：自觉症状略有缓解，但肿块仍存在压痛；无效：经治自觉症状未改变，甚或加重。本次治疗结果显示，观察组总有效率为88.89%，高于对照组的83.33%，观察组与对照组比较，差异有显著性（P<0.05）。〔杨雨果.中西医结合治疗尺骨鹰嘴滑囊炎36例[J].中医临床研究，2016，8（08）：42-43.〕

六、中药外敷治疗

常用滑囊炎散，其中药成分有穿山甲35g、天南星25g、生半夏25g、茯苓30g、防己25g、龙骨20g、牡蛎20g。使用方法是将药物一起研成细末，混合均匀，再加温热水、热醋各半进行混合，将药粉调和均匀后外敷关节鹰嘴部。其作用为软坚散结、活血化瘀和利尿消肿，并能缓解关节疼痛。〔栾长业.常见颈肩臂痛病与手法治疗[M].北京：人民卫生出版社，2008：203-204.〕

七、穴位注射治疗

对急性和外伤性鹰嘴滑囊炎，首先在消毒后抽出积血，然后再注入曲安奈德10mg（0.5ml）或地塞米松5mg，均加2%盐酸利多卡因1.0ml痛点注射；对慢性鹰嘴滑囊炎患者，先在鹰嘴滑囊触到压痛点（阿是穴），再注入曲安奈德或地塞米松加2%盐酸利多卡因混合液，操作时先穿过肌腱浅层（有突破感），在推药无明显阻力、回抽无血后即可推入适量药液，每周可重复注药1次，每5次为1个疗程。〔杨正旭.肘关节劳损中西医结合诊治体会[J].河北中医，2009，31（10）：1500.〕

八、中药熏洗治疗

常用的中药配方为伸筋草30g，威灵仙30g，制川乌15g，制草乌15g，海桐皮30g，木瓜30g，怀牛膝30g，川芎30g，加水2 500ml，煎15~25分钟，煮沸后先用热气熏蒸，待水温合适后再取适量药液浸泡阿是穴处，每天1剂，每剂使用2次。为加强每次治疗效果,再口服正骨紫金丹或五虎丹。〔杨正旭.肘关节劳损中西医结合诊治体会〔J〕.河北中医,2009,31(10):1500.〕

第四节　肱横韧带病变点

一、简介

肱横韧带病变常见于长期反复过度活动的体力劳动者,可因外伤或劳损后急性发病,但大多是由于肌腱长期遭受磨损而发生退行性变的结果。

二、体表定位

肱横韧带病变点位于结节间沟,可先触诊肩峰下之骨性突起大结节,其内侧缘即是结节间沟,用拇指指尖左右弹拨,可感知指下有条索活动感,同时患者感觉酸痛(图3-4-1)。

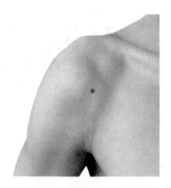

图 3-4-1　肱横韧带病变点

三、针刀治疗

嘱患者仰卧位,刀口线方向与肌腱方向一致,针刀体与皮肤垂直刺入皮肤,感觉阻力增大时提示针刀抵达肱骨横韧带表面,刀口线方向与韧带纤维方向垂直,将韧带横行切开,切开时可感到有声响以及明显的落空感。只需要切开韧带,切不可用针刀穿透肌腱达骨面。

四、穴位注射治疗

嘱患者俯卧位,医者触诊肱横韧带病变点,持5号针头刺入,避免触及神经和血管,注射0.5%普鲁卡因等溶液,注射完立即压迫止血。

第五节　髌下脂肪垫劳损点

一、简介

髌下脂肪垫劳损可引起膝关节的疼痛,也是引起膝关节功能障碍的主要原因之一。它是由反复慢性损伤导致无菌性炎症、脂肪垫表面滑膜增生及滑膜绒毛状增生,继而与髌韧带及周围软组织粘连所形成。

二、体表定位

1. 髌下脂肪垫劳损点①　患者平卧于治疗床上,暴露治疗部位,膝下垫枕头,使膝关节成屈曲位,于髌骨下缘中点定点(图 3-5-1)。

2. 髌下脂肪垫劳损点②　位于内膝眼(图 3-5-1)。

3. 髌下脂肪垫劳损点③　位于外膝眼(图 3-5-1)。

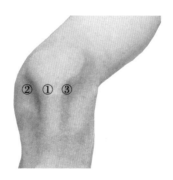

图 3-5-1　髌下脂肪垫劳损点

三、针刀治疗

(一)操作方法

1. 髌下脂肪垫劳损点①　嘱患者仰卧位,膝下垫枕头,刀口线与下肢纵轴平行,针刀体与皮肤垂直刺入,通过髌韧带后,用左手拇指上推髌尖,其余四指按压髌底,使髌尖上翘,调转刀口方向 90°,横向切开脂肪垫 1~3 刀后出针刀。

2. 髌下脂肪垫劳损点②　嘱患者仰卧位,膝下垫枕头,刀口线与身体纵轴平行,针刀体与皮肤垂直刺入,使针刀体方向朝向对侧,即内侧治疗时朝向外侧,外侧治疗时针刀朝向内侧,根据病变程度,向 2~3 个方向反复切开整个脂肪垫,将包裹并深入脂肪垫内部的筋膜充分切开。

3. 髌下脂肪垫劳损点③ 操作方法同上。

（二）临床报道

1. 临床资料 原发性髌下脂肪垫劳损 60 例，分为针刀治疗组（治疗组）和超短波治疗组（对照组）各 30 例。经统计学检验，两组的性别、年龄、病程比较，差异无显著性意义（均 $P>0.05$），具有可比性。

2. 治疗方法 治疗组进行针刀治疗，患者取仰卧位，屈曲膝关节 70°~80°，使足平稳放于治疗床上。定点，常规消毒，铺无菌洞巾，戴无菌手套，在髌骨下缘和胫骨粗隆之间的压痛点上进针刀，快速刺入皮肤，通过皮下组织、髌韧带，达髌韧带下与脂肪垫之间，分别在脂肪垫的正中线上和内外膝眼方向，由上而下纵行切开、剥离脂肪垫 3~4 刀，深度约 5mm（不穿透脂肪垫），务必使髌韧带与脂肪垫组织之间充分松解后出针刀。用无菌敷料压迫针眼片刻，贴创可贴保护针眼，术毕进行手法操作：①膝关节伸直位，助手由髌骨上方向下推挤，医生以双手拇指压于髌韧带两侧，向内后上方深压，促使脂肪垫与髌韧带、髌尖的粘连进一步松解剥离。②被动过屈、过伸膝关节数次。③让患者自己最大限度地伸、屈膝关节数次。每周治疗 1 次，3 次为一疗程。共治疗 1 个疗程。对照组进行超短波治疗，频率为 70~120Hz，两电极对置于膝关节部，微热量，每日 1 次，每次 15 分钟，10 次为 1 疗程。共治疗 2 个疗程。

3. 疗效观察 根据相关标准，本次治疗结果显示，治疗组与对照组的总有效率分别为 96.67% 和 86.67%（$P<0.05$），两组差异具有显著性。两组治疗前后 VAS 评分和压痛评分比较，治疗组更好，差异有统计学意义（$P<0.01$）。（田有粮，李茜，金鑫鑫，等 . 针刀松解治疗髌下脂肪垫劳损临床研究 [C]. 中华中医药学会针刀医学分会 2013 年度学术年会论文集，2013.）

四、推拿治疗

1. 临床资料 96 例髌下脂肪垫劳损患者，随机分为推拿手法治疗组和展筋酊外用治疗组，各 48 例。两组患者一般资料比较，差异无统计学意义（$P>0.05$），具有可比性。

2. 治疗方法 推拿手法组：①患者仰卧位，患肢膝关节自然微屈伸直，腘窝处放置垫枕。采用手掌或肘部肌腹部分按揉髌骨周缘、髂前下棘股直肌附着区、股四头肌腹及胫骨粗隆髌韧带附着区约 3 分钟，拇指点揉梁丘、血海、足三里、阴陵泉，每穴 1 分钟左右。②双手拇指推按两膝眼处，以酸胀为度，约 2 分钟。③以一手的拇、食指放置于髌骨的内、外上角向下推压，使髌骨下移，下角上翘，用另一手食、中指指腹端沿髌骨下角，向上、向内施力按压髌下脂肪垫，患者出现胀痛加剧，压力由轻到重，强力按压但应以患者耐受为度,每痛点施术 30 秒左右。④再将患者的髋、膝关节各屈曲 90°,医者一手扶膝,一手握踝部,牵引下环转摇晃小腿,然后使膝关节尽量屈曲后,再缓慢拔直 3~5 次。⑤再用手掌或鱼际按揉放松髌骨周缘 1 分钟,休息 5 分钟即告术毕。每日 1 次,5 次为 1 个疗程,间隔 2 天后进行下 1 个疗程治疗,3 个疗程后评定治疗效果。展筋酊外用组:取适量展筋酊擦于膝关节压痛点,按摩至发热,每次 10~30 分钟,每天 2 次,治疗时间与推拿手法治疗组保持一致。治疗期间嘱患者保持良好的休息,勿使膝关节承受过大压力,日常不要过于劳累。

3. 临床结果　采用 Baily 膝关节评分量表对患者进行测评,量表共分 4 个维度,分别为疼痛、功能、活动范围、畸形,总分 0~50 分。优(35~50 分):膝关节无肿痛,功能完全或基本改善,膝关节过伸试验阴性;良(30~34 分):膝部肿痛减轻,下楼梯或下坡仍有轻度疼痛,膝关节过伸试验略阳性;差(<30 分):症状未改善,X 线有钙化阴影。本次治疗结果显示,推拿手法治疗组患者的优良率为 95.83%,显著高于展筋酊外用治疗组的 70.83%,差异具有统计学意义($P<0.05$)〔李江波,陈美丽. 推拿手法对髌下脂肪垫劳损的治疗效果观察[J]. 内蒙古中医药,2017,36(16):109-110.〕

五、推拿结合超声波治疗

1. 临床资料　原发性髌下脂肪垫劳损 80 例,随机分为推拿并超声波结合中药离子导入治疗组(治疗组)和推拿并超声波治疗组(对照组)各 40 例。两组的性别、年龄、病程比较差异无统计学意义($P>0.05$)。

2. 治疗方法　治疗组:先进行推拿手法治疗,患者取仰卧位,放松股四头肌,医者立于患者一侧,先进行局部揉、摩等放松手法,然后术者以左手拇、食指分别按住髌骨底的内外缘推向远端,使髌骨尖向远端凸出,右手拇指螺纹面朝上,指尖在髌骨缘由下向上、由后向前进行按压、滑动、弹拨,以髌尖粗面及髌骨下 1/2 段边缘为重点,手法可由轻到重,逐渐加力,以患者能耐受为度。滑动按压时,拇指尖需要有间歇性地放松,但手指不离开皮肤。滑动按压 5 分钟后,再行局部揉、按、摩等放松手法。每次治疗 15 分钟,每日 1 次,10 次为 1 个疗程。手法治疗后即进行直流电中药离子导入治疗,将草乌、赤芍、当归各 20g,蒲公英、干姜各 30g,天南星、白芷、川芎、羌活、乳香、没药各 10g,加水煎取药液 500ml,瓶装放冰箱内备用。采用 DS-B 型 698 点送电疗机进行治疗,在膝眼穴部位放置药液浸湿的绒布,上面放 1cm 厚温水浸湿的衬垫,铅板电极,用沙袋压实,正极导入,负极放在膝关节下面或腰背部。电流强度 10~15mA,以患者正极局部有针感为佳。每次治疗时间为 20 分钟,每日 1 次,10 次为 1 个疗程。最后采用穴位超声治疗机进行治疗,工作频率为 800kHz,选用直径为 1.5cm 的声头,输出声强为 0.75W/cm^2,脉冲挡的通断比为 1 : 2,在患者的髌骨下缘髌韧带及内外膝眼穴位采用接触移动法,声头移速为 3cm/s,每次作用时间为 10 分钟,每日 1 次,10 次为 1 个疗程。对照组只单纯采用推拿并超声波治疗,操作方法及疗程等均与治疗组相同。

3. 治疗结果 本次治疗效果显示,两组治疗后 VAS 评分较治疗前均有所降低,提示两组均能很好地缓解临床症状;治疗组治疗后评分低于对照组,提示推拿并超声波结合中药离子导入治疗能更好地减轻疼痛。两组治疗后压痛评分较治疗前均有所降低,提示两组均有较好的临床效果。治疗组治疗后压痛评分低于对照组,提示推拿并超声波结合中药离子导入的临床疗效优于单纯推拿并超声波治疗。〔田有粮,李月,李茜,等 . 推拿并超声波结合中药离子导入治疗髌下脂肪垫劳损临床研究 [J]. 中国骨伤,2009,22(11):816-818.〕

六、经筋针刺结合推拿治疗

1. 临床资料 62 例髌下脂肪垫损伤患者,其中男 27 例,女 35 例;年龄 14~25 岁;病程 15 天至 6 年;左膝 22 例,右膝 40 例。

2. 治疗方法 经筋针刺,选主穴:沿足阳明、足少阳、足太阴、足太阳经筋触诊,于髌周即髌内、髌内上、髌内下、髌外、髌外上、髌外下、胫骨内髁、胫骨外髁、胫骨结节等处寻找阿是穴。配穴:风寒湿痹证加血海、阴陵泉、曲泉、漏谷、地机、阳陵泉、足三里;横络卡压者加内膝眼、犊鼻、漏谷、地机、三阴交、膝关、阳陵泉、光明、梁丘。操作:患者取仰卧位,常规皮肤消毒后,选用 0.30mm × 40mm 不锈钢毫针刺入主要疼痛性筋结病灶点,直刺或斜刺进针,进针 3~5cm 直达病灶点,得气后反复提插捻转 2 分钟,针感强度以患者能忍受、不引起关节挛缩为度,休息 10 分钟,重复行针 1 次后起针。配穴行常规针刺,进针后、出针前各运针 1 次,行平补平泻手法,产生得气感,留针 20 分钟。推拿治疗,让患者仰卧,患肢膝关节微屈,腘窝下垫枕。医者双手大鱼际摩揉膝部脂肪垫区及其两侧和上下部,以温热为度;继而用双手掌指关节或小鱼际于膝部脂肪垫区及其上下部位行搽法 2~3 分钟;拇、食指左右、上下活动髌骨,并沿髌骨两侧间隙上下滑捏数次,多指捏提髌骨及股四头肌下段数次。继之医者一手握拿患者膝部,另一手握住患者踝部,在伸膝位下,先将膝关节充分屈曲,再使膝关节过伸,同时手掌用力按压髌骨,一手拇指点揉、拨刮髌骨旁脂肪垫区痛点 2~3 分钟。以上两步手法,反复操作 3 遍为一次治疗。患者治疗期间应避免过度伸膝动作,建议每天做股四头肌自主收缩锻炼。仰卧或坐在床上,患肢膝关节尽量伸直,大腿前方的股四头肌收缩,踝关节尽量背伸,缓慢抬起整个下肢大约 15cm,保持 5 秒,缓慢直腿放下,如此反复,10 次为 1 组,每次锻炼做 4 组,每天锻炼 2~3 次。对于急性损伤适当地制动膝关节。以上治疗每周治疗 6 天,休息 1 天,治疗 1 周为一疗程,一般治疗 1~4 个疗程后观察疗效。

3. 疗效观察　参考《宣蛰人软组织外科学》拟定评定标准,本次治疗结果显示,治愈:膝关节过伸位疼痛、髌下脂肪垫压痛消失,恢复正常运动训练或劳动,计 32 例;显效:膝关节过伸位疼痛、髌下脂肪垫压痛消失,恢复正常运动训练或劳动,仅过度训练或过度劳累后感膝部不适,无痛或轻微疼痛,计 18 例;有效:膝关节过伸位疼痛、髌下脂肪垫压痛得到明显改善,但残留不严重疼痛或轻微功能障碍,能够进行小强度的运动训练或一般劳动,计 7 例;无效:膝关节过伸位疼痛、髌下脂肪垫压痛略有改善或无明显效果,计 5 例。总有效率为 91.9%。〔赵如意,刘克锋,李沛 . 经筋针刺结合推拿治疗髌下脂肪垫损伤 62 例[J]. 中国针灸,2015,35(11):1171-1172.〕

七、斜圆刃针治疗

1. 临床资料　因选取病例均为单纯性髌下脂肪垫损伤,无其他合并症,故本组 53 例均为青中年患者,其中男 23 例,女 30 例;年龄 18~56 岁;病程 7 天至 2 年。

2. 治疗方法　患者取仰卧位,膝下垫一软枕以利操作,膝关节呈屈曲 90° 位,选用 0.5mm×50mm 的斜圆形刃针,取内外膝眼为进针点,碘酒、酒精消毒,左手将髌骨向下推挤,使髌骨下极向上翘起并加以固定,右手持针分别自内外膝眼进针,针尖朝向髌骨下极,直达髌骨下极抵住骨面后将针回提至皮下,再朝该方向点刺 3~5 针,可听到或手感到粘连纤维断裂声。髌骨前下缘脂肪垫附着点是治疗关键点。针尖不可刺入关节腔内,以免伤及髌骨内面软骨面、脂肪垫实质及关节滑膜。每隔 2 天治疗一次,3 次为一个疗程,每名患者治疗时间均不超过 2 个疗程,治疗期间嘱患者避免过多膝关节负重活动。

3. 疗效观察　按照《中医病证诊断疗效标准》,治愈:膝关节无肿痛,功能完全或基本恢复,膝过伸试验阴性;好转:膝部肿痛减轻,下楼梯仍有轻微疼痛,膝过伸试验(±);未愈:症状未改善,X 线摄片可见脂肪垫钙化阴影。本次治疗结果显示,53 例患者,治愈 43 例,好转 9 例,无效 1 例,总有效率为 98%。〔李永新 . 斜圆刃针治疗髌下脂肪垫损伤 53 例疗效总结[J]. 中医临床研究,2015,7(35):32-33.〕

八、火针治疗

1. 临床资料　196 例门诊患者随机分为治疗组和对照组,其中治疗组 104 例,对照组 92 例,两组患者一般情况比较,差异无统计学意义(*P*>0.05),具有可比性。

2. 治疗方法　治疗组: 患者取仰卧位, 膝下垫一直径为 20cm 圆枕, 使膝关节呈屈曲位, 在患者髌韧带两侧内外膝眼穴处寻找髌下脂肪垫的压痛点 1~2 处, 用龙胆紫(甲紫)做一标记, 局部皮肤常规消毒, 医生左手扶持住髌骨并下推髌骨, 固定, 右手持规格为 0.5mm×45mm 的钨锰合金单头火针至酒精灯上烧至红中透白时, 快速斜向上刺入, 至髌骨下, 并迅速出针, 针刺深度为 1 寸左右, 要求火针操作时稳、准、快, 疾入疾出, 但不能刺入关节腔内。出针后, 迅速用无菌干棉球按压针眼片刻, 并用苯扎氯铵贴外敷 1 天。嘱患者治疗后 48 小时针眼勿沾水。以上治疗每 3~4 日 1 次, 每周 2 次。3 周后结束治疗, 并进行病例疗效统计。对照组: 常规针刺治疗, 以本科教材《针灸学》中痹证的取穴(阿是穴 + 局部经穴)作常规针刺, 平补平泻, 留针 30 分钟, 每日 1 次。3 周后结束治疗, 并进行疗效统计。

3. 疗效观察　本次治疗结果显示, 治疗组总有效率为 90.38%, 对照组总有效率为 73.91%, 两组比较, 差异有统计学意义($P<0.05$)。〔郑秋枫. 火针治疗髌下脂肪垫损伤疗效观察[J]. 现代医药卫生, 2012, 28(08): 1248-1249.〕

九、温针灸治疗

1. 临床资料　将 43 例患者随机分为两组, 治疗组 22 例, 对照组 21 例。两组患者年龄、性别、病情轻重、病程, 经统计学处理, 差异无统计学意义($P>0.05$), 具有可比性。

2. 治疗方法　治疗组: 医者用左手拇指和食指向下推挤髌骨, 使其下端翘起并加以固定。右手持针, 使针尖从髌骨下缘向髌骨后方刺入, 并沿髌骨深面缓缓进针, 针尖抵达髌骨后面的 1/3~1/2 处留针。针尾置 2~3cm 长的艾条, 点燃艾条, 直至艾条燃尽并没有余热后拔针。然后再用毫针从内外膝眼刺入髌骨后方, 施以同样的温针灸治疗。每日治疗 1 次, 7 次为 1 个疗程, 疗程间休息 2 天。两个疗程后统计结果。对照组采用体针加电针, 选取梁丘、血海、内外膝眼、足三里、阴陵泉、阳陵泉等穴。针刺后针柄接电针治疗仪, 采用疏密波, 疗程同治疗组。

3. 疗效观察　参照《中医病证诊断疗效标准》, 本次治疗结果显示, 治疗组治愈 13 例, 好转 7 例, 无效 2 例, 总有效率 90.91%。对照组治愈 11 例, 好转 4 例, 无效 6 例, 总有效率 71.43%。〔程杰. 温针灸治疗髌下脂肪垫损伤疗效观察[J]. 中国民族民间医药, 2012, 21(08): 104.〕

十、银质针导热治疗

1. 临床资料　30 例患者中, 男 9 例, 女 21 例; 年龄 35~70 岁; 病程 390 天至 10 年。均符合髌下脂肪垫炎的诊断标准, 排除膝关节因肿瘤、结核、半月板损伤、关节滑膜损伤、关节内游离体等引起的疼痛肿胀及凝血功能障碍者。

2. 治疗方法　采用直径为 1.1mm、长 15cm 的银质针。患者仰卧位,膝后垫枕。在髌骨下 1/2 段即髌下脂肪垫边缘下 1cm 部位,做出相应的针距为 1cm 两行向上开口成弧形的 12~20 个进针点标记。常规消毒皮肤,铺无菌洞巾,用 0.5% 利多卡因做进针点的局部麻醉。银质针以髌下脂肪垫髌尖粗面附着处为中心刺入,直至粗面对侧,形成一扇面的围刺。用银质针导热巡检仪加热,仪器设定温度为 110℃,针接触的皮肤表面温度为 45℃左右,加热时间为 20 分钟。治疗中注意观察银质针周围的红晕,并询问患者有无皮肤灼热感,若有灼热感可将加热探头适当调整到患者耐受为度。治疗结束后,拔出银质针,用无菌纱布按压针眼几分钟,用 75% 的乙醇棉球消毒,创面覆盖无菌纱布,弹力绷带缠好。

3. 疗效观察　参考相关标准,本次治疗效果显示,所有患者均治疗 1 次,无针道感染。治疗后 7 天总有效率为 66.6%;治疗后 1 个月总有效率为 86.6%。〔李研,赵长华,杜金.银质针导热疗法治疗髌下脂肪垫炎临床观察［J］.长春中医药大学学报,2012,28（04）:667-668.〕

第六节　跟骨脂肪垫劳损点

一、简介

足跟部位被高低不平的路面或小石子硌伤,易引起跟骨负重点下的脂肪垫组织损伤,局部充血、水肿,日久组织变性,发生增生、粘连与钙化。

二、体表定位

跟骨脂肪垫劳损点位于足跟压痛最明显的 3~5 处（图 3-6-1）。

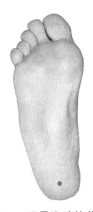

图 3-6-1　跟骨脂肪垫劳损点

三、针刀治疗

（一）操作方法

患者取俯卧位,踝关节前垫一软枕,医者定点于足跟压痛最明显的 3~5 处,刀口线方向与足部纵轴垂直,针刀垂直皮肤刺入,达跟骨骨面后,稍退后,纵向切开 2~3 次,横行剥离 2~3 次,勿过度刺激骨膜,挤出少许血液后即可。

（二）临床报道

1. 临床资料　本组患者 50 例共 58 足,其中男 28 例 33 足,女 22 例 25 足。

2. 治疗方法　①定位:患者取俯卧位或坐位,踝关节前或下垫软枕,保持足跟稳定,在足跟下压痛最明显处,亦即脂肪垫或跟骨骨刺位置定点,用龙胆紫做标记,常规皮肤消毒,戴无菌手套,铺无菌洞巾。②操作方法:于预定进针点用 2% 利多卡因局部麻醉,针尖刺到跟骨表面最好;针刀于麻醉针眼部位进针,针刃与足纵轴平行,针体垂直足跟皮肤刺入,深度至跟骨表面,做垂直切割数刀,调整针体与足跟皮肤呈约 60°,向足尖以及后跟方向纵向切割、剥离数刀,迅速出刀,针眼内可注入地塞米松 5mg 及维生素 B_2 0.5mg,针眼压迫止血,创可贴保护。③术后口服阿莫西林或环丙沙星 3 天,预防感染。3 天后去掉针眼创可贴,开始中药患足熏洗,每日 3 次,每次不少于半小时。5 剂(10 天)1 疗程。一般熏洗 1 个疗程,必要时熏洗 2 个疗程。

3. 治疗效果　痊愈:足跟疼痛消失,活动自如,功能恢复正常;显效:足跟疼痛明显减轻,活动基本正常,生活工作基本不受影响;好转:足跟疼痛减轻,活动较前进步,正常生活工作尚受影响;无效:足跟疼痛无减轻,正常生活工作受影响。本次治疗结果显示:本组患者均经一次针刀治疗,中药熏洗 1 个疗程痊愈者 30 例 34 足,显效 10 例 11 足,好转 9 例 12 足,无效 1 例;中药熏洗 2 个疗程痊愈者 40 例 45 足,显效 7 例 9 足,好转 2 例 3 足,无效 1 例。〔孙香林,孙国锋 . 小针刀配合中药熏洗治疗跟骨脂肪垫炎 50 例［J］. 内蒙古中医药,2011,30(10):31-32.〕

四、推拿配合中药外敷治疗

（一）操作方法

1. 推拿治疗　患者取仰卧位,医生坐于患足侧。先屈小腿,在小腿三头肌远端和跟腱施以拿法,双手交替、用力轻柔,3~5 遍。再分别指揉承山、三阴交、太溪诸穴,每穴各 1 分钟。继以上体位,将患肢略外展外旋,微屈小腿,使足心向上,以双手拇指重叠按压足跟底部,由后向前,从侧向依序按压;以阿是穴为重点,加倍(时间和力量)施之。在跟骨脂肪垫劳损点按压的同时可辅以按揉法,这样可缓解疼痛。共 5~6 分钟。而后在涌泉穴施以指揉法,手法刺激量不要太大,约 1 分钟。继以上体位,在足底部施以擦法,以热为度。

2. 中药外敷　将中药混合碾碎成糊状,每天早晚外敷于跟骨脂肪垫劳损点处,其外用保鲜膜覆盖,等干燥之后去除。

（二）临床报道

1. 临床资料　42 例全部为门诊患者。其中男 19 例,女 23 例。

2. 治疗方法

（1）推拿治疗:患者取仰卧位,医者首先以推揉手法推揉跟腱及足跟数次,然后双手提捏跟腱 3~5 次。医者一手托踝部,一手点按跟骨压痛点 3~5 分钟,点按的力量应从小到大,然后点压昆仑、太溪、申脉、照海、三阴交、悬钟等穴。弹拨跖筋膜 5 次,最后揉足跟数次,擦足跟以足跟透热为度。每次治疗约 25 分钟,每日 1 次,10 次为 1 疗程。

（2）中药外敷:药用川乌、川芎、白芷、白僵蚕、威灵仙、当归,将上药各等分,共为细末,取适量加陈醋调成糊状敷足跟部,外以胶布固定。每次贴敷 24 小时,隔日 1 次,5 次为 1 疗程。

3. 临床结果　42 例中痊愈（疼痛消失,行走自如）20 例,显效（疼痛消失,稍有不适）19 例,无效（症状无明显改善）3 例,总有效率为 92.9%。〔李国忠. 推拿加中药外敷治疗跟骨下脂肪垫炎 42 例［J］. 国医论坛,2006（05）: 27.〕

五、踝三针加艾条灸治疗

1. 临床资料　40 例门诊患者,男 12 例,女 28 例,年龄 32~65 岁,病程 2 个月至 3 年;其中,左侧足跟痛者 14 例,右侧足跟痛者 18 例,双侧足跟痛者 8 例。

2. 治疗方法　针刺治疗:取患侧踝部的太溪、水泉、昆仑,简称踝三针。针刺时嘱患者平卧,针刺穴位常规消毒后,用一次性无菌针灸针,取 1 寸长毫针,施针时向足跟方向进针,每穴进针深度约为 0.5~0.8 寸,以局部产生麻胀感为佳,得气后施平补平泻法,留针 20 分钟,留针期间行针 1 次,每日 1 次,10 次为 1 个疗程。艾条温灸:留针期间取纯艾条 1 根,点燃后对准疼痛部位,施行雀啄灸,施灸距离以患者有温热感而不灼痛为度,操作 10~15 分钟,灸后局部红润为度。双侧足跟痛者,两侧分别施灸。

3. 临床结果　治愈:疼痛完全消失,行走自如,6 个月内不复发;显效:疼痛基本消失,但行走时间长仍疼痛或复发;有效:疼痛较治疗前减轻;无效:治疗后疼痛无改变。本次治疗结果显示:40 例患者中,治愈 26 例,显效 8 例,有效 4 例,无效 2 例。总有效率为 95%。〔刘春. 踝三针加艾条灸治足跟骨下脂肪垫炎 40 例［J］. 中国社区医师,2007（20）: 44.〕

六、火针治疗

（一）操作方法

嘱患者坐位,跟骨脂肪垫劳损点常规消毒后,选用中号火针,在点燃的酒精棉球外焰中烧至白亮,迅速点刺劳损点及周围 3~4 点,每一点针刺深度 0.5~1 寸,点刺后即刻出针,若出血则以干棉球按压针孔,治疗后 24 小时内不宜沾水或搔抓针孔,以防止感染。

（二）临床报道

1. 临床资料　21 例跟骨下脂肪垫炎患者,男 9 例,女 12 例;左脚痛者 7 例,右脚痛者 14 例;年龄 28~65 岁;病程 1 周至 3 年。

2. 治疗方法　取穴:患侧承山、昆仑,足跟部阿是穴(4~6 个)。火针规格:中号火针 0.65mm × 50mm。操作:患者俯卧位,暴露患侧下肢部及足跟部皮肤。在患侧承山、昆仑及足跟部,先用碘伏消毒,后用 75% 乙醇棉球脱碘,术者左手持酒精灯,右手持中号火针,将针具烧红后迅速刺入选定的穴位内,迅速出针,刺入穴内 5~10mm。每周治疗 1 次,2 周为一疗程,共治疗 2~3 个疗程。

3. 疗效观察　依据《中医病证诊断疗效标准》进行疗效评定。治愈:足跟疼痛完全消失,行走自如,随访半年未复发,计 18 例;好转:疼痛较前明显减轻,或仅在行走时偶感不适,计 2 例;无效:症状无明显变化,计 1 例。总有效率为 95.2%。〔王燕,靳刚,卜超,等. 火针治疗跟骨下脂肪垫炎 21 例[J]. 中国针灸,2018,38(07): 734.〕

第七节　慢性跟腱炎劳损点

一、简介

跟腱是由连接小腿后方肌群与跟骨的带状肌腱纤维组成,张力通过肌肉收缩传递到跟腱。由于跟腱的横断面较肌肉组织小得多,约 1∶60,故而跟腱组织负担的单位张力远高于肌肉。跟腱炎一般指跟腱急慢性劳损后形成的无菌性炎症,是在运动过程中,小腿腓肠肌和跟腱承受了反复过度牵张力导致的。另外,突然增加锻炼的强度或频率也常会引起跟腱炎。

二、体表定位

慢性跟腱炎劳损点:当患者俯卧位时,下肢平伸,踝下放垫,跟腱腱围压痛处即是(图 3-7-1)。

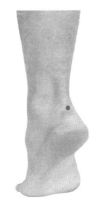

图 3-7-1 慢性跟腱炎劳损点

三、针刀治疗

（一）操作方法

松解跟腱周围劳损点处，使针体与皮肤垂直，刀口线和跟腱纤维平行，刺透腱围，纵切数刀，纵行疏通剥离，然后横行剥离。一般为 2~3 次，有硬结的，集中捣碎。可根据压痛面积的大小，选择 2~4 个治疗部位松解。然后出针，按压针刀孔 1 分钟。

（二）临床报道

1. 临床资料　45 例患者中，男性 28 例，女性 17 例；年龄 26~72 岁；左侧 17 例，右侧 22 例，双侧 6 例；病程 1~15 年。

2. 治疗方法　足垫稳，取患足跟骨结节压痛最明显处为进针点，用棉签蘸龙胆紫标记，常规消毒，铺无菌洞巾，用一次性 5ml 6 号针管，使针尖与足跟端跟底平面约呈 60°，快速刺入皮肤，缓行进针至跟骨结节处，回抽无血后，从 3 个方向注入 2% 利多卡因 2~5ml，出针，轻揉此处几秒钟，再用 4 号或 3 号针刀，刀口线与足底纵轴垂直，针体和足底的后平面呈 60° 角，进入深度达骨刺尖部，做横行切开剥离，3~4 下即可出针。将针孔覆盖好后，医者一手使患足过度背屈，同时另一手拇指向足背方向推顶足弓部的跖长韧带和跖腱膜，2~3 次即可。术后创可贴固定，3 日内患足避水以防感染。

3. 临床结果　参考相关标准，本次治疗结果显示：45 例患者中，治愈 31 例，显效 6 例，好转 5 例，无效 3 例，总有效率为 93.33%。〔侯珺，王斯晗. 小针刀疗法治疗足跟痛 45 例［J］. 陕西中医学院学报，2014，37（03）：56，62.〕

四、穴位注射治疗

嘱患者坐位，医者触诊劳损点处，持 5 号针头刺入，避免触及神经和血管,注射 0.5% 普鲁卡因等溶液,注射完立即压迫止血。

五、推拿治疗

(一)操作方法

1. 准备手法　患者俯卧位,脚踝部垫枕,医者施揉法自小腿向下揉至跟腱,往返 3~5 次。

2. 治疗手法　患者俯卧屈膝 90°,医者缓慢摇转踝关节 3~5 遍,然后做踝关节跖屈、背伸运动,反复 5 次;用拇、食二指沿跟腱周围用捋顺法,往返 10 次;将患侧膝、踝关节各屈曲 90°,医生一手按于足前掌部,使跟腱处于紧张状态,另一手则用小鱼际在跟腱附着处用侧击法击之,约 15 次。

3. 结束手法　在跟腱及其周围用擦法,以透热为度。

(二)临床报道

1. 临床资料　本组 80 例,均为门诊患者。其中男 30 例,女 50 例;年龄 30~71 岁;病程 2 周至 8 年。其中,47 例进行了 X 线片检查,发现有跟骨骨质增生者 38 例,未见明显骨质改变者 9 例。

2. 治疗方法　患者俯卧位,踝部垫枕,医者用单手掌自患侧的腘窝经跟腱、足跟、足底推向足趾,反复推 5~8 遍;用肘、掌、指揉小腿后侧、跟腱、足跟及足底 4~8 分钟,重点揉跟腱及足跟部;摵、拨、拿、叩以上部位 3~5 分钟。

3. 疗效观察　疗效标准,治愈:经推拿及理疗后,症状全部消失,行走、站立、跑跳无疼痛;功能恢复,局部叩击时无疼痛感。显效:经治疗后,行走站立均无痛感,症状基本消失,局部无明显压痛,功能基本恢复,但劳累后、行走过久仍有胀痛感;无效:经治疗后,足跟疼痛症状无好转。本次治疗结果显示,80 例中,治愈 72 例,显效 6 例,无效 2 例,总有效率为 97.5%。〔陈宏泽.推拿为主治疗跟腱炎 80 例〔J〕.中国民间疗法,2008(11):12.〕

六、推拿配合中药外敷治疗

1. 临床资料　66 例均系门诊单侧发作的患者,男性 38 例,女性 28 例;年龄 21~65 岁;病程最短 3 天,最长 3 个月。

2. 治疗方法

(1)推拿手法:①以摵法为主,配合踝关节屈伸被动运动。患者俯卧,以摵法自小腿后部承山穴向下,至跟腱,手法由轻渐重,由浅及深,以有明显酸胀感为宜,反复 3~5 次。同时,另一手配合踝关节的屈伸活动,屈伸幅度在生理范围内尽量加大。②以提拿法为主。患者侧卧,先以轻柔手法按揉小腿腓肠肌及跟腱,然后逐渐加重,再以提拿法拿跟腱 3~5 次,最后用擦法使跟腱温热。③以推揉法为主。患者俯卧,先用揉搓法使小腿肌腹放松,然后用拇指推揉跟腱局部,手法宜轻柔,主要作用于腱围。④取穴:取肾俞、肝俞、阳陵泉、绝骨、承山、委中、涌泉等穴点揉1分钟。

（2）骨伤洗方二号外洗:桂枝、威灵仙、防风、五加皮各15g,细辛、荆芥、没药各10g。煎水熏洗,肢体可直接浸泡。

整个治疗,7天为1疗程。最短为1个疗程,最长为3个疗程。

3. 疗效观察　痊愈:肿胀、疼痛消失,行走正常;好转:肿胀、疼痛减轻,行走时轻度疼痛;无效:肿胀、疼痛仍明显。本次治疗结果显示:66例痊愈36例,好转30例,无效0例,总有效率100%。〔何建青.推拿加中药外洗治疗跟腱炎66例[J].陕西中医,2008(12):1659.〕

七、关刺治疗

1. 临床资料　24例患者中,男性16例,女性8例;年龄25~55岁;病程6周至4个月;单足患者18人,双足患者6人,共有30只患足。

2. 治疗方法　体位:取仰卧位,膝关节下垫10cm枕头,全身放松入静。针具:直径0.25mm、长度40mm毫针。操作:当在跟腱与内、外踝之间紧贴跟腱侧,以内、外踝一侧或内、外踝左右两侧直刺,针尖尽量触及跟腱,每隔1cm关刺1针,根据病变范围大小针刺4~10针;针刺深度以20~30mm为宜;针刺后稍做提插捻转泻法。留针30分钟,每周治疗2~3次,6次为1个疗程。治疗时间上午8~12时或下午1~4时。治疗2~3个疗程后统计治疗效果。

3. 临床结果　参考相关标准,本次治疗结果显示:24例患者治疗2~3个疗程后,其中痊愈10例,显效6例,有效6例,无效2例,总有效率91.67%;其中6例双足患者中,3例痊愈,3例显效。因此,所有患足总有效率为93.33%。〔陆永辉.运用《灵枢》关刺法治疗慢性跟腱炎24例[J].针灸临床杂志,2011,27(09):21-22.〕

第八节　腱鞘囊肿劳损点

一、简介

腱鞘囊肿是发生于关节部腱鞘内的囊性肿物,是由于关节囊、韧带、腱鞘中的结缔组织退变所致的病症。

二、体表定位

位于囊肿最高点(图3-8-1)。

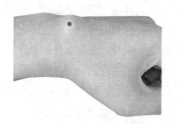

图 3-8-1 腱鞘囊肿劳损点

三、针刀治疗

（一）操作方法

以囊肿最高点作为进针点,刀口线与肢体纵轴平行,针刀体与皮肤垂直刺入,缓慢进针达腱鞘浅层,针下有阻挡感,切开囊壁数次。出针刀按揉囊肿,令囊液排出。再刺至囊内,令针刀体倾斜 45°,向周围腱鞘壁切开 1~2 次,术毕出针刀,加压包扎。

（二）临床报道

1. 临床资料　152 例四肢浅表腱鞘囊肿患者随机分为两组,其中,观察组 76 例,采用小针刀治疗;对照组 76 例,采用囊肿摘除术治疗。两组患者的年龄、性别、病程等一般资料比较,差异无统计学意义（P>0.05）,具有可比性。

2. 治疗方法　观察组采用小针刀治疗,具体方法为:根据患者囊肿部位选择合适的体位,对囊肿部位进行局部麻醉,充分暴露囊肿部位。医生佩戴一次性无菌手套、口罩,采用三点标记法对囊肿中点、左侧、右侧进行标记,明确进针位置。对囊肿部位进行消毒、铺巾后,使用 1ml 1% 利多卡因进行局部麻醉。医生左手拇指和食指捏住肿块,了解肿块与周围组织的关系,右手握住针刀从中点下刀。下刀时用力宜轻,使囊肿中点凹陷但不刺破,让囊肿下方的血管和神经被挤压到针刀两侧,减少对正常组织的损伤。然后用力刺破囊肿表皮,放缓进针速度,针刀有阻滞感时说明到达了囊肿基底层。用针刀横切和纵切 2~3 刀,破坏囊肿基底层组织,释放脓液。然后将针刀向上轻提一下,从囊肿内部向前后左右各刺 1 刀,穿破囊肿表皮,有利于排出脓液。最后退出针刀,液体流出后,双手由四周向囊肿中心挤压,排尽液体,直到囊肿完全消失。然后用消毒棉签对囊肿部位消毒,在进针刀口处注入 1ml 1% 利多卡因、1.5ml 0.9% 氯化钠和 0.5ml 醋酸泼尼松龙进行消炎止痛,按压 3 分钟后使用无菌纱布、绷带进行包扎,避免沾水。5 天后查看恢复情况,如有治疗不彻底的患者可以再次使用针刀进行治疗。对照组采用囊肿摘除术治疗,具体方法为:常规消毒、铺巾后进行局部麻醉。在囊肿表面皮肤上做一条大于囊肿长度的横切口,切开皮下组织,暴露囊肿位置。将与之相连的肌腱连同囊肿块切除,用力宜轻,不要挤破囊肿包块。然后对切口进行消毒、缝合、包扎。术后服用抗生素,提高营养摄入,保持切口干燥。

3. 临床结果　根据 WHO 关于腱鞘囊肿的疗效评价,将治疗结果分为治愈、显效、无效三个标准。治愈:患者囊肿完全消失,无不适症状;显效:患者的囊肿包块基本消失,偶有疼痛、活动受限症状;无效:患者的囊肿包块依然存在。随访 1 年,观察患者的复发率情况。本次治疗结果显示:观察组的治疗总有效率明显比对照组高;随访 1 年,观察组复发率明显比对照组低,差异均有统计学意义($P<0.05$)。〔唐达信 . 小针刀治疗四肢浅表腱鞘囊肿 76 例疗效分析〔J〕.实用中西医结合临床, 2016, 16(03): 32-33.〕

四、穴位注射治疗

1. 临床资料　本组 22 例腱鞘囊肿患者,均系本校师生及家属,其中手腕部囊肿 10 例,手掌背侧囊肿 12 例;男 7 例,女 15 例;年龄 18~64 岁;病程 6 个月至 4 年;腱鞘囊肿直径 1~3cm。

2. 治疗方法　根据囊肿大小,选择囊肿最突出部位,常规消毒铺巾,术者用左手拇、食指固定腱鞘囊肿,使之不易滑动。用细针头行表皮麻醉,右手取 12 号消毒针头,由腱鞘囊肿正中心进行穿刺,突破腱鞘后有落空感,然后左手拇、食指松开囊肿,固定住针头用 20ml 注射器连接针头,缓慢用力抽吸,可抽出囊肿内胶状囊液,至囊液基本吸尽。如果抽吸困难,可对囊肿针口周围挤压,抽吸完毕后,用少量生理盐水将剩余囊液冲吸干净,再用 5ml 无菌注射器抽取已配制好的封闭注射液(醋酸泼尼松龙注射液与 2% 利多卡因注射液,按 1∶1 比例配制)推进腱鞘囊腔内,注射量根据囊腔大小, 1~3ml 不等,拔出针头按压片刻,针眼处再消毒 1 次后用纱布固定,封闭完毕。

3. 临床结果　疗效判断标准:首次治愈标准为治疗后囊肿消退或基本消退, 1 个月内原部位无复发。复发标准为首次治愈后随访期内囊肿重新出现。好转:囊肿大部分消退;无效:治疗后很快复发。本次治疗结果显示:术后 0.5~1 年获随访 22 例,经 1 次治疗后痊愈者 15 例, 2 次治疗后痊愈者 4 例,一共占 86.4%;治疗后好转者 3 例,占 13.6%。〔刘海波 . 局部封闭治疗腱鞘囊肿 22 例体会〔J〕. 中国社区医师, 2007(20): 21.〕

五、火针治疗

1. 临床资料　41 例患者随机分为火针治疗组 21 例,针刺对照组 20 例,两组患者性别、年龄、病程等临床资料相比,均无显著性差异($P>0.05$),具有可比性。

2. 治疗方法

(1)火针治疗组:①针具:选用师氏粗钨火针,直径 1.2mm,针体长 5cm,

针柄长 5cm。②体位及消毒：患者取坐位，手背平放于治疗台或桌面上，囊肿处及四周皮肤和医生的左手拇、食指皮肤均用 2.5% 碘酒棉球消毒，再用 75% 酒精棉球脱碘，待酒精干后开始治疗。③方法：患者手背微屈，囊肿显露清楚，医生用左手拇、食指挤推囊肿内容物至一边并固定，选择囊肿高点偏下且柔软处为进针点，避开血管。医者右手持火针在酒精灯上将针尖及针身烧至通红、发白（酒精灯不能放置太远，既要方便右手准确刺入，又要快速刺入时保持针体的温度。烧针时，眼睛要注意针是否烧好，同时看准进针点），右手快速移动将火针迅速刺入进针点，达囊肿基底部为度，迅速拔出火针，全部过程 0.1 秒。胶状液体即随针孔流出（囊肿大、多房者，可在囊肿四周再刺 2~4 针），随后两手持消毒干棉球在针孔处挤压，挤出胶状液体，囊肿处变平。再次消毒针刺部位后，将一枚硬币加压包好置于变平的囊肿处，嘱患者每日继续按压，并保持针孔处干燥，避免感染。1 周后复诊，如未愈，可再行治疗 1 次。

（2）针刺对照组：0.30mm × 50mm 针灸针，腱鞘囊肿部及其周围用 75% 酒精棉球消毒，先在囊肿正中刺入 1 针，然后从囊肿四周对称并向中央斜刺，以穿透、刺破囊壁为度，行大幅度提插捻转，留针 30 分钟，出针时将针前后左右摆动 3~5 下，摇大针孔即可出针。出针后医者用消毒干棉球置针孔处，再用拇指指腹按压囊肿局部 2 分钟，促进囊内液体排出，破坏囊壁。每天 1 次，10 次为 1 个疗程。

3. 临床结果　参照《中医病证诊断疗效标准》，治愈：症状及体征消失，囊肿消失或缩小 2/3 以上，半年以上无复发；好转：症状及体征好转，囊肿变软，好转或缩小 1/2 以上；无效：症状及体征均无改善，囊肿无改善。本次治疗结果显示，治愈率：火针治疗组疗效优于针刺对照组（$P<0.05$）。火针治疗组 19 例治愈中，1 次治愈 15 例，2 次治愈 4 例，针刺对照组针刺 1 次治愈 9 例。表明火针治疗组疗程短于针刺对照组。〔颜惠萍. 火针治疗腱鞘囊肿临床观察［J］. 西部中医药，2014，27（07）：104-106.〕

六、局部注射联合按压分推手法治疗

1. 临床资料　腕背腱鞘囊肿患者 90 例，随机分为研究组和对照组各 45 例，两组患者一般资料比较，差异无统计学意义（$P>0.05$），具有可比性。

2. 治疗方法

（1）对照组：采用局部注射治疗，患者取端坐位或高半卧位，并将腕掌自然平放于一侧，同时通过取腕关节掌屈位而将患者腕背的腱鞘囊肿部位得以显著凸起，采用适当力度对囊肿部位进行按摩以达到软化目的，对囊肿部位进行消毒处理，选择囊肿部位的最高点作为进针点并刺入囊肿内部，待刺入针头呈现落空感后，通过注射器注入 40mg 曲安奈德注射液，再给予 2ml 浓度为 2% 的盐酸利多卡因注射液,做局部封闭,治疗周期为每周 1 次,2 周为 1 个疗程。

（2）研究组:在对照组基础上采用按压分推手法联合治疗。具体治疗方法为:当局部注射治疗结束后,及时采用事先准备好的无菌敷料对注射针眼进行全面覆盖,严格避免由此导致的感染。通过推拿手法,采用双手拇指向囊肿两侧行适度按揉,并对封闭区进行挤压,使其腕关节极度掌屈后再予以施加压力,此时拇指下能够感受到张力会瞬间大幅度降低,随后采用双手拇指再次向囊肿的两侧进行数次分推,从而达到囊肿内容物与所注射液药液充分混合的目的,使药效能够得到最大限度的发挥,治疗周期为每周 1 次,2 周为 1 个疗程。

3. 临床结果　分别对两组患者的临床治疗情况和囊肿平均直径变化情况进行比较和分析。临床疗效判定标准,治愈:经治疗后患者囊肿消失,无症状,肌腱无粘连,功能恢复,伤口愈合,3 个月内囊肿未重新出现;有效:经治疗后患者囊肿消失,无症状,肌腱无粘连,功能恢复,伤口愈合,3 个月内囊肿重新出现;无效:经治疗后患者囊肿未消失。本次治疗结果显示:研究组临床治愈率和总有效率分别为 62.22% 和 95.56%,均显著高于对照组患者的 40.00% 和 71.11%,差异有统计学意义（$P<0.05$）。〔段晓天.局部注射联合按压分推手法治疗腕背腱鞘囊肿的临床研究［J］.中国现代医生,2015,53（09）:47-49.〕

七、针刺配合拔罐治疗

1. 临床资料　23 例均为门诊患者,其中男 4 例,女 19 例;年龄 19~35 岁;病程 10 天至 3 年。

2. 治疗方法　取局部阿是穴（囊肿部位）。选择适当体位,充分暴露囊肿部位穴位,常规消毒后,选用 1~1.5 寸毫针,在囊肿顶部垂直刺入 1 针,留针 10 分钟,每隔 3 分钟捻转 1 次,出针后用拇指按揉 5 分钟,然后局部拔小号罐,留罐 5 分钟,每天治疗 1 次。

3. 临床结果　治愈:症状及体征消失,压之无疼痛,囊肿消失或缩小 2/3 以上;好转:症状及体征好转,囊肿变软好转或缩小 1/2 以上;无效:症状及体征均无改善,囊肿无改善。本次治疗结果显示:23 例患者经治疗后,治愈 23 例,无效 0 例,总有效率为 100.0%。〔苏宏敢.针灸结合拔罐治疗腕部腱鞘囊肿 23 例临床观察［J］.双足与保健,2007（01）:29-30.〕

八、双向扬刺法治疗

1. 临床资料　90 例腱鞘囊肿患者随机分为双向扬刺组、普通扬刺组和火针组,每组 30 例。3 组患者的性别、年龄、病程等一般资料经统计学处理,差异无统计学意义（均 *P*>0.05），具有可比性。

2. 治疗方法

（1）普通扬刺组：囊肿局部常规消毒后，选用直径 0.30~0.35mm、长 15~25mm 不锈钢毫针，先在囊肿正中直刺一针，深度可达 20~25mm，以透达囊肿根部为准，得气后行平补平泻法；之后，再在囊肿的上下左右方向各平刺一针，四针的针尖都朝向正中，做到五尖合一，针刺深度可达 20~25mm，以透达囊肿基底部为准，留针 30 分钟，每 15 分钟行针 1 次，出针后不按压针孔。

（2）双向扬刺组：在普通扬刺原有五尖合一治疗的基础上，再用直径 0.30~0.35mm、长 15~25mm 不锈钢毫针在囊肿上下左右针刺的角平分线上各平刺一针，针刺深度可达 20~25mm，以透达囊肿基底部为准，形成九尖合一。得气后用平补平泻手法，留针 30 分钟，每 15 分钟行针 1 次，出针后不按压针孔。

（3）火针组：囊肿局部常规消毒后，选用 0.80mm × 50mm 的粗火针，在酒精灯上烧红至白亮，迅速在囊肿的顶部以及上下左右部位分别刺入，均以透达囊肿基底部为度，做到五尖合一，疾进疾出，出针后不按压针孔。

以上 3 组均每日治疗 1 次，3 次为一疗程，治疗 1 个疗程并随访 1 年后统计疗效。

3. 临床结果　参照《中医病证诊断疗效标准》，治愈：临床症状、体征消失，功能完全正常，随访 1 年无复发；好转：临床症状缓解，体征消失，功能基本正常，随访 1 年内有复发；无效：临床症状、体征或功能均无改善。本次治疗结果显示：3 种方法对腱鞘囊肿均有疗效，双向扬刺组的治愈率为 96.7%，明显优于普通扬刺组的 66.7% 和火针组的 60.0%（均 *P*<0.01）。〔赵耀东，韩豆瑛，尹秦，等. 双向扬刺法治疗腱鞘囊肿临床观察［J］. 中国针灸，2014，34（04）：347-349.〕

九、局部围刺法配合艾灸治疗

1. 临床资料　40 例患者中男 18 例，女 22 例；年龄 20~50 岁；发生在腕关节 20 例，手背 12 例，足背 8 例，均为单发；临床表现为酸胀者 26 例，合并疼痛者 4 例，10 例无自觉症状；病程 10 天至 2 年。

2. 治疗方法　患者取坐位或仰卧位，局部常规消毒，取 28~30 号 1 寸毫针，在囊肿底部四周进针，针尖呈 15° ~45° 斜刺向囊肿中心，每针之间距离宜依据囊肿大小相隔 0.5~2cm，进针深度在 0.3~1 寸之间，以得气为佳，留针 30 分钟。最后在囊肿顶点刺 1 针，行大幅度捻转提插，意在刺破囊肿，留针时间相同。取针时摇大针孔，医者用拇指挤压数次，挤出数滴黏液，每针 2~3ml，然后用艾条对准囊肿部位回旋灸 30 分钟，越热越好，避免烫伤，治疗完毕后，用

1元硬币大小的硬垫放在囊肿部位上加压包扎。门诊治疗 1 次后,隔 1 周观察是否复发,复发者再次治疗,治疗 3 次为 1 个疗程。

3. 临床结果　治愈:囊肿消失,肌腱无粘连,功能恢复,1 年内无复发;好转:症状减轻,功能改善,1 年内无病情加重;无效:治疗后很快复发,治疗前后症状无变化。本次治疗结果显示:40 例患者经过 1 年随访,治愈 38 例,好转 2 例,无效 0 例,总有效率 100%。其中,1 次治愈 28 例,2~3 次治愈 10 例。〔杨江霞,赵力生,王建文,等 . 局部围刺法配合艾灸治疗腱鞘囊肿 40 例〔J〕.甘肃中医学院学报,2011,28（06）:54-55.〕

第九节　鹅足滑囊炎劳损点

一、简介

由于膝部长期反复活动等因素,导致鹅足肌腱炎,形成囊肿,从而导致膝关节内侧疼痛、肿胀,局部压痛,影响膝关节活动。

二、体表定位

嘱患者仰卧位,膝关节伸直,循鹅足囊压痛点定位（图 3-9-1）。

三、针刀治疗

（一）操作方法

定点于病变滑囊处,刀口线与肢体纵轴平行,针刀体与皮肤垂直刺入,在囊壁处做连续切开,术中每次切开均寻求突破感,将囊壁切开约 1cm 的切口,令囊液排出。

（二）临床报道

1. 临床资料　85 例门诊患者随机分为治疗组 45 例和对照组 40 例。其中,治疗组采用针刀治疗,对照组采用中药湿热敷 + 洛芬待因片口服治疗。两组患者的性别、年龄、病程等一般资料经统计学处理,差异无统计学意义（均 $P>0.05$）,具有可比性。

2. 治疗方法

（1）治疗组:患者仰卧位,膝关节伸直,循鹅足肌压痛点定位阿是穴,2% 碘酒及 75% 酒精术区常规消毒,铺巾,用 0.75% 利多卡因分别在

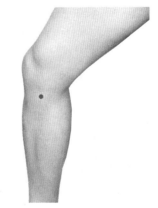

图 3-9-1　鹅足滑囊炎劳损点

皮肤、皮下、肌肉及鹅足囊等部位进行局部浸润麻醉。麻醉满意后,逐层注射2% 利多卡因 5ml+ 生理盐水 20ml+ 曲安奈德 40mg 至滑囊及滑囊下骨膜后,小针刀针刃与胫骨干平行,纵向切割鹅足囊 5~8mm,以松解滑膜囊、降低囊内压力。出针后,针眼处以无菌敷料覆盖,术后嘱患者卧床休息 2 小时以上,以防局部血肿形成。术后当日针眼避免见风着水,以预防针眼处感染。仅治疗1 次。术后 1 周收集治疗后资料。

（2）对照组:洛芬待因片,口服,每次 1 片,每日 3 次,连用 3 日。中药热敷每日 1 次,每次 30 分钟,连用 1 周。足疗程后收集资料。中药湿热敷方剂:乳香 15g、没药 15g、元胡 20g、红花 15g、川芎 15g、川乌 10g、草乌 10g、威灵仙 15g、伸筋草 15g、透骨草 15g、路路通 15g、海桐皮 15g、川椒 10g。

3. 临床效果　治愈:肿胀疼痛消失,膝关节活动正常,步行下蹲无痛,无复发;好转:肿胀疼痛减轻,过度劳累后仍有疼痛,膝关节活动基本正常;未愈:肿胀反复发作,膝关节疼痛无缓解。本次治疗结果显示:两组患者的主诉疼痛及局部压痛均较治疗前有明显缓解,无明显不良反应及治疗并发症出现,针刀组仅 5 例主诉疼痛缓解不明显,两组疗效差异有统计学意义（P<0.05）,针刀组疗效优于对照组。〔王庆甫,王剑,时宗庭,等. 针刀治疗膝关节鹅足滑囊炎 45 例体会［C］.第三届全国中西医结合骨科微创学术交流会论文汇编,2013.〕

四、中药熏洗治疗

1. 临床资料　63 例湿热型鹅足滑囊炎均为门诊患者,共 71 膝,单侧 55例,双膝 8 例;年龄 44~70 岁;女 37 例,男 26 例;平均病程（2.6 ± 0.9）年。

2. 治疗方法　患者端坐在椅子上,将患膝置于伸直位中药熏蒸桶上,自拟外用中药方熏蒸治疗,药物组成:黄柏 40g、苍术 40g、川牛膝 40g、薏苡仁40g、防己 20g、车前子 30g、伸筋草 30g、透骨草 30g、海桐皮 30g、木瓜 20g、三棱 20g、莪术 20g、丹参 20g、红花 20g、甘草 10g,水煎熏蒸,每日 1 剂,每日 1次,7 日为一个疗程。熏蒸治疗后,予患者进行膝关节非负重下屈伸活动,适当步行锻炼。

3. 临床效果　治愈:无痛,VAS 评分为 0 分;显效:疼痛减轻,VAS 评分降低 3 分以上;无效:疼痛程度无显著变化,VAS 评分降低 3 分以下。本次治疗结果显示,63 例中,治愈 22 例,显效 30 例,无效 11 例,有效率为 82.5%。〔甘嘉亮,陈剑毅,陈敏庄,等. 中药熏蒸治疗湿热型鹅足滑囊炎 63 例［J］.中医临床研究,2017,9（10）:110-111.〕

五、圆利针配合拔罐治疗

1. 临床资料　12 例患者均为单侧发病,其中男 8 例,女 4 例;年龄 28~65

岁;病程 1 个月至 2 年。

2. 治疗方法　患者取仰卧位,患侧下肢略外展、放松,术者在患者鹅足滑囊位置采用点按、揉摩,找到最痛点。压痛部位皮肤消毒,右手持圆利针以压痛点为中心进行合谷刺,一般两针即可,若肿胀较重也可以 4 针相对,即相当于时钟的 3、6、9、12 点位置进针。术者手法宜温和,直达病所,留针 10 分钟,其间行针 1 次,出针后不按压针孔,用消毒后的玻璃罐进行拔吸 5 分钟,拔出少量血性液体后针孔再用安尔碘消毒。隔日 1 次,10 次为 1 个疗程。叮嘱患者每天于仰卧位进行股四头肌收缩练习,每次保持 5 秒,每日练习数次。

3. 治疗结果　治愈:自觉症状消失,关节活动自如,局部无肿胀,压痛消失;好转:肿胀疼痛减轻,劳累和天气变化时加重;无效:肿胀疼痛反复发作,关节活动时加重。本次治疗结果显示:治愈 7 例,好转 4 例,无效 1 例,总有效率为 91.7%。3 个月后随访,7 例治愈患者无复发,3 例好转患者情况稳定,无加重,1 例好转者 1 个月后复发。〔孟未震.圆利针合谷刺治疗鹅足滑囊炎 12 例[J].上海针灸杂志,2013,32(06):509.〕

六、火针治疗

1. 临床资料　65 例患者中,男 30 例,女 35 例;年龄 27~75 岁;病程 2 个月至 5 年。

2. 治疗方法　患者取患侧卧位,暴露患膝内侧面,在鹅足囊压痛区寻找压痛点,用记号笔标记所有压痛点,一般 6~8 点,常规皮肤消毒后,将中号贺氏火针在酒精灯上烧红后,对准所标记的压痛点快速点刺。每隔 3 天治疗 1 次,治疗 3 次后统计疗效。

3. 治疗结果　痊愈:膝关节内下方疼痛消失,行走及屈伸活动不受限;显效:膝关节内下方疼痛基本消失,但受凉或劳损后疼痛仍有反复,膝关节活动时轻度受限;无效:经 3 次火针治疗后,膝关节内下方疼痛未减轻。本次治疗结果显示:65 例患者,痊愈 58 例,显效 7 例,无效 0 例。总有效率为 100%。〔杨翊.火针治疗鹅足滑囊炎 65 例[J].上海针灸杂志,2013,32(08):652.〕

七、铍针治疗

1. 临床资料　膝关节鹅足滑囊炎患者 100 例,随机分为观察组和对照组各 50 例,两组患者的性别、年龄、病程等一般资料经统计学处理,差异无统计学意义(均 $P>0.05$),具有可比性。

2. 治疗方法

(1)对照组:采用双氯芬酸二乙胺乳胶剂治疗。取少许双氯芬酸二乙胺乳胶剂均匀涂抹在患处,待药物缓慢吸收,每天 3 次,连续使用 14 天(1 个疗程)。

(2)观察组:应用铍针治疗。治疗前完善相关检查,了解患者病灶严重程度。患者保持仰卧位姿势,膝关节屈曲 20°,行常规消毒,确定鹅足腱滑囊的准确位置、大小,取局部压痛点及高张力部位作为进针点,铍针垂直刺入,注意铍针的方向和深度,与肌腱走行方向保持一致,深部必须保证顺利通过深筋膜(不宜达到骨面),纵行滑切,经横向完成松解、分离,连续行 4~5 针,治疗完毕后利用无菌敷料加压、覆盖。叮嘱患者 3 天内避免治疗部位沾水,避免发生交叉感染。

3. 治疗结果 显效:症状、体征消失,膝关节功能正常;好转:症状、体征得到改善,行走不便;无效:治疗方案无效或需调整治疗方案。本次治疗结果显示:观察组有效率为 94.00%,对照组为 78.00%,两组比较,差异有统计学意义($P<0.05$)〔孔庆喆,黄明华,吴迪. 铍针治疗膝关节鹅足滑囊炎临床疗效观察[J]. 四川中医,2018,36(05):182-184.〕

八、皮内针治疗

1. 临床资料 21 例发病患者均为女性;年龄为 32~69 岁;发病时间 4 个月至 7 年;2 例伴腰椎管狭窄,3 例伴下腰痛,3 例伴糖尿病。

2. 治疗方法 准备 1 寸毫针剪去 4/5 针柄,保留 1/5;1cm×1cm 胶布备用。注意皮肤必须无破损,找到膝内侧鹅足囊处 2~3 个明显的压痛点,用 75% 酒精消毒,镊子夹住皮内针的针柄,将毫针沿皮刺入皮内,然后用胶布固定,每次选穴 1~3 个,3 天后换针。夏季为防止皮肤感染,可改为 2 天换针 1 次,4 次为 1 个疗程,疗程间休息 1 周。一般治疗 2 个疗程。治疗期间若患者感觉难以忍受,可终止治疗。本组观察时间为 2 个疗程。

3. 治疗结果 评价标准,0 级:无疼痛;Ⅰ级(轻度):有疼痛但可忍受,生活正常,睡眠无干扰;Ⅱ级(中度):疼痛明显,不能忍受,要求服用镇静药物,睡眠受干扰;Ⅲ级(重度):疼痛剧烈,不能忍受,需用镇静药物,睡眠受严重干扰,可伴自主神经紊乱或被动体位。本次治疗结果显示:治疗前 0 级 0 例,Ⅰ级 2 例,Ⅱ级 18 例,Ⅲ级 1 例;治疗后 0 级 2 例,Ⅰ级 15 例,Ⅱ级 4 例,Ⅲ级 0 例,治疗前后比较差异有统计学意义($P<0.05$)〔王志红. 皮内针治疗膝鹅足滑囊炎 21 例[J]. 中国中医骨伤科杂志,2011,19(02):39.〕

第十节 髌上滑囊炎劳损点

一、简介

髌上滑囊为膝部最大的滑液囊,位于髌底上方及股四头肌肌腱与股骨前面之间,髌上滑囊炎为膝关节痛的常见原因之一。

二、体表定位

位于髌上缘线与髌两侧缘线的交叉点（图 3-10-1）。

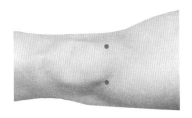

图 3-10-1　髌上滑囊炎劳损点

三、针刀治疗

（一）操作方法

定点于髌上滑囊炎劳损点处，刀口线与肢体纵轴平行，针刀体与皮肤垂直刺入，达囊壁处，在囊壁处做连续切开，术中每次切开均寻求突破感，将囊壁切开约 1cm 的切口，令囊液排出。

（二）临床报道

1. 临床资料　47 例患者，男 18 例，女 29 例；年龄 12~65 岁；病程 3 个月至 10 年。主要症状为膝部上方肿胀，股四头肌深面隐痛不适，伸屈欠佳，上楼梯比较困难，行走时呈轻度跛行。

2. 治疗方法　①常规消毒铺巾后，在膝部上方，即髌骨上后缘 2~3cm 处，先用拇指垂直按压进针点，以使深层的血管、神经向侧方移开，避免进刀时受到损伤。②施以局部麻醉后，左手拇指用力按压进针点的同时，右手拇指、食指捏紧针柄，中指、无名指扶持针体，小指支在进针点旁，使针刀紧贴左手拇指指甲，垂直进针刀，刀口方向与股四头肌肌纤维平行，深达骨面。当患者有酸胀沉感时，用通透摇法松解 2~3 下，并切开滑囊，皮肤紧张度变低即可出针刀。术毕创可贴贴敷。加压包扎 2~3 天后，刀口即可愈合。每周 1 次，治疗 2 次，半年后评定疗效。

3. 治疗结果　治愈：治疗后症状体征消失，共 31 例；显效：治疗后症状体征基本消失，行走后局部疼痛，休息后缓解，共 14 例；无效：治疗前后无变化，共 2 例。有效率 95.7%。〔綦海山，刘晓绢.针刀治疗髌上滑囊炎 47 例〔J〕.哈尔滨医药，2004（04）：45.〕

四、火针治疗

1. 临床资料　20 例均来自本院门诊患者，其中男 6 例，女 14 例：年龄

35~72 岁；病程 2~4 年。均为髌上滑囊穿刺并注射维生素 B_2 1ml、维生素 B_1 2ml、2% 利多卡因 2ml、盐酸曲安耐德 1ml 混合液超过 4 次（每周 4 次），并配合服用中药及中药外洗效果不佳者。

2. 治疗方法　挤压髌上滑囊，使囊内压力增高并固定。选用中火针，酒精灯外焰加热至针尖红亮，在肿胀的滑囊高处迅速刺入 0.5~1 寸，迅速出针，继续挤压髌上滑囊并用无菌干棉球吸蘸流出的黏液，黏液排出不畅者选用局部拔火罐。1 次 3~5 针。隔 2 日 1 次。

3. 治疗结果　治愈：髌上滑囊肿胀、局部压痛完全消失者 8 例；有效：髌上滑囊肿胀及局部压痛基本消失者 10 例；无效：治疗前后髌上滑囊肿胀及局部压痛基本无改变者 2 例。〔杨里，戴春玲. 火针治疗顽固性髌上滑囊炎 20 例［J］. 内蒙古中医药，2007（10）：24.〕

五、中西医结合治疗

1. 临床资料　治疗组 56 例均系门诊单侧发作患者，男 17 例，女 39 例；平均年龄 47 岁；急性者 45 例，慢性者 11 例。同期门诊随机设对照组患者 32 例，急性者 28 例，慢性者 4 例。

2. 治疗方法

（1）治疗组：①封闭，用注射器尽量抽尽积液，囊内注射醋酸泼尼松注射液 12.5mg 加 2% 利多卡因注射液 2ml 后，加压包扎。②取桂枝、紫苏叶各 15g，伸筋草 20g，麻黄、红花各 8g，透骨草 30g，均研细后，加清水 2 000ml 煎到 500ml，药汁与药渣一起倒于一约 16cm×12cm 的棉垫上，趁热敷于患处，再用硬纸壳及纱布绷带包裹固定，每日 2 次。

（2）对照组：单纯封闭，即抽尽积液，囊内注射醋酸泼尼松注射液 12.5mg 加 2% 利多卡因注射液 2ml 后，加压包扎，每周 1 次。

治疗组疗程为 10 天，对照组疗程为 21 天，观察疗效，治疗期间避风、寒、湿，忌辛辣，勿动患肢。

3. 治疗结果　痊愈：肿胀疼痛、行走痛、囊性肿胀消退；好转：肿胀疼痛减轻，行走痛均不明显，囊性肿胀缓解；无效：肿胀疼痛，行走痛，囊性肿胀均明显。本次治疗结果显示：治疗组中，急性 45 例，其中痊愈 35 例，好转 9 例，无效 1 例，总有效率 97.8%；慢性 11 例，其中痊愈 7 例，好转 3 例，无效 1 例，总有效率 90%。对照组中，急性 28 例，其中痊愈 13 例，好转 8 例，无效 7 例，总有效率 75%；慢性 4 例，其中痊愈 0 例，好转 1 例，无效 3 例，总有效率 25%。〔王永江. 中西医结合治疗创伤性髌上滑囊炎 56 例［J］. 内蒙古中医药，2004（04）：16.〕

六、针刺配合囊内注射治疗

1. 临床资料　本组共 58 例，来自门诊及住院患者。其中男 6 例，女 52

例;年龄 26~68 岁;单膝关节发炎者 42 例,双膝关节发炎者 16 例。

2. 治疗方法

(1)针刺方法:侧卧位,取患侧环跳、髀关、血海、委中、内外侧膝眼、犊鼻、足三里、阳陵泉、悬钟、行间、三阴交、昆仑、解溪、丘墟穴。常规消毒,刺入后均行平补平泻手法,有针感即可。每日 1 次,留针 30~40 分钟,10 次为 1 疗程。

(2)囊内注射:患者仰卧位,膝关节稍屈,关节角度呈 120° 左右,同时手压髌前及髌上囊,在髌骨外上角处向髌前方向进针,边抽边缓慢退针,当有积液抽出时即停止,反复抽吸,抽净积液,并计算毫升数,涂薄片送化验室镜检。另取 10ml 注射器抽取泼尼松龙 2~2.5ml、利多卡因 5ml 混合成药液,注入抽空的囊内。施术完毕,捏闭针孔,令患者做屈膝伸展关节动作 4~6 次,以令药液均匀分布至关节囊腔。严重者隔日 1 次,轻者 6 日抽液 1 次,一般治疗 3~4次。并给予口服抗感染、消炎等药物,其间禁食辛燥和刺激性食品,如咸鱼、大肉、海鲜、酒等,避免坐卧潮湿处及劳累过度。

3. 治疗结果 痊愈:临床症状全部消失,功能恢复,滑膜液光学显微镜检查,显示各项正常,半年后回访无复发者;显效:临床症状消失,功能恢复,滑膜液光学显微镜检查仍有少量白细胞,半年回访无复发或加重者;好转:临床症状明显减轻,功能有恢复,滑膜液色泽稍有透明改变,滑膜液光学显微镜检查仍有少量葡萄球菌和白细胞者;无效:临床症状减轻,仍有明显的关节腔积液,关节仍肿大,滑膜液光学显微镜检查显示各项未有改变者。本次治疗结果显示:病程 3 天至 1 个月者共 36 例,痊愈 30 例,显效 6 例;病程 1~3 个月者共 10 例,痊愈 8 例,显效 2 例;病程 3~5 个月者共 8 例,痊愈 4 例,显效 2 例,好转 1 例,无效 1 例;病程半年以上者共 4 例,痊愈 3 例,无效 1 例。〔王斌,张国胜,张旭.针刺与囊内注射合治髌前、髌上滑囊炎 58 例[J].河南中医,2002(02):62-63.〕

七、膏药配合超短波治疗

1. 临床资料 髌上滑囊炎患者 80 例,男性 58 例,女性 22 例,年龄 28~60 岁,病程 10 天至 6 个月,分为甲、乙两组。

2. 治疗方法 ①甲组:采用超短波并膏药贴敷治疗,膏药由川乌、草乌、当归、乌药、穿山甲、乳香、象皮、桂皮、大黄、赤芍、白及等多味中草药组成,用传统的硬膏剂加工自制,每贴 15~20g,用热软化后在患处和压痛点贴敷 5~7天,同时配合超短波治疗。急性发作无热量,慢性期温热量治疗,每日 1 次,每次 15 分钟。②乙组:非感染患者均穿刺抽吸积液,并向滑囊中注入 2.5%氢化泼尼松注射液 1ml 及 2% 盐酸普鲁卡因 2ml 后加压包扎,每 3 日 1 次,5 次 1 个疗程,间隔 1 周再进行下一疗程;感染患者每日静脉滴注青霉素 800

万 U 或对症处理,10 天 1 个疗程。

3. 疗效观察　参考相关标准,甲组各项指标均优于乙组,差异有统计学意义(*P*<0.01)。〔崔淑莲,刘秋成.超短波并膏药治疗髌上滑囊炎 80 例[J].中国康复,2004(03):157.〕

第十一节　坐骨结节滑囊炎劳损点

一、简介

坐骨结节滑囊炎常见于坐姿工作和年老瘦弱者,其发病与久坐摩擦损伤有关。

二、体表定位

嘱患者取侧卧位,屈髋屈膝,劳损点位于坐骨结节滑囊压痛点处(图 3-11-1)。

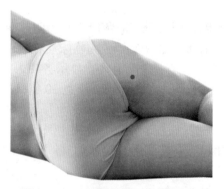

图 3-11-1　坐骨结节滑囊炎劳损点

三、针刀治疗

（一）操作方法

嘱患者健侧卧位,屈髋屈膝,医者定点于坐骨结节滑囊炎劳损点处,刀口线与肢体纵轴平行,针刀体与皮肤垂直刺入达囊壁处,在囊壁处做连续切开,术中每次切开均寻求突破感,将囊壁切开约 1cm 的切口,令囊液排出。

（二）临床报道

1. 临床资料　25 例患者,男 9 例,女 16 例;年龄在 45~73 岁之间;病程

6 个月至 3 年;局部形成肿块,疼痛者 18 例,感不适者 7 例。

2. 治疗方法

（1）术前准备:患者取健侧卧位,屈髋屈膝,于坐骨结节滑囊压痛点处用龙胆紫做标记,常规消毒。

（2）抽液局封:在标记处,用 10ml 无菌空针刺入滑囊内并将积液抽净。取利多卡因 5ml,生理盐水 5ml,泼尼松龙 25mg,配成混悬液,接先前针头后面,在滑囊周围做局部浸润。

（3）针刀治疗:用 4 号针刀,刀口与臀纹平行,顺标记处原针眼进针。当针刀头端刺入滑囊后,做数刀横行剥离,再纵行分离,致完全破坏滑囊壁及肿块。刀下松动感后出针刀,创可贴贴敷针孔,挤压按揉片刻。7 天 1 次,最多不超过 3 次。

3. 治疗结果　优:肿块消除,疼痛或不适症状消失;良:症状基本消失,久坐有酸胀感;可:症状减轻,偶有疼痛或不适感;差:症状无明显改善。本次治疗结果显示:25 例患者,经 1~3 次治疗,均有不同程度改善,接上述标准评定,优 17 例,良 6 例,可 2 例。〔宣国全,李永忠 . 针刀疗法治疗坐骨结节滑囊炎[J].实用中西医结合临床,2005（04）: 53.〕

四、傍针刺法治疗

1. 临床资料　25 例单侧坐骨结节滑囊炎患者。男 4 例,女 21 例,年龄 44~72 岁,病程 3~48 个月。

2. 治疗方法　患者取俯卧位,皮肤常规消毒,根据患者情况选择 2~3 寸毫针刺入皮肤,用平补平泻手法,得气后,使用电针治疗仪,调节强度以患者能忍受为度,留针 30 分钟后起针,每天 1 次,10 天为 1 个疗程,共治疗 2 个疗程。

3. 治疗结果　25 例患者中,临床治愈 7 例,好转 15 例,无效 3 例,有效率 88.0%。〔刘川 . 傍针刺法治疗坐骨结节滑囊炎疗效观察[J]. 中国实用医药,2014,9（27）: 245-246.〕

五、火针治疗

1. 临床资料　62 例门诊患者随机分为两组,火针组（治疗组）和电针组（对照组）各 31 例。两组性别、年龄、病程等资料经统计学处理,差异均无显著性意义（$P>0.05$）,具有可比性。

2. 治疗方法　治疗组:患者取俯卧或侧卧位,充分暴露患部,在坐骨结节部肿胀、压痛处,结合 B 超、MRI 检查结果的情况,选 3~5 个进针点用龙胆紫标记之。选用中号钨锰合金火针,局部皮肤常规消毒后,将火针针体置于酒精灯上烧至通红,迅速刺入已标记好的位置,深度以达滑囊腔为度,随即迅速出针。每周治疗 2 次,治疗 8 次后统计疗效。对照组:电针治疗。取阿是穴、环跳、委中、承山、阳陵泉,均为患侧穴位。皮肤常规消毒,刺入后用强刺激或中等刺激,平补平泻手法,得气后接电针治疗仪,疏密波,刺激强度以患者耐受为度,留针 30 分钟。每天 1 次,8 次为 1 个疗程,疗程间休息 2 天,3 个疗程后统计疗效。

3. 治疗结果　治疗组和对照组总有效率分别为 87.10% 和 74.19%,组间比较,差异有统计学意义($P<0.05$)。〔黄政德.火针治疗慢性坐骨结节滑囊炎疗效观察［J］.内蒙古中医药,2013,32(13):75.〕

六、刃针治疗

1. 临床资料　79 例坐骨结节滑囊炎患者,男 29 例,女 50 例,年龄 45~78 岁,病程 3 个月至 5 年。

2. 治疗方法

（1）针具:刃针,规格 0.4mm × 50mm。

（2）体位:患者膝胸卧位或侧卧屈膝位。

（3）定点消毒与麻醉:术者以拇指在患者坐骨结节表面按压,寻找压痛点并标记,然后以碘酊、酒精常规消毒并铺无菌洞巾,以 1% 利多卡因局部麻醉至坐骨结节表面。也可不麻醉。

（4）进针:入路层次依次为皮肤、浅筋膜、臀大肌、臀大肌坐骨囊、坐骨结节。方法:术者左手拇指按压于臀部定点位置,右手执刃针,使针身垂直坐骨结节骨面,刀口线方向与身体矢状面平行,将针刺入后直达坐骨结节表面,轻提刃针 2mm,再切至骨面,每点行十字切开,以充分切开臀大肌坐骨囊囊壁,大部分患者有酸胀等得气感。部分患者股二头肌头上囊也存在与臀大肌坐骨囊同样的病变,可以用同样方法一并处理。出针后压迫止血,包扎针眼。

（5）术后手法:刃针治疗后,术者以拇指大力按揉臀大肌坐骨囊,将囊内积液排到组织间隙。

（6）注意事项:刃针治疗后若能配合局部理疗,可加速局部炎症消退,缩短病程。平时应注意不能久坐,座椅不能过硬。以免复发。对腘绳肌的推拿放松可缓解痉挛,以减轻对坐骨结节的牵拉。术后应休息 2 周。

3. 疗效观察　痊愈:3 天内疼痛消失,行走无异常,1 年内无复发;有效:3 天内疼痛减轻,5 天内疼痛消失,行走无异常,1 年内偶有复发,但疼痛程度减轻;无效:10 天疼痛未减轻,或虽减轻但行走时疼痛未减轻。本次治疗结果显示:79 例患者,痊愈 66 例,平均疗程 1.7 天;有效 8 例,平均疗程 4 天;无效 5 例。总有效率 93.67%。〔付宝军,秦霞.阿是穴刃针疗法治疗坐骨结节滑囊炎机理探讨［J］.内蒙古中医药,2017,36(12):110-111.〕

七、中西医结合治疗

1. 临床资料　47 例患者随机分为两组,治疗组 32 例、对照组 15 例。两组一般资料比较无显著性差异(*P*>0.05),具有可比性。

2. 治疗方法　对照组:患者取侧卧位或俯卧位,屈膝露臀,肿块及周围皮肤用碘酒、酒精常规消毒,铺巾,左手拇、食指固定肿块(两手需戴消毒手套)。右手将套有 9 号针头或 12 号针头的注射器自囊中心刺到无抵抗感即可回抽,左手同时配合挤压,吸尽囊内液体,用镊子固定穿刺针头,弃除注射器,用装有 10~20mg 确炎舒松和 0.1% 盐酸普鲁卡因 3~6ml 的注射器缓慢注入药液,术毕,拔去针头,用消毒棉球压迫数分钟,无渗血即可。治疗组:在对照组治疗基础上,予阳和汤加减治疗。药物组成:麻黄 6g,熟地黄 15g,白芥子 10g,甘草 3g,炮姜炭 10g,桂枝 10g。若因挤压碰撞,肿块突然肿胀疼痛,抽刺液为红色黏液,系瘀浊郁结所致,去麻黄、白芥子,加紫草 15g、红花 6g、桃仁 10g;肿痛逐日加剧,皮色渐红,伴寒热,纳差,便秘,尿赤,苔薄黄,脉滑数等全身症状,抽刺液多为脓性,系瘀热搏结,化火酿毒所致,去麻黄、白芥子、熟地黄,加生地黄 15g、金银花 20g、蒲公英 10g 等。水煎服,日 1 剂。

3. 疗效观察　痊愈:肿块消散,全身症状消失,2 年内未复发;好转:肿块缩小 2/3,或者 2 年内复发;无效:肿块仍未消散。本次治疗结果显示:治疗组共 32 例,痊愈 26 例,好转 5 例,无效 1 例。总有效率 96.9%,对照组共 15 例,痊愈 8 例,好转 3 例,无效 4 例,总有效率 73.3%。〔顾成中,朱定德.中西医结合治疗坐骨结节滑囊炎 32 例疗效观察[J].河北中医,2002(05):367-368.〕

第十二节　肩峰下滑囊炎劳损点

一、简介

肩峰下滑囊炎多继发于肩关节周围组织的损伤和退行性变,发病时肩部疼痛剧烈,活动受限明显。

二、体表定位

1. 肩峰下滑囊炎劳损点①　位于肩关节外侧明显隆起、三角肌肌腹压痛处(图 3-12-1)。

2. 肩峰下滑囊炎劳损点②　位于肩峰外缘与肱骨头之间的间隙处(图 3-12-1)。

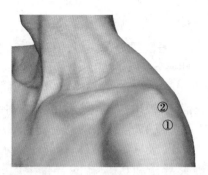

图 3-12-1　肩峰下滑囊炎劳损点

三、针刀治疗

1. 肩峰下滑囊炎劳损点①　定点,刀口线与肢体纵轴平行,针刀体与皮肤垂直刺入达囊壁处,在囊壁处连续切开,术中每次切开均寻求突破感,将囊壁切开约 1cm 的切口,令囊液排出。

2. 肩峰下滑囊炎劳损点②　操作同上。

四、齐刺治疗

1. 临床资料　64 例均为门诊患者。其中男 30 例,女 34 例;年龄 27~65岁;病程最短 5 天,最长 7 个月;右肩患病 42 例,左肩患病 21 例,双肩患病 1例;有明显损伤史 19 例,长期劳损史 34 例,无明显诱因 11 例。

2. 治疗方法　取穴:阿是穴、肩髃、肩髎。操作方法:将肩髃、肩髎、阿是穴(常取肱骨大结处压痛点及囊性肿块上的点)常规消毒后,选 0.40mm ×115mm 毫针,采用齐刺针刺法,各穴先在压痛最明显处直刺 1 针,然后在此针左右旁开 0.5 寸向痛点方向再各斜刺 1 针,3 针均刺入 1.5~2 寸。并用电针治疗仪加电,采用连续波,强度由小逐渐增大。以患者能耐受为宜,每次电针20~30 分钟,每天 1 次,5 次为 1 疗程,间隔 3 日行下 1 疗程,3 个疗程后统计疗效。

3. 疗效观察　参考《中医病证诊断疗效标准》,治愈:肩部无疼痛,肿块消失,功能恢复正常;好转:肩部疼痛减轻,肿块缩小或基本消失,功能改善;未愈:症状无改善。本次治疗结果显示:64 例患者中治愈 51 例,好转 13 例,总有效率 100%。〔和宇.齐刺法治疗肩峰下滑囊炎的临床疗效观察[J].针灸临床杂志,2008(04):40.〕

五、针刀结合推拿治疗

1. 临床资料　32 例患者中,男 19 例,女 13 例;年龄平均 44.6±7.8 岁;

病程平均 12.69 ± 14.7 天。

2. 治疗方法

（1）三步推拿法：①舒筋通络法：患者侧卧位，患肢在上，医者站其后方，用双手拇指自肩峰揉拨至三角肌止点和肱骨大结节下方，并用掌根推法 3~5 次；再用拇、食、中三指捏拿肩井穴，另一手自肩部外侧捏拿至肘部，时间约 5 分钟。②点穴摇肩法：患者坐位，医者先点合谷、列缺、曲池、肩井、肩髃和缺盆等穴后，一手点按肩贞穴，另一手将患侧肩关节进行摇、扳法，尽量使肩关节上举、外展、内收和旋后达到功能位，时间约 5 分钟。此法由轻到重，循序渐进，力量不能过重，以免发生意外。③搓揉抖肩法：患者坐位，医者站于患侧，双膝微屈，双手掌根放于肩前和肩贞穴，相对用力，并搓揉肩关节，以关节透热为宜，再双手握住患侧腕关节，采用肩关节抖法，最后轻叩上臂部约 5 分钟。隔日治疗 1 次，治疗 1 周为 1 个疗程，连续治疗 2 个疗程。

（2）针刀治疗：患者侧卧位，患肢在上，上臂保持与躯体平行，置于身上，肘关节微屈，置于胸前。在肩峰下滑囊痛点处用 1% 甲紫做标记，常规消毒，术者左手拇指固定施术部位，右手持针刀，在标记处刺入（刀口线与三角肌肌纤维走行方向平行），行通透剥离法，如有落空感，稍提起针刀，调转刀口线 90°（与人体水平面平行），横向切开滑囊壁 3~5 刀即可。

3. 疗效观察 优：患者自觉症状基本消失，无明显不适，查体阳性体征消失；良：患者自觉症状减轻，不适度减少，原有阳性体征大部分消失；可：患者仍觉不适，但程度减轻，原有阳性体征部分消失；无效：不适明显存在，阳性体征仍存在。本次治疗结果显示：经随访 2 个月，优为 22 例，良为 8 例，可和无效各 1 例。总有效率为 94%。〔张盛.三步推拿法结合针刀治疗肩峰下滑囊炎临床观察［J］.浙江中医杂志,2013,48（07）:524.〕

六、透刺治疗

1. 临床资料 48 例患者中，男 30 例，女 18 例；年龄 18~63 岁；病程 4 天至 4 年。

2. 治疗方法 主穴：巨骨透肩髃，"肩峰下"（约肩峰下 0.3 寸处的痛点）透巨骨；配穴：臂臑、肩井、曲池、外关。操作：患者取坐位，将患肢置于桌面，尽可能呈外展位。局部常规消毒后，以 30 号 2.5 寸毫针沿皮透刺，进针约 2 寸，接电针仪，采用疏密波，留针 30 分钟，局部配合艾灸。肩痛向三角肌止点放射者，向上斜刺臂臑，继发于冈上肌腱炎者斜刺肩井至冈上肌。每日 1 次，10 次为 1 个疗程。

3. 疗效观察 本次治疗结果显示：治愈（症状体征消失,功能恢复,半年内未复发者)28例;显效(症状体征消失,功能恢复,在劳累时患部轻微痛,休息后消除者)14例;好转(症状体征基本消失,功能恢复50%以上,且半年内复发者)6例;无效(未达到以上标准者)0例,总有效率为100%。〔孙巧玲.透刺法治疗肩峰下滑囊炎[J].湖北中医杂志,2004,26(4):47.〕

七、针药配合治疗

1. 临床资料　160例患者,男性75例,女性85例;年龄18~68岁;病程7天至9年。

2. 治疗方法

(1)针刺治疗:近部取穴为肩髃、肩贞、肩髎、阿是穴;远部取穴为内关、列缺。患者取坐位,局部皮肤常规消毒,直刺进针。肩髃、阿是穴、内关穴均用泻法,其余穴位平补平泻,留针25分钟,中间捻针2次,以保持针感,每日1次,10次为1个疗程。

(2)中药治疗:川芎12g,五加皮12g,桑寄生12g,杜仲12g,当归9g,防风6g,独活9g,红花9g,伸筋草10g,骨碎补10g,蜈蚣2条。上药水煎,早晚2次温服,每日1剂,10日为1个疗程。

3. 疗效观察　治愈:患者症状消失,活动自如,随访2年内未复发者;好转:症状减轻,不影响日常生活,活动接近正常者;无效:所有症状无改善者。经针刺及中药治疗后,治愈145例,好转15例,治愈率90.6%,总有效率100%。〔赵云霄.针药并用治疗肩峰下滑囊炎[J].中国民间疗法,2012,20(02):45.〕

八、火针治疗

1. 临床资料　110例肩峰下滑囊炎患者随机分为治疗组和对照组,各55例。两组一般情况经检验,差异无统计学意义($P>0.05$),具有可比性。

2. 治疗方法　治疗组:针具采用钨锰合金所制的中粗火针。取阿是穴(肩峰下压痛点)。火针在酒精灯上烧至白炽状,迅速刺入穴位后迅速出针,然后再次将火针在酒精灯上烧至白炽状,在距离第一针刺入点的四周约1cm处各刺一次,刺法采用"劫刺",即迅速刺入穴位后迅速出针。隔日治疗1次,3次为1个疗程。共治疗2个疗程。治疗结束后4星期判定疗效。对照组口服萘丁美酮胶囊,每次1g,每日1次。5日为1个疗程。共治疗2个疗程。治疗结束后4星期判定疗效。

3. 疗效观察　痊愈:症状、体征完全消失,随访4星期未复发;显效:症状、体征明显减轻,随访4星期未复发;有效:症状、体征较治疗前有所减轻;

无效：症状、体征较治疗前无改善。本次治疗结果显示：治疗组总有效率为96.4%，对照组总有效率为89.1%，两组比较差异具有统计学意义（$P<0.05$），提示治疗组疗效优于对照组。〔周立武．燔针劫刺治疗肩峰下滑囊炎临床观察〔J〕.上海针灸杂志,2009,28（07）:406-407.〕

第四章

关节囊病变点

　　关节囊病变常导致关节部位疼痛及活动功能障碍,在治疗颈腰椎病、关节僵直、痛风性关节炎、风湿性关节炎、类风湿关节炎等疾病时,常需要对关节囊病变点进行松解。

第一节　颈椎关节突关节囊

一、简介

　　颈椎关节突关节囊是颈椎病中常见的病变部位,当扭伤、劳损等多因素作用于颈部肌肉后,均可使关节突关节发生移动或错位,关节突关节囊压力增大,从而引起颈部疼痛和功能障碍。

二、体表定位

　　颈椎棘突顶点旁开 1.5~2.5cm,为左右关节突关节囊(图 4-1-1)。

三、针刀治疗

(一)操作方法

　　患者俯卧位,颈前屈,于定点处刀口线与人体纵轴平行,针刀体与皮肤垂直刺入,达骨面后调转刀口线 90°,寻找关节囊韧带,将其切开 2~3 次,针刀下有松动感即可出针刀。

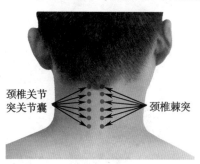

颈椎关节突关节囊　　颈椎棘突

图 4-1-1　颈椎关节突关节囊(左侧)

(二)临床报道

　　1. 一般资料　114 例神经根型颈椎病患者中针刀治疗组 76 例,针刺对照组 38 例。

　　2. 治疗方法　针刀治疗组:患者采取俯卧低头位,颈下垫一高约 15cm 枕头,下巴抵住床头,以保持头颈部稳定,然后将颈部上至枕外隆凸、外至耳后乳突的范围常规备皮。根据神经定位诊断确定的病变颈椎节段,选取该节段的棘间及其双侧关节突关节,以及颈肩部阳性反应点1~3点作为针刀进针点,用龙胆紫标记,术野按西医外科手术要求常规消毒,铺巾,医者戴一次性帽子、口罩和无菌手套。按针刀闭合性手术的四步进针规程、颈椎的针刀手术入路和手术方法进行治疗。根据颈椎X线片提示的骨关节异常情况,选用针刀医学手法学中的颈椎手法分别予以矫正,矫正后予以颈托外固定3天。3天后复查,若仍有症状、体征,则需4天后第2次治疗,3次一疗程,治疗结束时复查X线片。针刺治疗组:主穴取相应病变颈椎夹脊穴、大椎、风池、肩井、肩髎、外关、养老;配穴取曲池、手三里、合谷、后溪。用中等程度刺激,留针20~30分钟,隔日一次,15次为一疗程,疗程结束时复查X线片。

3. 疗效观察　痊愈:疼痛消失,感觉、反射、肌力恢复正常,能参加劳动和工作;好转:疼痛缓解,感觉、反射、肌力有所恢复,仅能参加一般工作和劳动;无效:经治疗后症状、体征无改善。本次治疗结果显示:针刀组和针灸组总有效率分别为98.7%和76.3%,两组痊愈率分别为84.2%和26.3%,经统计学观察,差异有统计学意义(*P*<0.01)。〔张秀芬,俞杰.针刀三步神经定位治疗神经根型颈椎病的临床研究[J].中国中医骨伤科杂志,2004(02):16-18.〕

四、针刺治疗

1. 一般资料　80例患者,男42例,女38例,所有患者均有颈部僵痛,或枕部、上肢疼痛、麻木,或眩晕、胸闷、心悸,或味觉、听力减退等症状。触诊见:颈部僵硬,关节突关节反张、压痛。X线颈椎侧位片示:生理曲度变直或反张,关节突关节间隙变大,除外钩椎关节增生、颈椎间盘突出。

2. 治疗方法　取穴:颈膀胱经穴位、后溪。颈膀胱经穴位定位:天柱穴至第六颈椎棘突下正中线旁开1寸,共分6段7穴。临床可再将此6段分上中下3段。根据病变情况选择上中下段穴位或全部穴位,颈膀胱经穴向上斜刺,后溪穴直刺,捻转泻法,留针15分钟。每日1次,7次为1个疗程。一般治疗2~3个疗程。

3. 疗效观察　治愈:颈僵痛、头晕、心悸、上肢疼痛、麻木等症状消失,触诊颈部柔软,无压痛,X线颈椎片恢复正常;好转:颈痛、僵感等症状明显好转,X线颈椎片明显改善。本次治疗结果显示:治愈73例,占91%;好转7例,占9%。有效率100%,均经1~3个疗程治疗。随访1年,复发5例,再次针刺痊愈。〔高长远.针刺治疗颈椎关节突关节病80例[J].中国民间疗法,2004(08):9-10.〕

五、推拿正骨手法治疗

1. 一般资料　500例颈椎关节突关节错位患者。其中男264例,女236例;年龄17~68岁;病程1天至3年。

2. 治疗方法　推拿手法:患者端坐于治疗凳上,医生站于其背后,用拇指指腹与其他四指指腹对称用力拿捏、揉颈项部,由上而下操作5分钟,随后用擦法放松患者颈肩部、上背部及上肢肌肉5分钟。正骨手法:患者颈部肌肉放松,上段颈椎(C_1~C_2)仰头约20°~30°,中段颈椎(C_3~C_5)头处于中立位,下段颈椎(C_6~C_7)低头约20°~30°,医者站于其背后,先触诊以确定病变部位,然后以一侧拇指顶住患者错位颈椎偏凸的关节突关节并固定,其余四指扶住颈枕部,以便固定头颈,另一手掌指面托扶住患者下颌,使头沿矢状轴向病变部位对侧旋转至最大角度时,此时托下颌之手向上轻提抖,常可听到"咯"的一声,固定椎体之拇指下有轻微浮动感,再次触摸病变部位。若疼痛消失且偏凸的关节突关节恢复正常,则提示复位成功;若疼痛未消失且关节突关节依然偏凸,说明尚未复位,可重复上述复位操作。正骨操作完毕后,医者用弹拨、理筋等手法放松其颈项部肌肉,以消除正骨后的不适感。操作3分钟,1周3次,2周为1个疗程。

3. 疗效观察　治愈:临床症状、体征消失,功能恢复,X线检查证实棘突无偏歪,双突征及双边征消失,关节突关节恢复正常;好转:症状大部分改善,颈项部活动小范围受限,局部或有压痛;无效:症状、体征无改变。本次治疗结果显示:治愈346例(69.2%),好转127例(25.4%),无效27例(5.4%),总有效率为94.6%。〔蔡国民,万忠林,赵铎.推拿正骨手法治疗颈椎关节突关节错位500例[J].河南中医,2013,33(08):1316-1317.〕

第二节　腰椎关节突关节囊

一、简介

劳损、退行性病变等多种因素均可影响腰椎关节突关节的稳定,引起关节松动、移位、骨赘形成,以及关节囊压力的增高,使神经被卡压或刺激,产生腰腿痛和活动障碍。

二、体表定位

棘突间中点旁开2cm左右(图4-2-1)。

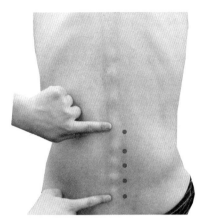

图 4-2-1　腰椎关节突关节囊（右侧）

三、针刀治疗

（一）操作方法

于定点处刀口线平行于脊柱，针刀体垂直于皮肤刺入，达关节突，寻找关节囊韧带，在此切开 2~3 次，针刀下有松动感即可出针刀。

（二）临床报道

1. 一般资料　240 例患者，男 188 例，女 52 例。全部病例均有下腰部单侧或双侧疼痛，单侧痛 192 例，双侧痛 48 例；CT 检查椎间关节有特异性异常表现者 173 例，合并脊柱侧弯 98 例，合并椎间盘膨隆者 148 例。排除椎管内肿瘤、腰椎间盘突出症、骨结核等病变。

2. 治疗方法

（1）穿刺点体表定位：所有病例术前均拍 X 线平片和腰椎 CT，除诊断所需，对穿刺点体表定位提供客观依据。穿刺点体表定位均采用体表标志法定位和 X 线平片辅助定位法。①椎间关节穿刺点定位：在原发棘旁痛点平面确定棘突下缘，划一水平线，在病侧距腰椎棘突连线（后正中线）2.0~2.5cm 划一上窄下宽的纵线，两线交点即为定位点。两线上各放置一细金属参照线并用胶布固定，常规拍腰椎正侧位片，在正位片上以痛点相应椎间关节为中心划一水平线，并连接上下相邻椎间关节为纵线，若先前放置的金属线影与片中所划线相重叠，即以原定位点为穿刺点，若有误差，则测量两次划线的距离，根据 X 线片放大比例换算成实际距离，再在体表划两条校正后的纵横线，两线的交点为最终穿刺点定位。②脊神经后支穿刺点定位：在原发棘旁痛点及上两个椎体平面确定棘间中点，各划一水平线，在病侧距腰椎棘突连线（后正中线）2.5~3.0cm 划一上窄下宽纵线，纵横线的三个交点即为定位点。同上法放置金属线。在 X 线片上，将予阻滞的三个阶段的下位腰椎上关节突外缘与横突上缘交点定为 A、B、C 点,三点连线为纵线,同上法予以校正,确定最终的穿刺定位点。

（2）治疗药液的配制:2% 利多卡因 10ml 兑 0.9% 氯化钠溶液 10ml,加曲安奈德 40mg 制成混合溶液。

（3）小针刀松解加关节周围注射:常规皮肤消毒,选取 3 号针刀,在椎间关节穿刺体表定位点垂直刺入,针刀可直达小关节突后缘,稍提起针刀,调转刀锋 90°,即刀口线与关节囊肌纤维处于垂直状态,可直接切开肥厚变性的关节囊,此时患者酸胀感强烈,并有向腹部及下肢放射的感觉,针刀松解以松为度。以 7 号腰穿针原路进针达关节囊周围,回抽无血、无液,注入已配制好的治疗药液 5ml。

（4）腰脊神经后支阻滞:在三个阶段穿刺定位点同法进行操作。选取 7 号腰穿针垂直刺入,遇骨质即为横突基底部,稍退针从横突基底部上缘和上关节突外侧缘将针尖滑空,再将针刺向上关节突外侧缘和横突上缘的移行处,患者常感酸胀及疼痛感,可向下传导,证实已达腰脊神经后支,回抽无血、无液,注入治疗药液,每点 5ml。以上治疗每周 1 次,3 次为 1 个疗程。

3. 疗效观察　优:临床症状消除,相应体征未引出,活动正常;良:临床症状明显缓解,活动基本不受限;好转:临床症状有所缓解,劳累后加重,休息后减轻;差:临床症状无明显改善,日常活动受限。本次治疗结果显示:本组 240 例,经 1 个疗程治疗,优 186 例,良 42 例,好转 6 例,差 6 例,优良率为 95%,本组无 1 例并发症发生。〔崔虎山.小针刀松解复合腰脊神经后支阻滞治疗腰椎关节突关节源性慢性下腰痛的临床疗效观察［J］.中国医药指南,2011,9（33）:169-170.〕

四、肌骨超声引导下精准针刀治疗

1. 一般资料　腰椎关节突源性腰痛 35 例,其中男 11 例,女 24 例;年龄 31~66 岁;病史 1 天至 41 个月。

2. 治疗方法　受试者呈俯卧位,常规消毒,铺巾。戴无菌手套,放适量无菌耦合剂,助手辅助下以无菌护皮膜包裹超声探头。将探头与脊柱纵轴平行,定位棘突,旋转探头取节段短轴,与探头方向平行,远离探头源 1cm 为穿刺点,微调整探头位置至能够显露进针至关节突关节,显露关节突关节,辨认关节突、棘突关系后,明确关节突关节位置,术者左手持注射器,注射混合液（由 2% 盐酸利多卡因 5ml、复方倍他米松 1mg、0.9% 生理盐水 5ml 配成）2ml。再以穿刺点为针刀进针点,肌骨超声显露进针路径,行十字切割减压。如关节突增生影响穿刺,可重复以上过程,将针尖位置调整至关节突周围行注射。治疗后 3 天内避免操作点着水,以防感染。1 个月内避免久站久坐（不超过 1 小时）,避免行爬高锻炼。治疗后均停用止痛脱水药物及其他治疗。术后1周、2周及4周随访收集Oswestry功能障碍评分信息（ODI评分）。术后10分钟、1周及2周收集VAS评分信息。

3. 疗效观察　本次治疗结果显示：所有患者均未出现下肢感觉运动异常等神经损伤症状。1周后有5例患者ODI评分无好转，总有效率为85.7%；术后10分钟VAS评分无改变7例，总有效率80%。肌骨超声引导下针刀治疗定位准确，对腰椎关节突关节源性腰痛疗效显著。〔时宗庭，刘恒平，于栋，等.肌骨超声引导下精准针刀治疗腰椎关节突关节源性腰痛35例［J］.中国中医骨伤科杂志，2018，26（04）：69-71.〕

五、温针灸透刺治疗

1. 一般资料　腰椎关节突关节源性腰痛患者共72例，随机分为直刺组和透刺组，各36例。

2. 治疗方法　在患者的腰椎正位X线片上定位L_4、L_5、S_1椎体双侧上关节突与相应横突根部的交界点，在X线片上测量脊柱正中线至各交界点的距离。根据X线片给出的比例尺，计算各交界点在患者体表距脊柱正中线的距离，在患者体表定位交界点并标记。直刺组患者俯卧，对标记点进行常规消毒。以针灸针自标记点垂直刺入，以针尖触及骨质，局部出现沉胀感为度。将2cm高的艾条固定在针灸针的针柄上点燃，皮肤处用纸隔开，防止灼伤。共灸5壮，留针30分钟。透刺组患者俯卧，选双侧气海俞、大肠俞和关元俞并标记。以左侧气海俞向L_4同侧标记点透刺为例。先以针灸针自左侧气海俞刺入，向L_4同侧标记点方向透刺，以针尖触及骨质，局部出现沉胀感为度。将2cm高的艾条固定在针灸针的针柄上点燃，皮肤处用纸隔开，防止灼伤。共灸5壮，留针30分钟。以同样方法完成其他5个穴位向同侧标记点透刺及灸法治疗。2组的温针灸治疗均每天1次，10次为1个疗程，间隔7天后进行下一疗程治疗，共治疗2个疗程。

3. 疗效观察　两组患者均完成试验，试验过程中均未出现不良反应。治疗结束后，患者腰痛VAS评分、ODI评分及腰背伸力均有所改善，且透刺组均优于直刺组。〔王雷生，杨勇.经膀胱经腧穴透刺关节突关节温针灸治疗腰椎关节突关节源性腰痛的临床研究［J］.中医正骨，2018，30（05）：6-9，19.〕

六、腰椎定点牵扳法治疗

1. 一般资料　腰椎关节突关节紊乱症患者170例，男96例，女74例。受累部位：L_1~L_4 56例，L_4~L_5 59例，L_5~S_1 55例。

2. 治疗方法　首先采用㨰、推、按摩等手法放松背、腰、臀部肌肉，然后用腰椎定点牵扳法治疗。以L_4~L_5关节突紊乱且L_4棘突偏左为例。患者取右侧卧位,头部垫枕,以舒适为度;右手握紧左侧前臂远端,置于肚脐左侧,使双臂形成一"臂环";右下肢伸直,左髋、膝微屈。术者面对患者站立,左前臂穿过患者"臂环"至其腰后,左手握拳抵住 L_4 右侧乳突及横突体表投影处;右手握住患者左踝部,使其髋、膝屈曲,膝关节屈曲≤90°,并在其腘窝下方垫一厚的软垫;抬起右腿,右膝屈曲,右小腿近端压在患者腘窝下方软垫上;反复摇动患者躯干及下肢,使其尽量放松;然后右膝向后下偏床尾方向用力,保持牵引 5~10 秒;上身略前倾,同时左肘稍用力向前撑,稍微改变用力方向使患者左肩旋后、左髋旋前,带动腰椎扭转,并使扭转应力集中于 L_4~L_5 椎间隙;当扭转至极限时,趁患者放松状态下,左肘、拳与右膝同时施加一个闪动力,当听到清脆的"咔哒"声时,嘱患者起身,此时患者自述腰部轻松,腰痛明显缓解或消失,证明复位成功。若患者感觉腰部未轻松,腰痛未明显缓解或消失,重复上述手法 2~3 次。

3. 疗效观察 痊愈:腰部疼痛消失,腰部活动不受限,患椎棘旁无明显压痛,棘突无偏斜,腰椎正、侧位 X 线片显示患椎棘突偏斜消失,CT 检查显示对应节段两侧关节突关节等宽;好转:腰部疼痛减轻,腰部活动略受限,患椎棘旁轻度压痛,棘突略偏斜,腰椎正、侧位 X 线片显示患椎棘突偏斜改善,CT 检查显示对应节段两侧关节突关节不等宽改善;未愈:症状、体征无明显改善或基本不改善,甚至有加重,腰椎正、侧位 X 线片显示患椎棘突仍偏斜,CT 检查显示对应节段两侧关节突关节不等宽。本次治疗结果显示:本组痊愈 150例、好转 12 例、未愈 8 例。治疗后均未发生腰痛加重情况。〔张睿,李可大. 腰椎定点牵扳法治疗腰椎关节突关节紊乱症 170 例[J]. 中医正骨,2015,27（05）: 68-69, 72.〕

第三节　肩 关 节 囊

一、简介

肩关节囊及肩关节周围软组织因损伤、退变引起的慢性炎症反应,可导致粘连性肩关节囊炎,即肩周炎。其主要临床表现为肩部疼痛和前屈、后伸、外展的关节功能障碍。因此,松解肩关节囊病变点对改善粘连性肩关节囊炎引起的疼痛和功能障碍尤为重要。

二、体表定位

1. 肩关节囊后下方点　肩峰与腋后皱襞上端连线中点（图 4-3-1）。
2. 肩峰下点　肩峰下与肱骨大结节之间（图 4-3-2）。

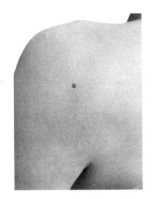

图 4-3-1　肩关节囊后下方点

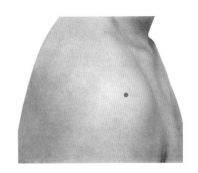

图 4-3-2　肩峰下点

三、针刀治疗

（一）操作方法

1. 肩关节囊后下方点　患者俯卧位,患肢下垂于床边,定位于肩峰与腋后皱襞上端连线中点,刀口线与局部肌纤维走向一致,针刀体与皮肤垂直刺入,针刀达肩关节囊,先在关节囊与肌腱之间纵横摆动 3~5 次,使其间粘连得到松解,之后助手牵拉患肩使之被动前屈上举,使患肩后下方关节囊处于紧张状态,针刀沿关节间隙切开粘连挛缩带 2~3 次,随着针刀的松解使患肩逐渐前屈上举,尽量争取达到最大上举度,即可出针刀。

2. 肩峰下点　仰卧位,患肩外展 90°,定位于肩峰下间隙,刀口线与局部肌纤维走向一致,针刀体与皮肤垂直刺入,达肱骨上端,助手使患肩被动外旋,调转刀口线 90°,刀口线与肩峰下平行,横行切开肩峰下挛缩带 3~5 次,摆动 3~5 次,随着针刀松解可见肩内外旋度增加,即可出针刀。

（二）临床报道

1. 一般资料　86 例肩周炎患者,女 57 例,男 29 例,右肩 59 个,左肩 27 个,年龄最大 65 岁,最小 38 岁。

2. 治疗方法　患者取坐位,患肢自然下垂,医生立于患者的患肢与躯干之间。用小针刀在喙突处喙肱肌和肱二头肌短头附着点,冈上肌抵止端,肩峰下、冈下肌和小圆肌的抵止端,分别做切开剥离法,或纵行疏通剥离法,在肩峰下滑囊做通透剥离法。关节松动术:患者处于舒适、放松、无疼痛的坐或卧位,治疗师立于患侧,一手固定健侧肩关节,一手松动患侧,根据患者疼痛程度和关节活动度决定手法运用的方向和治疗平面。盂肱关节,分离牵引,将患肩肱骨向外侧推动,然后放松,重复 3~5 次;长轴牵引,将患肩肱骨向足的方向持续牵拉 10 秒,然后放松,重复 3~5 次;前屈,治疗师双手同时向足方向牵拉肱骨;外展,将患肩向外牵引,另一侧向足的方向推动肱骨;前后向滑动,健侧固定,患肩肱骨向身体背侧推动;后前向滑动,双手将肱骨头向前推动。肩锁关节,健侧肩峰固定,患侧向前推动锁骨。胸锁关节,拇指向后推动锁骨,双手同时将锁骨向头或足部推动。肩胛胸壁关节,双手同时向各个方向活动肩胛骨,做上抬动作,每日1次。

3. 疗效观察　痊愈:肩部疼痛完全消失,肩关节前屈 >150°,外展 >150°,后伸 >45°,内外旋转 >60°;显效:局部疼痛基本消失,肩关节前屈 120°~150°,外展 90°~120°,后伸 30°~45°,内外旋转 45°~60°;好转:肩部疼痛减轻,肩关节活动范围较治疗前增大但仍有活动受限;无效:治疗前后症状和体征无变化。本次治疗结果显示:本组患者痊愈 38 例,显效 26 例,好转 20 例,无效 2 例。有效率达 97.7%。〔刘永季,贾育红 . 小针刀配合关节松动术治疗肩周炎 86 例[J].实用中西医结合临床,2011,11(02):64.〕

第四节　肘关节囊

一、简介

创伤、劳损等多种因素均可导致肘关节囊发生炎症、粘连、挛缩,出现肘关节疼痛、僵硬及活动障碍,因此松解肘关节囊病变点尤为重要。

二、体表定位

1. 肘后侧点(天井穴)　尺骨鹰嘴上 1cm 凹陷处(图 4-4-1)。
2. 肘后内、外侧点　尺骨鹰嘴两侧凹陷处(图 4-4-2)。

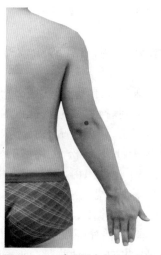

图 4-4-1　肘后侧点(天井穴)

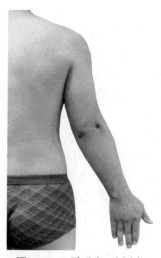

图 4-4-2　肘后内、外侧点

3. 肘前内侧点　肘窝内侧肘横纹上0.5cm正中点（肱二头肌肌腱内侧缘）（图4-4-3）。

4. 肘前正中点　肱二头肌腱肘正中最窄处（图4-4-4）。

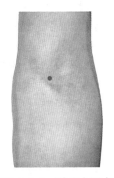

图4-4-3　肘前内侧点

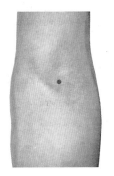

图4-4-4　肘前正中点

三、针刀治疗

（一）操作方法

1. 肘后侧点　定点,刀口线与肱三头肌纤维走向平行,针刀体与皮肤垂直刺入,达关节囊后壁,切开囊壁3~4次,勿损伤关节软骨面,针刀下有松动感后出针刀。

2. 肘后内、外侧点　定点,刀口线与肢体纵轴平行,针刀体垂直于皮肤刺入,内侧应避开尺神经,达关节囊,切开关节囊后壁2~3次,勿损伤关节软骨面,针刀下有松动感后出针刀。

3. 肘前内侧点　定点,在肘内侧可扪及肱二头肌肌腱,左手拇指端从腱索内侧边缘掐下（指下应是正中神经和肱动脉）,一直将皮肤推顶到骨面,紧贴指甲面刺入针刀,刀口线与肌腱平行,针刀体与皮面垂直刺入直达骨面,放开拇指,切开关节囊前壁2~3次,勿损伤关节软骨面,针刀下有松动感后出针刀。

4. 肘前正中点　定点,刀口线与肌腱平行,针刀体与皮肤垂直刺入,达肌腱下纵横摆动2~3次,继续达关节囊切开3~5次,调转刀口线90°,横行切开关节囊3~5次,勿损伤关节软骨面,针刀下有松动感后出针刀。

（二）临床报道

1. 一般资料　网球肘200例,治疗组100例采用小针刀治疗,对照组100例采用局部封闭治疗。

2. 治疗方法

（1）治疗组:①肱骨外上髁骨凸点:刀口线与前臂纵轴平行,刀体与肱骨外上髁骨面垂直刺入,直达骨面。此处软组织较薄。轻轻松开刀柄,使刀锋"浮"起,然后做纵行疏通、横行剥离;如果刀下有骨样物,则使刀体与身体水平面呈30°~45°行铲剥法,将骨样物铲平即可。②肱骨外上髁上方点(肌间沟凹陷点):此点即肱骨外上髁上方外侧肌间沟,也就是肱桡肌、肱肌与肱三头肌内侧头肌外膜之间的粘连点。刀口线与肱骨纵轴平行,刀体与骨面垂直,快速刺入,直达骨面,行纵行疏通,横行剥离,刀下有松动感后出刀。③肱骨外上髁骨凸前内侧点:此点为肱骨外上髁前侧凹陷点。刀口线与前臂纵轴平行,刀体与骨面垂直,刺入直达骨面,纵行疏通,横行剥离,刀下有松动感后出刀。④肱骨外上髁骨凸后近鹰嘴侧凹陷点:即外上髁与尺骨鹰嘴之间的凹陷处。刀口线与前臂纵轴平行,刀体与骨面垂直,刺入深度达骨面,行纵横疏通、剥离,刀下有松动感后出刀。⑤肱骨外上髁后外下点:即肘肌覆盖桡骨头处,此处按压有凹陷。刀口线与前臂纵轴平行,刀体与骨面垂直。快速刺入直达骨面。使刀锋自然浮起,然后做纵横疏通、剥离。这样,就可以避免损伤桡骨头软骨面。

（2）对照组:局部封闭治疗,1ml醋酸曲安奈德加2ml 2%利多卡因溶液,用5ml注射器配制成混合液,在肱骨外上髁压痛点明显处垂直刺入皮肤,沿刺入方向直接将针头刺入骨膜,回吸针管无血液回流后注射1ml左右混合液。注药部位应在肘关节肌腱的附着处,注药时如果遇到较大阻力、患者感到胀痛、麻木明显者,治疗效果最佳。切忌药物外渗,若将药物注于皮下,则达不到治疗作用。最后退针少许,将剩余药液均匀注入痛点周围肌肉附着点处。

3. 疗效观察　治愈:表现为关节疼痛、肿胀消失,活动功能正常,实验室检查正常;好转:关节疼痛、肿胀减轻,活动功能好转,实验室检查有部分改善;未愈:关节疼痛、肿胀及实验室检查无变化。本次治疗结果显示:治疗组总有效率98.0%,对照组总有效率87.0%,两组差异有统计学意义(P<0.05)。〔刘雪君,王海东.小针刀治疗网球肘的临床观察[J].甘肃医药,2015,34(04):293-296.〕

四、穴位埋线结合针刀治疗

1. 一般资料　80例符合肩周炎诊断标准的患者,其中男性33例,女性47例。

2. 治疗方法

（1）针刀组:将肘关节屈曲90°放在治疗台上,寻找压痛点,标上龙胆紫,常规消毒后,铺无菌洞巾,戴无菌手套,根据患者的疼痛敏感度选择是否进行局麻,选择4号针刀,刀口线与伸腕肌纤维走向平行,按针刀四步规程进针,在进针点垂直刺入至肱骨外上髁病变部位。先纵行疏通剥离,然后返转刀口,行切开剥离2~3刀,刮除肱骨外上髁处的锐角,最后使针刀针体与骨面呈

45°,用横行铲剥法,使刀口紧贴骨面,松解骨突周围的软组织粘连,再疏通一下伸肌总腱、旋后肌肌腱,出针,按压至不出血为止。

（2）埋线组:采用一次性 10ml 注射针头作套管,7 号腰穿针剪去针尖作针芯。常规消毒后镊取 1~1.5cm 长灭菌羊肠线,放置在套管的前端,在肱骨外上髁痛点处刺入体内（可向手三里方向斜行或平行刺入 1.5~2cm）,出现针感后,用针芯插入套管,边推针芯,边退套管,将羊肠线埋植在穴位的皮下组织或肌层内,出针后涂以碘伏,按压片刻,敷以创可贴,嘱其创口 3 天内不可沾水。

（3）针线组:采取针刀结合穴位埋线治疗。治疗方法同针刀组和埋线组。所有患者每 10 天治疗 1 次,连续 3 次为 1 个疗程。1 个疗程结束后评定疗效。

3. 疗效观察　治愈:疼痛压痛消失,持物无疼痛,肘部活动自如,Mills 征阴性,随访 3 个月无复发;好转:疼痛减轻,肘部功能改善,Mills 征（±）;未愈:症状体征无改善。本次治疗结果显示:3 组患者经治疗后,有效率分别为90.0%、82.5%、85.0%,差异无统计学意义,说明三组疗效无明显差异。三组患者治愈率分别为 65.0%、27.5%、25.0%,差异有统计学意义（$P<0.01$）,表明针刀结合穴位埋线法明显比单纯针刀法和穴位埋线法治愈率高。〔陈龙安,叶晓品,何永江.穴位埋线结合针刀治疗顽固性网球肘疗效观察［J］.上海针灸杂志,2009,28（05）:266-267.〕

五、火针治疗

1. 一般资料　80 例网球肘患者,随机分为治疗组 40 例和对照组 40 例。

2. 治疗方法　治疗组:采用直径为 0.3mm、长度为 40mm 的一次性不锈钢毫针,取阿是穴、曲池、手三里、合谷、外关。操作方法:患者坐位,患肢自然平放于治疗床上,首先在所取穴位用记号笔标记,络合碘常规消毒,点燃酒精灯,术者手持针柄,将针身的前中段烧至通红,然后对准标记穴位直刺约 0.5cm,要求疾进疾出,每个穴位散刺 3 次,出针后用无菌干棉签重压针眼片刻,并嘱患者 24 小时局部清洁干燥,避免感染。每周治疗 2 次,连续治疗4 周。对照组:针具和取穴与治疗组相同。操作方法:患者坐位,患肢自然平放于治疗床上,术者将所取穴位处络合碘常规消毒,用一次性毫针快速进针,可根据情况直刺或斜刺,患者得气为度,随机选 2 个阿是穴为第 1 组,曲池与手三里为第 2 组,合谷和外关为第 3 组,使用低频电子脉冲治疗仪,选择疏密波,以患者耐受为限,对 3 组穴位进行脉冲电刺激 20 分钟,同时配合 TDP 照射。每周治疗 2 次,连续治疗 4 周。

3. 疗效观察　治愈:疼痛压痛消失,持物无疼痛,肘部活动自如;好转:疼痛减轻,肘部功能改善;无效:症状无改善。本次治疗结果显示:治疗组疗效优于对照组,差异有统计学意义(*P*<0.05)。〔龙翔,孙绍裘,李娟 . 火针治疗网球肘的临床疗效观察〔J〕. 针灸临床杂志, 2014, 30(12): 45-47. 〕

六、推拿整复治疗

1. 一般资料　80 例网球肘患者,男 48 例,女 32 例;年龄 25~63 岁;病程 7 天至 3 个月;右侧 59 例,左侧 21 例。

2. 治疗方法　施揉法、滚法、一指禅推法,配合弹拨法,充分放松肱三头肌、肱桡肌、桡侧腕长伸肌、桡侧腕短伸肌、指伸肌、旋后肌。点按以下穴位,以酸胀得气为度:阳溪、下廉、上廉、手三里、手五里、曲池、阿是穴。每次 10 分钟,10 次为 1 个疗程。复位手法:医者用腋部夹持患者手腕做牵引,双手环抱患者前臂近端,双手拇指分别置于桡骨小头内、外侧。医者将患者肘部做小幅度屈伸数次,当患者放松时将其肘关节拉直,并双手拇指同时用闪动力向上提桡骨小头,可闻肘部 “咔哒” 声,表示肱桡关节或肱尺关节已松动或复位,患者肘痛症状即缓解。功能训练:患肢忌剧烈运动及前臂内旋,予小幅度前臂屈伸运动。嘱患者回家自行训练,可以予局部热敷。

3. 疗效观察　治愈:临床症状完全消失,肘臂活动功能正常;显效:主要症状消失,肘臂活动基本正常,但剧烈运动后患部常有轻微不适;有效:症状减轻,似有轻微疼痛或不适,Mills 征(±);无效:经 1 个疗程治疗无明显改善。本次治疗结果显示:治疗 1 个疗程后,80 例中治愈 48 例,显效 26 例,有效 6 例,总有效率 100%。〔刘维屏 . 推拿整复治疗网球肘 80 例〔J〕. 现代中西医结合杂志, 2008(21): 3314-3315. 〕

第五节　腕 关 节 囊

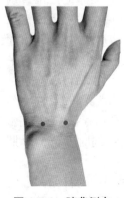

图 4-5-1　腕背侧点

一、简介

创伤、劳损、风湿免疫性疾病等多种因素均可导致腕关节囊的炎症粘连、挛缩,出现腕关节疼痛、僵硬及活动障碍,因此松解腕关节囊病变点显得尤为重要。

二、体表定位

1. 腕背侧点　指总伸肌腱与腕中横纹交界桡侧或尺侧凹陷处(图 4-5-1)。

2. 腕背桡侧点（鼻烟窝）　拇长伸肌与腕近侧横纹交叉凹陷处（图 4-5-2 ）。

3. 腕背尺侧点　尺骨茎突背侧远端凹陷处（图 4-5-3 ）。

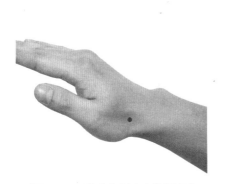

图 4-5-2　腕背桡侧点（鼻烟窝）

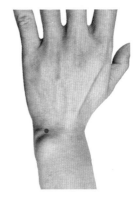

图 4-5-3　腕背尺侧点

三、针刀治疗

（一）操作方法

1. 腕背侧点　定点，刀口线与肢体纵轴平行，针刀体与皮肤垂直刺入，纵行切开关节囊 2~3 次，勿损伤关节软骨面，针刀下有松动感后出针刀。

2. 腕背桡侧点　定点，刀口线与肢体长轴平行，针刀体与皮面垂直刺入，纵行切开关节囊 2~3 次，勿损伤关节软骨面，针刀下有松动感后出针刀。

3. 腕背尺侧点　定点，刀口线与肢体纵轴平行，针刀体与皮面垂直刺入，依次经皮肤、皮下组织，突破关节囊，直达关节腔，此时有落空感，对关节囊纵行切开 2~3 次，勿损伤关节软骨面，针刀下有松动感后出针刀。

（二）临床报道

1. 一般资料　类风湿关节炎且有腕关节病变的患者 89 例，其中男 18 例，女 71 例；病程 2~21 年；年龄 15~60 岁。X 线分级属 I 级者 22 例，II 级者 55 例，III 级者 12 例。

2. 治疗方法　腕关节局部痛点定位，重点部位为桡腕关节、中腕关节和腕骨间关节、腕掌关节、腕尺侧副韧带和腕桡侧副韧带、侧腕屈肌、桡侧腕长伸肌、桡侧腕短伸肌、拇长展肌、拇长伸肌等。采用退出式局部浸润麻醉法，患者用 0.5% 利多卡因，2.5ml 注射器在定点处快速刺入，到达病变位置，回抽确认无回血后边退针，边将药物分层注射至治疗点。针刀操作时，刀口线与血管、神经、肌纤维的走形平行，根据治疗点的解剖和病变特点，确定刀体与皮面角度，加压分离，用 IV 号刀，快速刺入皮肤，直达骨面，稍退刀，行纵行疏通、横行剥离,刀下有松动感后出刀,5 天治疗 1 次,连续治疗 3 次后观察腕关节背伸度、掌屈度、压痛点数、晨僵时间和双手握力。

3. 疗效观察　显效:全部症状消除,关节功能基本恢复,能参加正常工作和劳动;有效:主要症状基本消除,主要关节功能基本恢复或有明显进步,生活能够自理,工作和劳动能力有所恢复;无效:和治疗前相比较,各方面均无进步。本次治疗结果显示:89 例患者经治疗显效 65 例,有效 20 例,无效 4 例,总有效率 95.51%。〔王海东,王智明,李伟青.针刀治疗类风湿性关节炎腕关节病变 89 例［J］.西部中医药,2014,27（04）:117-118.〕

第六节　指间关节囊

一、简介

创伤、劳损、风湿免疫性疾病等多种因素均可导致指间关节囊的炎症粘连、挛缩,出现指间关节疼痛、僵硬及活动障碍。因此,松解指间关节囊病变点显得尤为重要。

二、体表定位

指间关节囊:位于指间关节横纹中间（图 4-6-1、图 4-6-2）。

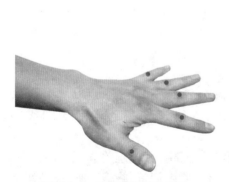

图 4-6-1　手背侧指间关节囊

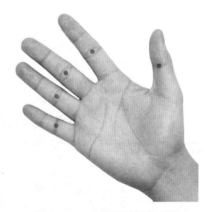

图 4-6-2　手掌侧指间关节囊

三、针刀治疗

定点,刀口线方向与手指纵轴平行,避开血管,垂直于皮面刺入,达骨面后提起,调转刀口线 90°,将关节囊横行切开 2~3 次,出针刀。

四、针刺配合火针治疗

1. 一般资料 80 例患者随机分为针刺组 42 例和药物组 38 例。

2. 治疗方法

（1）针刺组：穴取患侧三间、中渚、后溪。操作方法：局部消毒后，用 0.30mm×25mm 毫针对准穴位垂直刺入，深刺至骨后，缓慢提插捻转，出现较强针感，留针 20 分钟。出针后再施火针。隔日 1 次。火针：取穴以患病关节局部阿是穴为主，先刺小关节部位，再刺大关节部位。操作方法：嘱患者坐位，掌心向下，局部消毒后，选择中粗火针，将针烧红至白亮迅速刺入疼痛肿胀的关节，只点刺不留针，根据肿胀情况，增减点刺的数量，一般 3~5 针，深度多为 1~3mm，疾入疾出，浅而点刺。术毕用消毒干棉球按压点刺部位，可减少疼痛、防止感染。部分患者经火针点刺后局部可有淡黄色黏液流出，为促使肿胀消退，可挤压局部。隔日 1 次，15 次为一疗程，治疗 2 个疗程后观察疗效。注意：火针点刺处当天不宜沾水，忌食生冷、鱼虾、牛肉等食物。

（2）药物组：采用双氯芬酸二乙胺乳胶剂外用，按痛处面积大小确定使用剂量，通常每次使用双氯芬酸二乙胺乳胶剂 2cm，轻轻揉搓病变部位，使药物渗透皮肤，每日 2 次，30 天为一疗程。2 个疗程后观察疗效。

3. 疗效观察 临床控制：疼痛等症状消失，关节活动正常；显效：疼痛等症状消失，关节活动不受限；有效：疼痛等症状基本消除，关节活动轻度受限；无效：疼痛等症状与关节活动无明显改善。本次治疗结果显示：针刺组临床控制及显效率为 61.9%，总有效率为 95.2%；药物组临床控制及显效率为 36.8%，总有效率为 76.3%，差异有统计学意义（$P<0.05$）。〔李和，张风华，王雨存.针刺配合火针治疗手骨关节炎疗效观察［J］.中国针灸，2013，33（10）：885-888.〕

第七节 髋 关 节 囊

一、简介

创伤、劳损、激素使用等多种因素均可导致髋关节囊内炎症水肿、压力增高，进而引起股骨头的供血不足乃至缺血性坏死，出现髋关节疼痛及活动障碍。因此，松解髋关节囊病变点就显得尤为重要。

二、体表定位

1. 髋前侧点　位于腹股沟韧带下方与股动脉交叉点沿股动脉向下 2cm，向外旁开 2cm 处（图 4-7-1）。

2. 髋外侧点　股骨大转子尖上方 2cm 处（即大转子尖至髋臼上盂缘连线中点处）（图 4-7-2）。

3. 髋后外侧点　从股骨大粗隆中点至髂后下棘连线的中外 2/3 交界点处（图 4-7-3）。

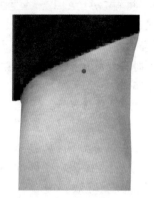

图 4-7-1　髋前侧点

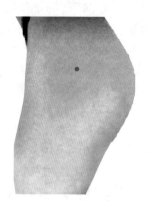

图 4-7-2　髋外侧点

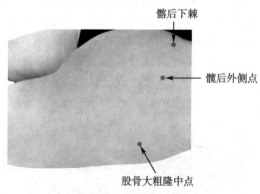

图 4-7-3　髋后外侧点

三、针刀治疗

（一）操作方法

1. 髋前侧点　在定点处，刀口线与肢体纵轴平行，针刀体垂直于皮肤刺入达股骨颈骨面。然后提起针刀至硬韧的关节囊前壁之外，对关节囊行纵横切开 3~5 次,勿损伤关节软骨面,针刀下有松动感后出针刀。

2. 髋外侧点　在定点处,刀口线与肢体纵轴平行,针刀体垂直于皮肤刺入直达骨面。然后提起针刀,对关节囊外壁纵横切开 3~5 次,勿损伤关节软骨面,针刀下有松动感后出针刀。

3. 髋后外侧点　在定点处,刀口线与肢体纵轴平行,针刀体垂直于皮肤刺入达股骨颈后侧骨面。然后提起针刀至关节囊后壁表面,对关节囊行纵横切开 3~5 次,勿损伤关节软骨面,针刀下有松动感后出针刀。

（二）临床报道

1. 一般资料　中早期股骨头坏死患者 38 例,其中男 26 例,女 12 例。

2. 治疗方法　患者仰卧于治疗床上,在髋关节囊、关节囊周围肌肉、缝匠肌、内收肌的闭孔神经出口处做标记,戴无菌手套,以标记为中心,用碘酒、酒精常规消毒后,铺无菌孔巾,选用 1% 利多卡因 10ml 局部封闭。常规操作方法为:术者右手持针刀,在标记处垂直于皮肤快速进针,纵向松解剥离、横向切割 3~4 刀,起到松解粘连、平衡肌力的作用。在松解髋关节囊、关节囊周围肌肉时,刀口线与人体纵轴线平行,快速进针直达股骨颈骨面,多点剥离切割 2~3 刀,针刀下有松动感后拔出针刀,缓解髋周软组织的紧张挛缩,给予关节腔减压,改善股骨头血供。术毕用无菌辅料保护切口,每周 1 次,3 次为 1 个疗程。

3. 疗效观察　临床控制:疼痛等症状消失,关节活动正常,X 线显示正常;显效:疼痛等症状消除,关节活动不受限,X 线显示明显好转;有效:疼痛等症状基本消除,关节活动轻度受限,X 线显示有好转;无效:疼痛等症状与关节活动无明显改善,X 线显示无改变。本次治疗结果显示:临床控制 6 例,显效 16 例,有效 13 例,无效 3 例。总有效率为 92.11%。〔付军振,姜益常.针刀疗法治疗中早期股骨头坏死 38 例[J].针灸临床杂志,2014,30（01）:34-35.〕

四、钩针治疗

1. 一般资料　164 例股骨头坏死患者,随机分为治疗组和对照组,各 82 例。

2. 治疗方法

（1）对照组:采用髋关节功能锻炼。①直腿抬高锻炼:仰卧位,双手置于体外侧,膝关节伸直,缓慢向上抬起下肢,缓慢放下,双腿交替进行,每次锻炼 10 分钟,每天锻炼 3 次。②空蹬屈伸锻炼:仰卧位,双手置于体外侧,小腿悬于空中,髋关节与膝关节交替屈伸运动,每次 10 分钟,每天 3 次。③屈髋分合法:仰卧位,足不离床,尽量屈膝屈髋,双手置于胸前,用双脚跟交替为轴,旋转外移至最大限度立稳,以双足为轴心,做双膝内收、外展、内旋活动,每次 5 分钟,每天 3 次。④抱膝法:仰卧位,患肢屈膝屈髋,双手叉指合掌抱住胫骨近端前方,反复屈肘向上拉与主动屈髋运动相结合,加大屈髋屈膝力度和幅度,每次 5 分钟,每天 3 次。⑤内外旋转法:仰卧位,上下肢伸直,以足跟为轴心,足及下肢做内旋、外旋活动,每次 5 分钟,每天 3 次。3 个月为一个疗程,连续两个疗程观察疗效。

（2）治疗组:在上述髋关节锻炼的基础上,增加钩针松解治疗。患者取仰卧位或者侧卧位,暴露治疗部位,在髋关节周围取治疗点,如耻骨肌、长收肌、股直肌、阔筋膜张肌的起点及臀中肌的起止点等,根据肌肉功能和粘连点寻找相应的治疗点,用记号笔标注;戴无菌手套,常规消毒,2% 利多卡因局部麻醉,选 5 号钩针,针对治疗点给予筋膜松解治疗,钩针刺入后先纵行疏通拨离,粘连重者再横行拨离,切割粘连的肌腱、肌筋膜,达到局部松解。钩针治疗后用敷料贴贴局部,3 个月后根据疼痛和功能障碍情况可再次松解,不同部位可连续治疗,连续两个疗程观察疗效。

3. 疗效观察　参考相关标准,本次治疗结果显示:对照组总有效率为66.4%,治疗组总有效率为81.5%,对于改善髋关节疼痛来说,治疗组优于对照组,具有统计学意义（$P<0.05$）。〔蔡中奇,王刚,李士科. 钩针治疗对股骨头坏死症状的影响［J］. 光明中医,2018,33（15）:2235-2237.〕

五、火针及放血治疗

1. 一般资料　286 例股骨头坏死患者,女 98 例,男 188 例,其中血瘀气滞型 135 例、肾虚血瘀型 86 例、痰瘀蕴结型 65 例。

2. 治疗方法　根据患者的体质要求及刺烙点、放血部位的不同,选择合适体位。

（1）火针:主穴取阿是穴、髀关、居髎、府舍、维道、冲门、秩边、环跳、承扶、血海、风市,瘀血明显取膈俞,气虚明显取足三里、气海,肾虚明显取肾俞、太溪,痰湿明显取丰隆。选用中粗火针,消毒后点燃酒精灯或者95% 的酒精棉球,左手将灯移近针刺的穴位或部位,右手握笔式持针,将针尖针体伸入外焰,自针身向针尖逐渐烧红,针烧至通红时迅速准确地刺入穴位或部位,并敏捷地将针拔出,用消毒棉球用力按压针孔。根据治疗穴位皮肤软组织深浅及病变疼痛深浅,选择深刺或浅刺,也可以叩刺,或行补泻手法,或留针。

（2）放血:选取髋关节周围 3~5 穴局部放血,消毒同上。右手持针,迅速、准确分多次刺入穴位,使局部出血,出血量的多少要根据患者体质强弱、病情轻重和应刺部位不同适度掌握。新病、实证、热证、体质较强者出血量10~50ml,反之则 1~5ml。

3. 疗效观察　参考相关标准,本次治疗结果显示:治愈 63 例,显效 89 例,有效 111 例,无效 23 例;总有效率91.9%。〔张欣凯,张鑫杰. 火针及放血疗法治疗股骨头坏死髋关节疼痛 286 例［J］. 实用中医药杂志,2018,34（01）:112-113.〕

第八节　膝 关 节 囊

一、简介

创伤、劳损、风湿免疫性疾病等多种因素均可导致膝关节囊的粘连、挛缩，出现膝关节疼痛及活动障碍。因此，松解膝关节囊病变点就显得尤为重要。

二、体表定位

1. 髌下内外膝眼点　正坐位，屈膝，在膝关节下方，髌韧带两侧凹陷处，外侧的为外膝眼，内侧的为内膝眼所在（图 4-8-1 ）。
2. 髌骨两侧点　在髌骨两侧缘各定 2~4 点（图 4-8-2 ）。

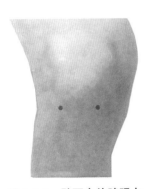

图 4-8-1　髌下内外膝眼点

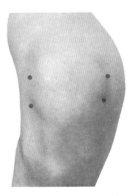

图 4-8-2　髌骨两侧点

三、针刀治疗

（一）操作方法

1. 髌下内外膝眼点　仰卧位，屈膝 70°~80°，在定点处，刀口线与下肢纵轴平行，针刀体与皮肤垂直刺入，达关节囊，行"十字"切开 3~5 次，勿损伤关节软骨面，针刀下有松动感后出针刀。
2. 髌骨两侧点　仰卧位，屈膝 70°~80°，在定点处，刀口线与髌周切线平行，针刀体与皮肤约呈 60° 刺入，直达骨面，调整针刀进入关节腔，横行切开髌周支持带及关节囊 2~4 次，勿损伤关节软骨面，针刀下有突破感后出针刀。

（二）临床报道

1. 一般资料　50 例膝骨关节炎患者，男 34 例，女 16 例。

2. 治疗方法　所有患者入院后均行肌骨超声检查,并实施针刀松解术治疗。患者取仰卧位,进行常规消毒与铺巾后,以患膝的压痛点作为进刀点,于该处注射麻醉药物(2% 利多卡因 2.5ml)。待麻醉起效后,采用 4 号针刀从进刀点刺入,逐层对结节条索状物进行切割、剥离,当感觉到针刀下有松动感时便可退出针刀,并立即用无菌棉球压迫进针点,每周 1 次,2 周为 1 个疗程。

3. 疗效观察　治愈:治疗后能进行工作与日常活动,VAS<2 分,活动膝关节时,无疼痛、肿胀等不适感;好转:治疗后 VAS 评分较治疗前降低 2~4 分,活动时膝关节可出现轻微疼痛、肿胀,夜间加重;无效:治疗后 VAS 评分较治疗前降低,降低程度 <2 分,临床检查结果无变化,体征未改善。本次治疗结果显示:治愈 29 例,好转 12 例,无效 9 例,治疗总有效率为 82.0%。〔仲安. 针刀治疗膝骨关节炎 50 例疗效观察［J］. 中医药导报,2017,23(05): 92-94.〕

四、电针围刺治疗

1. 一般资料　101 例膝骨关节炎患者,男 45 例,女 56 例。

2. 治疗方法　患者取仰卧位,膝关节及周围常规消毒,采用 40~50mm 长、0.35mm 粗的不锈钢毫针,穴取患膝血海、梁丘、膝内廉、膝外廉、内膝眼、外膝眼,伴行走时患膝内侧疼痛或患膝内侧压痛明显者,循按患膝内侧找到压痛最明显处直刺 1 针,在其周围斜刺 4 针。得气后接电针仪,选取 4 穴(患膝血海、梁丘、内膝眼、外膝眼)采用连续波,治疗 25 分钟后取针,每天治疗 1 次,10 天为 1 个疗程,治疗 1 个疗程。嘱患者治疗期间,患膝勿过度负重,忌寒冷刺激。

3. 疗效观察　临床控制:疼痛、肿胀症状消失,关节活动正常,积分减少≥95%;显效:疼痛、肿胀症状消失,关节活动不受限,积分减少≥70%,且 <95%;有效:疼痛、肿胀症状基本消失,关节活动轻度受限,积分减少≥30%,且 <70%;无效:疼痛、肿胀症状与关节活动无明显改善,积分减少 <30%。本次治疗结果显示:本组 101 例,临床控制 28 例,显效 21 例,有效 20 例,无效 32 例。〔沈锐. 电针围刺法治疗膝骨关节炎 101 例［J］. 中国民族民间医药,2012,21(24): 122-123.〕

五、火针扬刺治疗

1. 一般资料　72 例膝骨关节炎患者随机分为火针扬刺组和毫针组,每组 36 例。

2. 治疗方法

(1)火针扬刺组:取患侧阿是穴、血海、梁丘、内膝眼、犊鼻、足三里、阳陵泉、阴陵泉。操作方法:患者仰卧位,穴位皮肤常规消毒。如阿是穴位于膝部肌肉较丰厚处,选长 40mm 火针进行针刺。将火针的针芒和针体部在酒精灯上烧至通红发白后,快速直刺入穴位,深度为 20~30mm,留针 3 分钟。再分别在阿是穴的上下左右各 1~1.5 寸的位置以 30°~40° 向中心点斜刺,深度为 20~30mm,留针 3~5 分钟后出针。如阿是穴位于髌骨边缘或膝关节内、外两侧肌肉表浅处,选用长 25mm 火针,刺入深度 10~20mm,余法相同。除选取阿是穴外,其余穴位每次选 2 个进行火针扬刺,治疗方法同上。其中内膝眼、犊鼻两穴,用长 25mm 火针常规点刺约 5mm 即可,不扬刺,不留针。起针后即刻在火针针刺局部进行拔罐治疗,留罐 3~5 分钟后起罐。每周治疗 3 次(隔日治疗 1 次,周日休息),6 次为一疗程。共观察 2 个疗程(4 周)。

(2)毫针组:取穴同火针扬刺组。操作方法:患者取仰卧位,针刺选用处方中全部穴位。消毒后常规针刺,进针得气后行平补平泻法,留针 30 分钟。起针后拔罐,除选取阿是穴外,其余穴位每次选 2 个,拔罐法同火针扬刺组。每周治疗 3 次(隔日治疗 1 次,周日休息),6 次为一疗程。共观察 2 个疗程(4 周)。

3. 疗效观察 痊愈:症状消失,活动正常,疗效指数 ≥95%;显效:症状消失,关节活动不受限,70%≤疗效指数 <95%;有效:症状基本消失,关节活动轻度受限,30%≤疗效指数 <70%;无效:症状与关节活动无明显改善,疗效指数 <30%。本次治疗结果显示:治疗 2 周后,火针扬刺组总有效率明显高于毫针组($P<0.01$);治疗 4 周后,火针扬刺组愈显率高于毫针组($P<0.05$);随访 1 个月时,火针扬刺组愈显率亦明显高于毫针组($P<0.01$)。〔王兵,胡静,张宁,等. 火针扬刺治疗膝骨关节炎临床观察[J]. 中国针灸,2017,37(05):463-466,476.〕

六、齐刺治疗

1. 一般资料 60 例膝骨关节炎患者,随机分为治疗组和对照组各 30 例。

2. 治疗方法

(1)治疗组:根据《黄帝内经》的经筋理论,按点的分布分为四型进行取穴及治疗:三阴型、太阳型、阳明型、少阳型。①三阴型。取穴:在胫骨内侧髁及股骨内侧髁处各寻找一个压痛点即为结筋病灶点。治疗:在结筋病灶点压痛最明显处直刺一针,针尖刺达骨膜,患者有较强的酸胀感,再在该针旁开 3 分的地方各刺入一针,同样针尖刺达骨膜,用一根电针仪的导线将 3 根针缠在一起,另一痛点以同样的方法施术,通以电针连续波,强度以患者能耐受为度,TDP 神灯照射 30 分钟。②太阳型。取穴:秩边、在腘窝处寻找一个压痛点即为结筋病灶点。治疗:在结筋病灶点压痛最明显处直刺一针,患者有较强的酸胀感,再在该针旁开 3 分的地方各刺入一针,用一根电针仪的导线将 3 根针缠在一起;在秩边穴处用 75mm 的长针直刺,以下肢出现放电感为度,将输出的另一导线与之连接,通以电针连续波,强度以患者能耐受为度,TDP 神灯照射 30 分钟。③阳明型。取穴:伏兔、在髌骨上缘或外缘寻找一个压痛点即为结筋病灶点。治疗:在结筋病灶点压痛最明显处直刺一针,患者有较强的酸胀感,再在该针旁开 3 分的地方各刺入一针,一根电针仪的导线将 3 根针缠在一起；在伏兔穴直刺，以患者出现明显酸胀为度，将输出的另一导线与之连接，通以电针连续波，强度以患者能耐受为度，TDP 神灯照射 30 分钟。④少阳型。取穴：风市、在股骨及胫骨外侧髁和腓骨小头周围寻找一个压痛点即为结筋病灶点。治疗：在结筋病灶点压痛最明显处直刺一针，针尖刺达骨膜，患者有较强的酸胀感，再在该针旁开 3 分的地方各刺入一针，同样针尖刺达骨膜，一根电针仪的导线将 3 根针缠在一起，在风市穴直刺，以患者出现明显酸胀为度，将输出的另一导线与之连接，通以电针连续波，强度以患者能耐受为度，TDP 神灯照射 30 分钟。

（2）对照组：取血海、梁丘、犊鼻、内膝眼、足三里、阳陵泉、阴陵泉。治疗：以梁丘、阳陵泉为一组；以血海、阴陵泉为一组通以电针连续波，强度以患者能耐受为度，TDP 神灯照射 30 分钟。两组均每周治疗 5 次，连续治疗 4 周。

3. 疗效观察　参考相关标准，本次治疗结果显示：治疗组总有效率 93.3%，对照组为 90%。〔顾宜宜，熊源胤，易平. 经筋齐刺法治疗膝骨关节炎 30 例临床观察〔J〕. 中医药学报，2008（03）：33-35.〕

第九节　踝关节囊

一、简介

创伤、劳损、风湿免疫性疾病等多种因素均可导致踝关节囊的粘连、挛缩，出现踝关节疼痛及活动障碍。因此，松解踝关节囊病变点就显得尤为重要。

二、体表定位

1. 前内侧点（解溪穴）　踇长伸肌腱外侧与趾长伸肌腱之间的凹陷处（约内踝尖前 1cm 处）（图 4-9-1）。

2. 外侧点（昆仑穴）　外踝高点与跟腱之间凹陷处（图 4-9-2）。

3. 前外侧点（丘墟穴）　足外踝的前下方 1cm 凹陷处（即跗骨窦外口处）（图 4-9-3）。

4. 内侧点　内踝尖下缘点处（图 4-9-4）。

三、针刀治疗

（一）操作方法

1. 前内侧点（解溪穴）　定点，刀口线与小腿纵轴平行，针刀体与皮肤呈 90° 刺入，经小腿十字韧带到达踝关节前内侧关节囊，纵行切开 2~3 次，勿损伤关节软骨面，针刀下有突破感后出针刀。

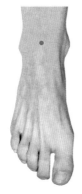

图 4-9-1 前内侧点（解溪穴）

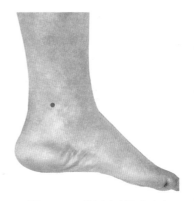

图 4-9-2 外侧点（昆仑穴）

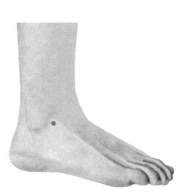

图 4-9-3 前外侧点（丘墟穴）

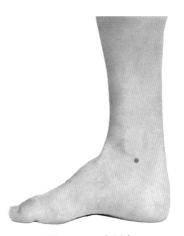

图 4-9-4 内侧点

2. 外侧点（昆仑穴） 定点,刀口线与小腿纵轴平行,针刀体与皮肤呈90°刺入,针刀贴腓骨尖骨面,经腓距后韧带起点,到达踝关节外侧关节囊壁,纵行切开 3~5 次,勿损伤关节软骨面,针刀下有突破感后出针刀。

3. 前外侧点（丘墟穴） 定点,刀口线与小腿纵轴平行,针刀体与皮肤呈90°刺入,针刀贴腓骨前缘,经腓距前韧带起点,到达踝关节外侧关节囊壁,纵行切开 3~5 次,勿损伤关节软骨面,针刀下有突破感后出针刀。

4. 内侧点 定点,刀口线与小腿纵轴平行,针刀体与皮肤呈90°刺入,经三角韧带起点,到达踝关节内侧关节囊壁,纵行切开 3~5 次,勿损伤关节软骨面,出针刀。

（二）临床报道

1. 一般资料 96 例踝关节损伤患者,右踝 60 例,左踝 36 例。

2. 治疗方法　患者仰卧于治疗床上,患足呈跖屈内翻位。将利多卡因与生理盐水按 1∶1 配比在进针刀处局麻后,分别在外踝、内踝前韧带附着处及关节囊壁和内踝的距胫前韧带等部位行针刀治疗。于外踝下缘入针刀,刀口线与肌肉走行方向一致,切开关节囊,然后刺入关节间隙左右摆动刀口,剥离粘连后出针刀。从内踝下缘进针刀,方法同上。经过多个角度的剥离,充分将关节囊等处粘连分开。在针刀闭合松解后,助手双手握患肢膝关节下缘,医者左手托患侧足跟部,右手抓患侧足背部,拇指在足底,四指在足背,做对抗牵引,然后在牵引状态下,摇动全足,使其充分的外旋转。1~2 次后,两手配合将足外翻背屈,用"8"字绷带将足置于外翻背屈位 7~10 天。

3. 疗效观察　优:踝关节疼痛、肿胀完全消失,关节活动正常,能长久步行无异常;良:踝关节肿胀消失,关节功能明显改善,长久步行后有轻微疼痛,但不影响工作和行走活动;一般:踝关节疼痛、肿胀有改善,行走后仍觉疼痛;差:治疗前后疼痛、肿胀及关节功能无改善。本次治疗结果显示:96 例经随访 2~6 个月。优:50 例,良:33 例),一般:9 例(9%),差:4 例,优良率 91.66%。〔安平,滕居赞.针刀合手法治疗踝关节陈旧性损伤 96 例〔J〕.广西中医药,2005(04):41.〕

四、手法配合穴位注射治疗

1. 一般资料　34 例踝关节损伤患者。

2. 治疗方法

(1)手法治疗:患者仰卧于治疗床上,踝关节露出床头。取穴以昆仑、申脉、照海、解溪、绝骨、三阴交及阿是穴为主,手法主要采用揉法、点按弹拨法、拔伸法、摇法等。首先用指揉法及大小鱼际揉法舒筋活血,其次采用拇指点按弹拨痛点以松解粘连,轻重手法交替治疗数次,医者左手手掌托住患者脚跟部,右手掌根平推患者脚前掌至最大背伸位,右手四指与左手同时用力拔伸踝关节,此手法反复 2~3 次,最后做踝关节摇法,顺时针及逆时针各摇 3 次。

(2)穴位注射疗法:取阿是穴,注射器抽取维生素 B_1 注射液 1ml,阿是穴常规消毒后,针尖刺入阿是穴,行苍龟探穴刺法,阿是穴中点及周围的四点,共计五点分别注入维生素 B_1 注射液 0.2ml。阿是穴较多者,可每天交替进行穴位注射,仅一个阿是穴者,可隔日进行穴位注射。该治疗 10 天为 1 个疗程,未愈者 1 周后再予第 2 个疗程。两个疗程无效者,治疗终止。

3. 疗效观察　痊愈:踝关节肿胀消退、无压痛点、隐痛消失、关节稳定、功能障碍消失、劳累后及阴雨天气未见加重;好转:踝关节疼痛减轻、轻度肿胀、关节欠稳、步行欠力、酸痛、劳累后及阴雨天气见加重；未愈：踝关节疼痛无改善、关节不稳定、活动受限。本次治疗结果显示：治愈 23 例，好转 9 例，无效 2 例，治愈率 67%，总有效率 94%。〔张茂亮.手法配合穴位注射治疗陈旧性踝关节扭伤疗效观察〔J〕.中医临床研究，2013，5（18）：49.〕

第五章

高 张 力 点

由于人体内软组织挛缩或腔隙内压增高导致软组织张力增高,产生症状。前者比如跟腱挛缩,后者比如滑囊炎、囊液增加、囊壁张力增高等,这些都属于高张力现象。高张力点其实也包括前面章节所讲的肌筋膜触发点、附着点病变、关节囊挛缩等。因此,本节的高张力点不包括上述内容。

因为损伤和劳损等原因,人体软组织可出现张力或者压力增高的现象,引起各种症状,减张减压是针对这种病变最有效的手段,针灸、针刀等治疗方法均可有效松解高张力点,从而达到减张减压的目的。

第一节　跟腱挛缩高张力点

一、简介

跟腱挛缩是指由于骨折、跟腱断裂、神经系统损伤等引起跟腱长期制动后,不能维持正常长度的状态。

二、体表定位

跟腱挛缩高张力点:每次选择跟腱不同平面处定点(图 5-1-1)。

三、针刀治疗

俯卧位,踝下垫枕,助手将跟腱绷紧,每次治疗位于跟腱不同平面,刀口线与跟腱纵轴平行,针刀体与皮肤垂直刺入,到达跟腱,针刀下会有坚韧感,调转刀口线 90°,横行将跟腱纤维束少量切开,针刀退到跟腱后表面,水平移动,继续将跟腱束切开,直到单用食指垂直按压跟腱下陷 0.5~1cm 为止,表示跟腱张力明显降低,即完成一次治疗。

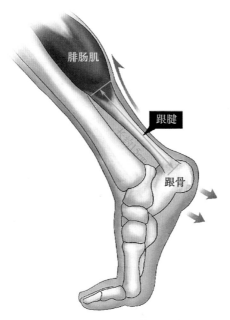

图 5-1-1　跟腱挛缩高张力点

第二节　脊柱侧弯高张力点

一、简介

脊柱侧弯是一种临床症状,表现为某一段脊柱在额状面偏离身体中心,脊柱前后位 X 线片上侧方弯曲大于 10°,脊柱侧弯处往往应力集中,久之形成高张力点。

二、体表定位

竖脊肌为脊柱后方的长肌,下起骶骨背面,上达枕骨后方,填于棘突与肋角之间的沟内。它以总腱起自骶骨背面、腰椎棘突、髂嵴后部和胸腰筋膜,向上分为三部:外侧为髂肋肌,止于肋角;中间为最长肌,止于横突及其附近肋骨;内侧为棘肌,止于棘突。

1. 脊柱侧弯高张力点①　凹面一侧棘突间隙旁开 5cm 处,相当于横突处定点。

2. 脊柱侧弯高张力点②　侧弯部位棘突间定点。

3. 脊柱侧弯高张力点③　肋骨与髂肋肌交界部位,体表于髂肋肌旁可触及肋骨。

三、针刀治疗

1. 在脊柱侧弯高张力点①处定点,刀口线与脊柱纵轴平行,针刀体与人体背面垂直刺入,到达横突背侧骨面,然后调转刀口线 90°,使之与横突长轴平行,小心移动针刀刃到横突边缘,沿横突将横突间韧带和横突间肌横行切开 2~3 次。

2. 在脊柱侧弯高张力点②处定点,刀口线与脊柱纵轴平行,针刀体与人体背面垂直刺入,到达棘突顶,移动针刀刃到达棘突上缘,调转刀口线 90°,横行切开棘间韧带 2~3 次,注意进针深度,避免损伤脊髓。

3. 在脊柱侧弯高张力点③处,刀口线与脊柱纵轴平行,针刀体与人体背面垂直刺入,到达肋骨角,移动针刀刃到髂肋肌下方,调转刀口线 90°,横行切开肋骨角处附着点 2~3 次,注意进针刀方向,避免损伤肺脏。

第三节　肌性斜颈高张力点

一、简介

肌性斜颈是由一侧胸锁乳突肌发生纤维性挛缩后形成的畸形。头部向一侧倾斜,下颌转向健侧。如勉强将头摆正,可见胸锁乳突肌紧张而突出于皮下,形成硬性条索。

二、体表定位

肌性斜颈高张力点:选取患侧胸锁乳突肌条索形肿物或骨疣样硬块中心定点。

三、针刀治疗

（一）操作方法

以肌性斜颈高张力点为进针点,左手夹持胸锁乳突肌条索形肿物或骨疣样硬块,刀口线和肌肉纤维走向平行,针刀体与皮肤垂直刺入,达条索表面,调转刀口线 90°,横行切断条索状物 2~3 次,针刀下感到松动后出针刀。

（二）临床报道

1. 一般资料　30 例小儿肌性斜颈患者,男 19 例,女 11 例。

2. 治疗方法

（1）小针刀疗法:患者取仰卧位,头稍后仰旋向健侧,嘱患儿父母分别固定头、胸部,常规消毒皮肤,铺巾,在局麻下进行。切口选择在患侧胸锁乳突肌胸骨端、锁骨端、肌腹、乳突端,每次选择 2~4 个点。小针刀在左手食指、中指的指示下,逐渐切割胸锁乳突肌肌腱或肌束,至肌张力减低或消失为止。创可贴包扎伤口。每周 1 次。

(2)推拿治疗:①按摩法。用单手拇指指腹沿胸锁乳突肌来回抚摩,每次 3~5 分钟。②捏揉法。拇指与四指相对捏揉患侧胸锁乳突肌,每次 5~10 分钟。③弹拨法。在上述 2 种手法基础上,拇指往复弹拨胸锁乳突肌硬结,每次 3~5 分钟。④侧屈法、旋转法。将患儿平放于医生的膝部,医者一手固定患儿两侧锁骨,另一手托住患儿头部做侧屈运动,使患儿健侧耳和脸尽量接近健侧肩部,做 15 次。继之,托住患儿头部做旋转运动,使患儿的下颌尽量接近患侧肩峰,做 15 次。小针刀治疗 3 日后进行,每周 2 次。⑤睡姿的矫正:患儿睡觉时,平卧用小枕头、纱布袋等物品抵住患侧头部,使其保持正中位置。

3. 疗效观察 痊愈:胸锁乳突肌的硬结完全消散,头部倾斜消失,眼睛和面部对称,颈部活动前屈 35°,后伸 35°,侧屈 40°,旋转 30°;好转:胸锁乳突肌的硬结完全消散,头部倾斜及面部畸形明显好转,颈部活动前屈、后伸、侧屈、旋转均有明显改善。本次治疗结果显示:痊愈 27 例,好转 3 例,总有效率 100%。〔陈奇才. 小针刀治疗小儿肌性斜颈 30 例〔J〕. 现代中西医结合杂志,2008(17):2680.〕

四、梅花针叩刺治疗

1. 一般资料 68 例小儿肌性斜颈患者,男 36 例,女 32 例;年龄 1~20 个月,顺产 20 例,剖宫产 22 例,产钳 26 例。

2. 治疗方法

(1)梅花针叩刺:取患儿舒适体位,在局部常规消毒的基础上,先沿胸锁乳突肌走行及颈部圆卵状肿块周围散刺,再取患侧颈 3、5、7 及胸 1 夹脊穴,巨骨、臑俞、阳陵泉(均患侧)穴处叩刺。术者持经 75% 酒精消毒后的梅花针针尾部,利用手腕腕力,如鸡啄食样弹力使针尖垂直地叩刺到皮肤上。落针要稳准快(不能慢刺、压刺、斜刺和拖刺),力度要弱刺激,频率要均匀(一般每分钟 70~90 次)叩刺至局部皮肤略有潮红即可,治疗时间约 5 分钟。隔日 1 次,10 次 1 疗程。

(2)手法矫治:第一步,患儿仰卧位,以滑石粉作介质,医者一手托颈使头后伸,一手推揉患侧的胸锁乳突肌和附近组织上下数遍,揉法要渗透,手指与皮肤不要滑动,以免皮肤受伤。第二步,拿捏患侧胸锁乳突肌肿块:用拇、中、食三指仔细拿捏,要沿着整个胸锁乳突肌起止点揉捏,对于肿块用力要深透,又如要捏散一样,以松解肌肉粘连,但要注意重捏与轻揉相济,并在治疗时尽可能转移患儿注意力,避免剧烈哭闹。第三步,弹筋拨络:在患侧颈部、肩胛内缘、胸锁乳突肌、颈肌、斜方肌及菱形肌等处用弹筋拨络手法拨 2~3

遍,以疏通经络,改善局部气血运行。第四步,扳正:即医者稍用力使患儿头顶逐渐向健侧肩部倾斜,同时将患儿下颌旋向患侧肩,直至患儿能忍受的极点,并维持1分钟,放松后可重复2~3次,最后在患侧肩、颈部轻轻抚摩2~4遍以松弛局部肌肉,消除筋肉挛缩。以上手法每日1次,10次为1疗程。

治疗期间嘱患儿家长,可利用光线或玩具诱使患儿头部向健侧转动,下颌向患侧扭转,以协助矫正畸形。

3. 疗效观察　痊愈:颈部肿块消失,胸锁乳突肌活动范围正常,头部倾斜消失,面部和眼睛对称,共58例;显效:颈部肿块明显缩小变软,头偏向健侧稍有受限,有10例;无效:症状和体征无明显改善,0例。〔程宏亮,王智. 梅花针结合手法矫治小儿斜颈临床观察[J]. 河北中医药学报,2011,26(03):38.〕

第四节　臀肌挛缩高张力点

一、简介

臀肌挛缩是由多种原因引起的臀肌及其筋膜纤维变性、挛缩,引起髋关节功能受限所表现的特有步态、体征的临床综合征,其中又以臀大肌挛缩最为常见。

二、体表定位

臀肌挛缩束带处:反复伸屈髋膝关节,可在大粗隆上方触及条索状挛缩的臀肌纤维组织,在大粗隆下方可触及条索状挛缩的髂胫束纤维组织左右摆动(图5-4-1)。

三、针刀治疗

(一)操作方法

在臀肌挛缩束带处定点,刀口线方向与臀大肌或髂胫束纤维方向一致,针刀体垂直于皮肤刺入,达肥厚硬韧的条索物上,调转刀口线90°,连续横行切开使其断裂。若变性组织面积较大,可沿条索状物的方向在不同水平位选几个治疗点,分别如上法切开,达到松解挛缩的目的。

(二)临床报道

1. 一般资料　33例臀肌挛缩症患者,男20例,女13例;年龄4~49岁;病程3~32个月;双侧22例,单侧11例。

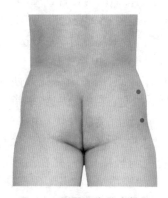

图5-4-1　臀肌挛缩束带处

2. 治疗方法　首先在臀肌挛缩束带处定 1~3 点,针刀切开剥离,达到松解臀肌瘢痕的目的,松解后,条索、束带状物应有所缩小或消失;臀肌起始部松解点,即在髂后上棘与骶结节连线的稍内处定 1~3 点,用针刀切开剥离,达到松解整个臀大肌起始部的目的;臀肌抵止部松解点,即在股骨上 1/3 背侧面及在大转子之下的髂胫束的内侧缘上,定 1~3 点,用针刀切开剥离至刀下松动感后,出针刀,通过松解臀大肌止点部,达到松解整个臀大肌的目的;坐骨结节点,此为臀大肌坐骨结节滑囊处,定于压痛处 1 点,用针刀切开滑液囊引流。术后予对抗手法处理,即让患者做反复屈膝下蹲和髋、膝关节的内收外展 5~10 次,进一步松解臀大肌。

3. 疗效观察　参考相关标准,本次治疗结果显示:优 24 例,良 7 例,可 2 例,差 0 例。〔赵香花,张菊平,辛燆.应用针刀闭合型松解术治疗臀肌挛缩症〔J〕.中国骨伤,2009,22(07):517-518.〕

第五节　掌腱膜挛缩高张力点

一、简介

掌腱膜挛缩高张力点常见于掌腱膜挛缩症,该病主要侵犯掌腱膜,病理改变为纵行纤维结缔组织增生,继而发生掌腱膜的屈曲挛缩。

二、体表定位

掌腱膜挛缩高张力点:掌腱膜挛缩部位或高张力点定 2~3 点(图 5-5-1)。

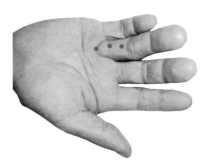

图 5-5-1　掌腱膜挛缩高张力点

三、针刀治疗

定点,刀口线与掌腱膜纵轴平行,针刀体与皮肤垂直刺入,到达挛缩部位,针刀下会有坚韧感,调转刀口线方向,与挛缩方向垂直,切开挛缩的腱膜 2~3 次。

第六节 跗骨窦高压症高张力点

一、简介

跗骨窦外口相当于"丘墟穴"之处。跗骨窦高压症,是指踝部内翻扭伤后,引起的以跗骨窦周围软组织损伤,导致跗骨窦内高压,从而出现疼痛、压痛,小腿及足部感觉异常、发抖的疾患。

二、体表定位

跗骨窦高压症高张力点:外踝前缘及第3腓骨肌腱外缘之间的凹陷处定点(图5-6-1)。

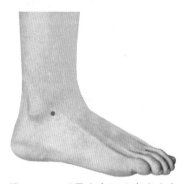

图 5-6-1 跗骨窦高压症高张力点

三、针刀治疗

(一)操作方法

嘱患者仰卧位,下肢内旋,患侧足轻微内翻位,刀口线与足部纵轴平行,针刀垂直于皮肤刺入,经过皮肤后的阻力感是跗骨窦外口处的筋膜,纵向切开此处筋膜3~4次,再使针刀进入跗骨窦管腔内,在窦内纵切3~5次,以达到减压效果。

(二)临床报道

1. 一般资料 37例跗骨窦综合征患者。

2. 治疗方法 均施行针刀切割松解减压术治疗。采用Ⅰ型4号一次性无菌针刀,针身长度5cm,刀口线0.8mm。患者健侧卧位,患侧小腿及足踝内侧垫一方枕,患侧踝关节置于轻度跖屈内翻位。定点:患侧外踝前下缘及第3腓骨肌肌腱外缘凹陷,即跗骨窦外口或跗骨窦压痛最明显处。操作:常规外科消毒,铺无菌小孔巾。采用1%利多卡因注射液1~3ml局部浸润麻醉,先抽吸无回血,边退针边注射。刀口线与足底平面平行,针刀体垂直皮肤快速刺入,通过皮肤及皮下组织,刀口线下有较坚韧组织,具有弹性阻力感,即为跗骨窦外口处的筋膜组织。继续刺入有落空感,稍退回刀口线,在窦外口筋膜切开几刀,使跗骨窦外口筋膜充分开放。再进入跗骨窦内,刀口线略向后内方倾斜进针,继续沿跗骨窦管腔深入跗骨窦内,在窦内四周行切割数刀,使跗骨窦内得到充分内引流,彻底松解减压,退出针刀,术毕。

3. 疗效观察　治愈:症状、体征完全消失,恢复正常工作和劳动,未复发,无后遗症,检查:无显性和潜性压痛点存在;显效:症状、体征消失,仅在过度劳累后或气候改变时感觉不适,但无疼痛等症状,恢复正常工作或劳动,未复发,检查:可发现潜性压痛点;有效:症状、体征大部分明显改善,但残留不同程度的疼痛,或症状、体征完全消失的后期仍复发不重的痛或麻,能从事一般劳动或正常工作,检查:有显性压痛点残留;无效:症状、体征略有改善或根本无效,或症状、体征完全消失的后期仍复发严重的痛或麻,检查:仍有显性压痛点。本次治疗结果显示:治愈 21 例,显效 9 例,有效 5 例,无效 2 例,总有效率为 94.59%。经 6~30 个月随访,平均随访时间 20.8 个月。37 例中针刀治疗 1 次者 22 例,治疗 2 次者 13 例,有 2 例治疗 2 次后征象略有改善,判为无效。〔姜丰山,曾幸丽,韦李灵,等. 针刀术治疗跗骨窦综合征 37 例［J］. 中国民间疗法,2013,21（10）:22-23.〕

第七节　髌股外侧高压综合征高张力点

一、简介

髌股外侧高压综合征是由于髌骨无脱位的长期向外侧倾斜和外侧支持带适应性缩短,以及内外侧关节面长期应力不平衡造成外侧髌股关节压力增高而出现的一系列综合征,其最常见的表现是髌股关节疼痛。

二、体表定位

髌股外侧高压综合征高张力点:位于髌骨外缘,每个治疗点间距 2mm（图 5-7-1）。

三、针刀治疗

定点,从髌骨外上缘松解至髌骨外下缘。左手固定髌骨,右手持针刀,刀口线与下肢纵轴平行,针刀体与局部皮肤垂直刺入针刀,缓慢进针刀,当针下有坚韧感时横行切开外侧支持带 2~3 次,深度要求

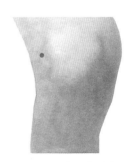

图 5-7-1　髌股外侧高压综合征高张力点

刺穿关节囊。

第八节　弹响髋高张力点

一、简介

弹响髋是指增厚的髂胫束或挛缩的臀肌束带越过股骨大转子最高点时产生弹响，并引起疼痛等一系列功能障碍的综合征。其病理机制是在髂胫束后缘及臀大肌前缘结合部与股骨大转子顶点处纤维异常增厚挛缩，导致髂胫束过度紧张，限制髋关节的功能。

二、体表定位

弹响髋高张力点：屈伸患侧髋关节，寻找紧张条索即将滑过大转子的部位，位于此（图 5-8-1）。

三、针刀治疗

（一）操作方法

以弹响髋高张力点为进针刀点，刀口线与股骨纵轴平行，针刀体与局部皮肤垂直刺入，缓慢推进针刀至条索部位，调转刀口线 90°，横行切开 2~3次，将肥厚的条索状物切断一部分。手下有落空感即可，无须刺至骨面。

（二）临床报道

1. 一般资料　27 例弹响髋患者，男 12 例，女 15 例；年龄 9~23 岁；发病时间 1 个月至 3 年。

2. 治疗方法　小针刀术前要做好各项辅助检查，如血常规、凝血常规、肝肾功能及体温、脉搏、呼吸、血压的检测等，老年患者一定要检测血糖及心脏功能。术前 1 日做普鲁卡因及青霉素或头孢菌素过敏试验。体位：患者侧卧位，健侧肢在下伸直，患肢在上屈膝、屈髋。在髂胫束及大转子区域寻找压痛点及硬结，用龙胆紫标记。常规消毒，用 2% 利多卡因在标记点做皮丘局麻，而后用一次性小针刀刺入皮肤深达骨膜或筋膜，臀大肌肌纤维从内上斜向外下，其上半部纤维延伸入髂胫束，下半部浅层也延

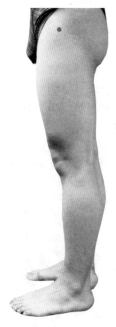

图 5-8-1　弹响髋高张力点

伸至髂胫束,深层纤维止于股骨臀肌粗线,其近侧缘与髂胫束相连。股骨大转子内后方即臀大肌上半部纤维延伸入髂胫束深层存在一个与股骨纵轴平行的间隙,可作为松解标志。手术时只要切开臀大肌近侧缘和髂胫束相连处即可显露,坐骨神经在其深部偏内筋膜下。在其浅面进行臀大肌松解较安全简便。患者有明显的酸胀痛感觉的地方用直切和纵切,髂胫束切开一部分,起到松解的作用,直至松解粘连。拔出针刀,术者双手交叉位于大粗隆上方和下方,推剥几下,使松解更彻底,然后令患者屈伸髋关节,如仍有弹响,在最紧张处再选一点在髂胫束上横切几刀,在小针刀治疗部位用创可贴或小敷贴包扎,一般1~3次可愈。术后口服阿莫西林消炎3日。

3. 疗效观察 本次治疗结果显示:27例全部治愈。22例1次性治愈,4例2次治愈,1例3次治愈。〔汪学红,王海芹.小针刀治疗运动损伤性弹响髋27例[J].中国中医骨伤科杂志,2010,18(12):53.〕

第九节 陈旧性肛裂高张力点

一、简介

肛门内括约肌、肠壁的纵行肌、肛门外括约肌的浅部、深部,以及肛提肌的耻骨直肠肌共同构成一围绕肛管的强大肌环,称为肛门直肠环,对肛管起括约作用。陈旧性肛裂可因挛缩的内括约肌形成高张力点。

二、体表定位

陈旧性肛裂高张力点:取截石位,在肛周5点或7点距肛缘约1cm的括约肌间沟处定位(图5-9-1)。

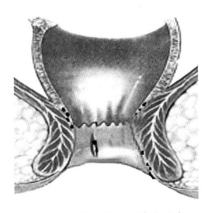

图 5-9-1 陈旧性肛裂高张力点

三、针刀治疗

选择俯卧位或截石位,以上述体表定位点为进针刀点,局部常规消毒,铺无菌洞巾,以 0.5%~1% 利多卡因注射液局部浸润麻醉,按四步规程进针刀。骶部阳性反应点操作:阳性反应点刺入 0.2~0.4cm,用切开剥离法,将红色斑点切开,并横行剥离 2~3 次。肛裂下方 1cm 点操作:距肛门下方 1cm 处进针刀,左手中指伸入肛门做导引,右手持针刀,刀口线与肛门外括约肌平行,刺入肛管 2~3cm,有韧性或紧缩感即为肛门内括约肌,调转刀口线 15° 左右,将肛门内括约肌切割 2~3 次,左手中指感到肛管皮下有一凹陷无紧缩感即可出针刀,出针后用两个食指进行扩肛,持续 5 分钟,将部分未切断的肌纤维充分扩开。

第十节　瘢痕挛缩高张力点

一、简介

瘢痕挛缩是组织修复的最终结果,是人体抵抗创伤的一种保护反应,是一种人体的代偿性修复过程。瘢痕挛缩重者可造成肌肉、肌腱、血管、神经的短缩,甚至骨关节畸形。

二、体表定位

瘢痕挛缩高张力点:在挛缩瘢痕周围 1~2cm 处定点或挛缩瘢痕处定点(图 5-10-1)。

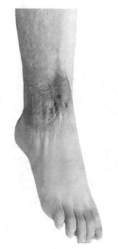

图 5-10-1　瘢痕挛缩高张力点

三、针刀治疗

（一）操作方法

定点,刀口线与瘢痕纵轴平行,针刀体与皮肤垂直或 45° 斜刺入,缓慢推进针刀至挛缩的瘢痕高张力点部位,行纵横摆动 2~3 次,如瘢痕张力较高或挛缩较严重,可调转刀口线 90°,横行切开挛缩部位 2~3 次。

（二）临床报道

1. 一般资料　外伤性瘢痕挛缩患者 48 例,瘢痕原因:手术 17 例,各种损伤 31 例。部位:上肢 14 例、下肢 25 例、腰背部 7 例、腹部 2 例。

2. 治疗方法　细心触诊瘢痕部位,可发现皮下有结节状或条索状挛缩组织,皮下紧张,压之痛感明显。术前要熟悉局部解剖,操作应避开大神经和血管。用龙胆紫在该处标记,然后局部皮肤常规消毒,铺无菌洞巾,拇指尖按压局部 2mm,小针刀刀口沿肌纤维及神经走行方向平行刺入病灶,轻拔 3~5 次,患者遂有酸胀感,以无疼痛及触电感为佳。出针后观察 30 分钟,用创可贴或无菌敷料包扎术口。治疗 1 周为一疗程,每周治疗 1~2 次,治疗期间不接受任何其他治疗。

3. 疗效观察　治愈:疼痛消失,功能完全恢复;有效:治疗一个疗程后疼痛减轻,功能障碍改善;无效:治疗前后无变化。本次治疗结果显示:痊愈 38 例、显效 10 例、无效 0 例。总有效率 100%。经 1 年随访,无 1 例复发。〔巩万林,张双元. 小针刀治疗外伤性疤痕挛缩 48 例［J］. 西北国防医学杂志,1998（02）:58.〕

第十一节　动力性皱纹高张力点

一、简介

动力性皱纹是表情肌收缩的结果。表情肌附着在皮肤上,收缩时,皮肤即在收缩成直角的方向发生皱纹。例如额肌的抬头纹、皱眉肌的眉间纹、眼轮匝肌的鱼尾纹、口轮匝肌的唇部竖纹、颧大肌和上唇方肌的颊部斜纹等。动力性皱纹一旦出现,则使表情肌没有动作,皱纹也不消失。

二、体表定位

以皱纹部位周边或皱纹定点,根据皱纹部位的大小,一般每间隔 1~2cm 定一点（图 5-11-1）。

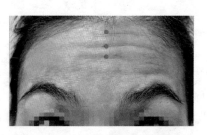

图 5-11-1　动力性皱纹高张力点

三、针刀治疗

以上述定点处为进针刀点,刀口线与皱纹平行,针刀体与皮肤垂直刺入,透皮后调转刀口线 90°,针刀体与皮肤基本平行,在皮肤和肌肉之间力求横行切开皮肤与肌肉的粘连 2~3 次。

第十二节　带状疱疹后遗痛高张力点

一、简介

带状疱疹后遗神经痛就是带状疱疹遗留下来的疼痛,属于后遗症的一种。临床上认为带状疱疹的皮疹消退以后,其局部皮肤仍有疼痛不适,且持续 1 个月以上者称为带状疱疹后遗神经痛。该病可表现病变区皮下组织弹性降低。

二、体表定位

根据患者疼痛部位与病变范围,选择主诉疼痛最明显的皮表中心定点(图 5-12-1)。

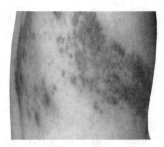

图 5-12-1　带状疱疹后遗痛高张力点

三、针刀治疗

（一）操作方法

以上述定点处为进针刀点，刀口线与人体主要血管和神经平行，针刀体与皮肤垂直刺入，在皮下调转针刀体，基本与皮肤平行，在浅筋膜内呈放射状切开松解，将浅筋膜内坚韧的纤维结缔组织广泛切断，感到针刀下松动为止。

（二）临床报道

1. 一般资料　60例带状疱疹后神经痛患者，治疗组30例，对照组30例。

2. 治疗方法

（1）治疗组：采用针刀松解＋口服普瑞巴林胶囊治疗。首先让患者用医用定点笔画出疼痛范围，术者在范围内仔细寻找压痛点并在其旁边1cm处定点并标记，两定点之间最好相距4cm左右，压痛点周围4cm范围不定点，这样做可以减少定点，减轻患者痛苦。以安尔碘常规消毒铺单，戴无菌手套，在"标点"处使用规格为0.6mm×50mm的针刀进行松解。当针刀进入皮下后，沿着皮纹方向，在皮下、浅筋膜内，做通透松解。松解时可感觉皮下阻力明显，并可听到"沙沙"声响，压痛越明显的点，其阻力和松解响声越大。术中尽量避开静脉血管，有明显出血点用无菌纱布按压2分钟左右，以防止或减少皮下淤血。根据患者反应，每隔1周可重复治疗，4次治疗为一疗程。如范围太大可分次治疗，分次治疗第二日就可以治疗。针刀治疗期间同时口服普瑞巴林胶囊，每次150mg，每日2次，连续服用1个月后评价疗效。

（2）对照组：采用普瑞巴林胶囊口服治疗，每次150mg，每日2次，连续服用1个月后评价疗效。

3. 疗效观察　本次治疗结果显示：治疗组总有效率为96.7%，对照组为66.7%，两组比较差异具有统计学意义（$P<0.05$）。〔张建军，丁宇，杨改平.针刀治疗带状疱疹后神经痛疗效观察与分析［J］.中国疼痛医学杂志，2017，23（05）：389-391.〕

四、火针刀治疗

1. 一般资料　43例带状疱疹后神经痛患者，分为治疗组（火针刀）23例和对照组（火针）20例。

2. 治疗方法

（1）火针刀组：在疱疹皮损局部皮肤常规消毒，针刀前端在酒精灯的火焰尖端烧至发白透亮，对准疱疹红头、水疱等处进行快速点、切操作，在痂皮下积脓处淬、撬，在渗液未干处进行烙抹操作，用消毒棉签吸水、吸脓、挤压脓疱,然后在施术处常规消毒,使皮肤干爽。上法每日 1 次,结痂未积脓处不再(不可)治疗,嘱患者让痂皮自行脱落,不可揭痂。

(2)火针组:取盘龙三头针 1 支,三针头同时在酒精灯火焰上烧至通红发亮,对准带状疱疹的水疱高点或疱疹高出皮肤之处及硬结之处,以雀啄方式迅速下针,点到即止,迅速收回。水疱溃破处以棉签吸干渗出液。操作结束后,以棉签蘸取茂康碘在盘龙三头针行针之处进行消毒。每日 1 次,溃破处结痂及皮肤红肿处皮色退红并消肿,即可停止治疗。

3. 疗效观察 开始治疗至带状疱疹皮损处全部结痂的时间,以天表示。两组患者皮损处全部结痂所需时间比较。本次治疗结果显示:火针刀组全部结痂时间明显少于火针组($P<0.05$),治疗后火针刀组疼痛强度评分明显少于火针组($P<0.05$),火针刀组治疗后疼痛强度评分明显少于治疗前评分($P<0.05$)。〔唐胜修,王小莲,刘辛,等. 火针刀与火针治疗带状疱疹的疗效比较[J]. 辽宁中医药大学学报,2011,13(02):89-90.〕

五、浮针配合刺络拔罐治疗

1. 一般资料 100 例带状疱疹后神经痛患者随机分为治疗组 50 例和对照组 50 例。

2. 治疗方法 治疗组:给予浮针配合刺络拔罐法。浮针:将患者置舒适体位,充分暴露疼痛部位,找准痛点,做好标记。根据疼痛面积决定选取浮针枚数。在痛点四周相对称点(距离痛点 6~10mm 处)作为浮针进针点。患者皮肤用 75% 的乙醇常规消毒后,术者右手持浮针,左手拇食指撑开进针处皮肤,呈 20° 左右快速刺入皮下(浮针的针尖均指向神经根出口处),然后右手握针座,使针体在皮肤内左右摇摆,均匀平稳扫散,同时询问患者是否有得气感受。得气后,留针 20 分钟。刺络拔罐:浮针结束后,在后遗神经疼痛部位周围常规消毒,采用一次性七星针快速反复叩刺该区域皮肤,以局部出血或微微渗血为度,继而迅速用闪罐法加留罐法,留罐 5 分钟。取罐后用干棉球擦净局部瘀血、泡沫或淡黄色液体,并用碘伏消毒。浮针和拔罐操作均隔日 1 次,10 次为 1 疗程,2 个疗程后统计疗效。对照组:给予普通针刺法。采用普通 1~1.5 寸毫针,在带状疱疹皮疹愈合的皮肤找出痛点,在痛点周边取阿是穴,针尖朝向痛点中央。患者取适宜针刺体位,采用围刺法,留针 25~30 分钟。隔日 1 次,10 次为 1 个疗程,2 个疗程后统计疗效。

3. 疗效观察 痊愈:治疗后,VAS 评分为 0;显效:治疗后 VAS 评分降低≥4 分;有效:治疗后 VAS 评分降低≥2 分,但 <4 分;无效:治疗后 VAS 评分降低 <2 分,或评分无变化甚至增加。本次治疗结果显示:两组治疗 1 个疗程后以及治疗结束时 VAS 评分、疼痛面积与治疗前比较均明显改善(均

P<0.05）。治疗组治疗 1 个疗程、治疗结束时 VAS 评分、疼痛面积改善均优于对照组同期（均 *P*<0.05）。治疗组总有效率为 94.00%，优于对照组的 86.00%（*P*<0.05）。〔薛建凯，余忠诚，李建平.浮针配合刺络拔罐治疗带状疱疹后遗神经痛的临床观察［J］.中国中医急症，2015，24（6）：1116-1117.〕

六、火针扬刺治疗

1. 一般资料　75 例带状疱疹后神经痛患者随机分为治疗组 38 例、对照组 37 例。

2. 治疗方法　治疗组：患者取坐位或卧位，充分暴露疼痛部位，存在明显痛点处及其 2cm 半径范围内为主要火针行针区域。在选定的火针行针区域内进行常规消毒，选用直径为 0.5mm、长 40mm 的钨锰合金火针，在点燃的酒精灯外焰中将针的前中段烧至红白，并快速刺入行针区域，随即迅速出针，立即应用碘伏棉球重按针孔 1 分钟，治疗时疼痛中心点火针针刺仍有一定深度（不宜大于 5mm），且留针时间稍久（不宜长于 3 秒），于行针区域外周 12 点、3 点、6 点及 9 点钟 4 个位点，火针斜刺且针尖方向均朝向中心痛点。以此法依次在疼痛带状区域内的明显痛点处应用火针治疗。每日 1 次，每周 5 次，连续 2 周为 1 个疗程，2 个疗程后评价疗效。对照组：患者局部皮肤外用扶他林软膏，每日 4 次外用，2 周为 1 个疗程，2 个疗程后评价疗效。

3. 疗效观察　本次治疗结果显示：治疗组总有效率为 97.36%，对照组总有效率为 78.38%，两组比较，差异有统计学意义（*P*<0.05）。〔闫珺，赵志轩，刘松江.火针扬刺法治疗带状疱疹后遗神经痛的临床观察［J］.针灸临床杂志，2016，32（05）：46-47.〕

第十三节　慢性骨 - 筋膜室综合征高张力点

一、简介

慢性骨 - 筋膜室综合征是指骨 - 筋膜室的内压持续性高于 8mmHg，影响局部血供，导致骨骼肌产生慢性缺血性损害，出现疼痛和功能障碍等一系列症状表现。

二、体表定位

在骨 - 筋膜室压力增高的部位定点，每个治疗点之间间隔 1~2cm（图 5-13-1）。

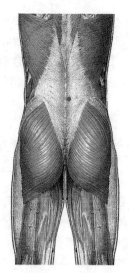

图 5-13-1 慢性骨 - 筋膜室综合征高张力点

三、针刀治疗

以上述定点处为进针刀点,刀口线与人体纵轴平行,针刀体与皮肤垂直刺入,缓慢进针刀,突破筋膜鞘,有落空感时即为刺入骨 - 筋膜室筋膜层,然后调转刀口线 90° 行十字切开以充分减压,注意针刀操作时避开重要血管和神经。

第六章

周围神经卡压点

周围神经卡压点是指周围神经行经某部骨纤维管,或无弹性的肌肉纤维缘、腱弓,受到压迫和慢性损伤引起炎症反应,从而产生神经卡压现象,易导致周围神经功能异常。多为缓慢致病,不易自愈,通过针刺、针刀等治疗方法可以松解、去除致压物,使神经得以减压松解。

第一节　枕大神经卡压点

一、简介

枕大神经穿出斜方肌腱膜和深筋膜时紧贴枕骨膜,有大量腱纤维和筋膜束缠绕。此处的粘连、瘢痕卡压到枕大神经就会产生神经支配区疼痛。

二、体表定位

枕大神经卡压点:位于枕外隆凸与患侧乳突连线的内 1/3 处(图 6-1-1)。

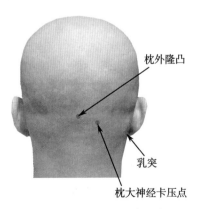

枕外隆凸

乳突

枕大神经卡压点

图 6-1-1　枕大神经卡压点

三、针刀治疗

（一）操作方法

嘱患者俯卧位,定位于枕外隆凸与患侧乳突连线的内 1/3 处,常规消毒,针刀刀口线与人体纵轴呈外上 45°,针刀体向脚侧倾斜 45°,与枕骨面垂直刺入,到达枕后腱弓有阻力感,将腱弓横行切开 2~3 次,纵横摆动 2~3 次。

（二）临床报道

1. 临床资料　40 例患者随机分为针刀治疗组 20 例和封闭治疗组 20 例。两组年龄、病程、临床表现和疼痛程度比较,差异无统计学意义（$P>0.05$）。

2. 治疗方法　针刀组:患者可采取坐位或俯卧位,坐位抱臂,颈向前屈,治疗点为枕项部神经出口处;斜方肌上项线起点;枕下肌起止点;枢椎棘突（头后大直肌、头下斜肌起点）;下项线（头后大直肌、头后小直肌、头上斜肌止点）;斜方肌腱膜,项筋膜痛点、硬结、紧张处。常规消毒,左手拇指按压痛麻点,针体与颅骨平面或皮肤表面垂直刺入皮肤,针刀刀口线与神经走行方向一致,纵行切开 3~5 刀,再纵横剥离疏通几次,术毕出针,无菌棉球压迫针孔片刻,即可固定。5~7 日治疗一次,为 1 个疗程,共 3 个疗程。封闭组:配制 2% 利多卡因注射液 5ml+ 地塞米松注射液 5mg+ 维生素 B_{12} 注射液 500μg 混合液。嘱患者坐位或俯卧位,头颈向前屈,于第二颈椎棘突与乳头尖连线中点,用指腹按压疼痛明显或诱发向头顶甚至额部有放射性疼痛,此处为穿刺点。常规消毒后,左手固定皮肤,右手持针刺入皮下,针尖向上呈 45°,继续进针,出现放射痛时,表示针尖刺中神经,回抽无血液后,注入药液 1~3ml,注射完毕,拔针,用碘酒棉球按压。5~7 日治疗 1 次,为 1 个疗程,共 3 个疗程。

3. 疗效观察　治愈:头痛完全缓解,无恶心、目胀等伴随症状,1 年内无复发;好转:治疗后头痛明显减轻;无效:头痛和临床症状无改变。本次治疗结果显示:治疗后针刀组即刻缓解率 65%,封闭组为 32%;针刀组治愈率、好转率分别为 85%、15%;封闭组为 40%、50%。针刀组止痛时间、治愈率及远期疗效均优于封闭组（$P<0.05$）。〔韦存生.针刀治疗 20 例枕大神经卡压综合征的疗效观察[J].中国实用神经疾病杂志,2014,17（04）:76-77.〕

四、穴位注射治疗

1. 临床资料　56 例患者中男 30 例,女 26 例;单侧疼痛 52 例,双侧疼痛 4 例。临床表现为枕部疼痛并向头顶部放射,枕外隆凸下常有压痛点。

2. 治疗方法　患者取坐位,头端正、微前屈。在乳突下缘至枕外隆凸连线中点凹陷处,用拇指深压,找出压痛点,此点即为封闭点。常规局部消毒,用 6 号针头,在压痛点处进针,注射液为甲钴胺（弥可保）注射液 0.5mg、地塞米松 5mg、2% 利多卡因 2ml，以上为 1 次剂量，共 6ml，若封闭两侧，则每侧用 1/2 量，拔针后局部稍加压迫。1 次症状未缓解者，可隔 3 日再行封闭 1 次；每个疗程封闭次数依病程而定，一般不超过 3 次。

3. 疗效观察　以疼痛发作消失，随访 3 个月至 1 年无复发为显效；疼痛减轻或发作次数减少为有效。本次治疗结果显示：56 例中经 1 次注射后显效 12 例，疼痛无明显缓解者 44 例；经 2 次注射后显效 35 例，疼痛无明显缓解者 9 例；3 次注射后显效 8 例，无效 1 例。总有效率达 98.21%。〔宴道生，廖平生. 封闭治疗枕大神经痛 56 例疗效观察［J］. 实用临床医学，2009，10（03）：68.〕

五、铍针治疗

1. 临床资料　72 例患者中男 35 例，女 37 例；年龄 19~63 岁；病程 7 日至 2 年。

2. 治疗方法　定位于枕大神经穿出点与枕大神经卡压综合征的压痛点（多在枕骨粗隆与乳突连线的内 1/3 处），即枕大神经穿出皮下处、项上线处、第二颈椎棘突与乳突连线中点（风池穴）处。铍针规格：直径 0.5~0.75mm，全长 5~8cm，刀口线为 0.5~0.75mm，末端扁平带刃，刀口为斜口。常规消毒，医者左手拇指按压在进针点的旁边，右手持针柄，将铍针直接垂直刺入压痛点，使针尖通过皮肤、皮下组织到达深筋膜，并在针感层进行松解疏通，待针下无沉紧涩滞感时出针。不捻转，不留针，疾刺速拔。出针后用无菌棉球按压针孔止血，无菌敷料覆盖针孔并包扎。

3. 疗效观察　参考相关标准，本次治疗结果显示：临床痊愈 52 例，显效 13 例，有效 7 例，愈显率为 90.28%，总有效率为 100%。〔雷仲民，张翔. 铍针治疗枕大神经卡压综合征的临床研究［J］. 北京中医，2006（09）：559-560.〕

六、推拿治疗

1. 临床资料　66 例患者随机分为 2 组，治疗组 33 例，脱漏 2 例，完成 31 例；对照组 33 例，剔除 1 例，脱漏 2 例（中断治疗），完成 30 例（共完成 61 例）。两组患者性别、年龄、病程比较，差异无统计学意义，具有可比性。

2. 治疗方法　治疗组：先揉拿颈项，以右侧枕大神经为例，患者反骑于靠背椅上，双手搭于椅背上，医者站在患者左侧，左手托着患者下颌，使颈部肌肉放松，右手于患者上颈部行捏拿放松手法，同时轻微摇动颈部，使手法逐渐深入而达到渗透。然后以右手拇指点按、弹拨枕大神经压痛点处（乳突与枢椎棘突间连线的中点，相当于风池穴处）3 分钟，接着沿枕大神经分布线，医者半握拳，轻轻叩击、放松颈枕颅部 3~5 遍，再将患者头部向前压低，医者用两手拇指沿颈椎棘突两侧向下滑按，到大椎穴处再向斜上方提推至肩井，反复数次,再施俯卧位旋扳手法,患者可感觉疼痛、麻木、沉重感顿时减轻,即告手法成功,然后沿膀胱经与胆经分布走行拍击颈肩枕部 2~3 遍以放松,术毕。以上治疗 2 日 1 次,3 次为 1 个疗程,疗程间隔 3 日。配合中药内服,辨证分三型用药,风寒痹阻型:病因风寒湿侵袭所致,证见头部冷痛,遇寒加重,或头部如裹,胸闷纳呆,舌苔白腻,脉象浮紧,方拟川芎茶调散加减,药用川芎、白芷各 10g,羌活 12g,独活 10g,防风 10g,薄荷 9g(后下),细辛 3g,甘草 6g;肝阳上亢型:病因肝阴不足,肝阳上亢所致,证见面红目赤、口苦,溲赤便秘,舌苔黄,脉象弦数,方拟天麻钩藤饮加减,药用天麻、钩藤、黄芩、山栀各 12g,川芎 10g,羚羊角片 3g(先煎),夜交藤 15g;气滞血瘀型:多由于跌仆损伤,瘀血内阻作痛所致,临床表现为痛如针刺,痛处不移,得寒湿不解,舌质紫暗,脉细涩,方拟血府逐瘀汤加减,药用当归 15g,川芎、赤芍、桃仁、红花各 10g,牛膝 9g,细辛 3g,半夏 12g,陈皮 12g。以上方药及剂量根据临床症状随证加减,每日 1 剂,水煎,分早晚 2 次饭后服,1 周为 1 个疗程。对照组:局部封闭。用药:利多卡因 2ml、维生素 B_1 50mg、维生素 B_{12} 500μg、醋酸泼尼松龙 0.5~1ml。以上药物为一次剂量,如果同时封闭两侧,每侧各用一半。患者取坐位,常规局部消毒,在乳突下缘至枕外隆凸连线中点凹陷处,用拇指深压,找出压痛点,此点即为封闭进针点,用 2~5ml 注射器进行封闭,进针方向与痛点呈 45°,深度为针长的 2/3,回抽无血即可注射。1 次封闭未愈者,可每隔 3~4 日封闭 1 次,封闭次数根据病情来定,一般 1~3 次。配合西药治疗,卡马西平,每次 100mg,开始每日 2 次,以后每日 3 次,同时维生素 B_1、维生素 B_{12} 各 2 片,谷维素 10mg,每日 3 次,10 日为 1 个疗程,疗程间休息 3~5 日。

3. 疗效观察　参考相关标准,治疗组总有效率为 93.55%,对照组总有效率为 83.33%,经统计学处理,治疗组疗效优于对照组(P<0.01)。〔秦大平,张晓刚,姜劲挺. 手法配合中药内服治疗枕大神经卡压综合征[J]. 中医正骨,2012,24(08):37-39.〕

七、三棱针刺血拔罐治疗

1. 临床资料　45 例患者中男 26 例,女 19 例;年龄 37~63 岁;病程 2 日至 2 年;均为单侧痛。

2. 治疗方法　取阿是穴,即颈枕部明显压痛处,常规皮肤消毒,用三棱针点刺出血 3~5 处,然后加拔罐,留罐 5~10 分钟,依体质强弱、病情轻重出血 5~10ml。

3. 疗效观察　痊愈:临床症状完全消失,随访 6 个月无复发;显效:临床症状完全消失,随访 6 个月偶有发生,但程度明显减轻;有效:疼痛减轻,持续时间缩短或头痛发作间隔延长;无效:治疗 3 次,头痛症状无改善。本次治疗结果显示:痊愈 17 例,显效 19 例,有效 8 例,无效 1 例,痊显率为 80%,有效

率为 97.8%。〔王重新 . 刺血通经治疗枕大神经痛 45 例〔J〕. 上海针灸杂志，
2006（02）: 23.〕

第二节　枕小神经卡压点

一、简介

枕小神经主要由颈 2 神经前支通过颈浅丛分出，沿胸锁乳突肌后缘向上
走行，分出皮支支配后外侧头皮和耳郭。

二、体表定位

枕小神经卡压点：位于枕外隆凸与乳突尖连线的中外 1/3 交界处（即枕
小神经位于深筋膜浅出处）（图 6-2-1）。

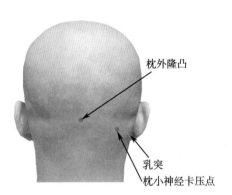

枕外隆凸

乳突
枕小神经卡压点

图 6-2-1　枕小神经卡压点

三、针刀治疗

（一）操作方法

嘱患者坐位，头稍前倾，医者定位于枕外隆凸与乳突尖连线的中外 1/3 交
界处，常规消毒，针刀刃与人体纵轴平行，针刀体与皮肤垂直刺入，纵向切开
硬化的筋膜和腱纤维 2~4 次，纵横摆动 2~3 次。

（二）临床报道

1. 临床资料　50 例患者中男 9 例，女 41 例；年龄最小者 21 岁，最大者
76 岁；病程 3 个月至 10 年。

2. 治疗方法　患者端坐于治疗台前，两手掌重叠置于治疗台上，前额置
于双手上，使颈部呈前倾约 45°，选取枕骨隆突下 3~5cm，正中线旁开 2.5~5cm

处的压痛点,或后枕部变性的软组织压痛点,用龙胆紫做标记,剃去治疗部位的毛发。常规消毒,铺孔巾,医者站在患者背后,选用 2% 的利多卡因进行局部麻醉,在压痛点的侧方 1mm 处,微棱形针刀针刃与神经走向平行,与颅骨垂直插入,通过连续直刺、卡住、切开腱弓,松解神经,并对合并后枕部变性软组织的压痛点进行松解,达到临床治疗目的。

3. 疗效观察　痊愈:患者已无头痛症状,枕后压痛明显减轻;有效:患者症状明显减轻,枕后压痛存在,但较治疗前明显减轻;无效:患者症状、体征与治疗前无任何改变。本次治疗结果显示:随访 3 个月后统计,有效率为 96%。〔胡红筠,王邦洲,吴爱香,等 . 微棱形针刀治疗枕大神经、枕小神经卡压性头痛的临床研究[J]. 江西中医药,2005(09):21-22.〕

四、穴位注射治疗

临床报道

1. 临床资料　68 例患者中男性 29 例,女性 39 例;年龄 20~60 岁;病程 2 周至 8 年;单侧痛者 63 例,双侧者 5 例;有长期低头工作史者 47 例,外伤史者 6 例,受风寒湿影响者 11 例,病因不明 4 例。

2. 治疗方法　患者坐位,头微屈,确定压痛点(相当于风池穴或翳明穴处)为注射点,常规消毒后抽取地塞米松注射 5mg、维生素 B_{12} 0.5mg、山莨菪碱注射液 5mg、1% 利多卡因 5~10ml,用 5 号针头与注射点皮肤呈 45° 向头顶方向进针,如有放射痛表明已刺入枕神经,针头稍退一点回抽无血即可缓慢注入全部药液,若针尖抵达枕骨或颞骨仍无放射痛可将针头退出 2~3mm,回抽无血缓慢注入药液的 1/2,再将针退到皮下,向头顶方向扇形注射剩余药液。注药后片刻轻轻按揉局部,以促使药液扩散。每 5 日治疗 1 次,4 次为 1 个疗程,连续治疗 1~2 个疗程。

3. 疗效观察　本次治疗结果显示:全部获效,其中治愈 43 例,症状及体征消失,随访半年未复发;显效 19 例,症状及体征消失,但在半年内又复发;有效 6 例,症状及体征均有好转,但未达治愈标准。〔兰忠信,林华 . 局部注射治疗枕神经痛 68 例[J]. 中国民间疗法,2000(09):13-14.〕

第三节　臂丛神经卡压(斜角肌)点

一、简介

前斜角肌是颈前深肌,起于第 3~6 颈椎横突前结节,向下止于第一肋骨内侧缘和斜角肌结节。前斜角肌后方为中斜角肌,该肌与前斜角肌和第一肋之间形成斜角肌间隙,内有锁骨下动脉和臂丛通过。前、中斜角肌组成的斜角肌痉挛、变性引起第一肋抬高、肋锁间隙变窄,前中斜角肌间隙狭窄,对穿行于其中的臂丛神经形成压迫、刺激,引起臂丛神经卡压。临床上表现为手麻、上肢无力、颈肩酸痛等症状。

二、体表定位

臂丛神经斜角肌卡压点:位于前斜角肌止点的第一肋骨内侧缘和斜角肌结节(图6-3-1)。

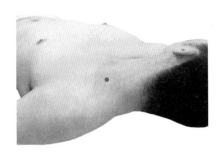

图 6-3-1 臂丛神经斜角肌卡压点

三、针刀治疗

嘱患者坐位,医者定位于臂丛神经斜角肌卡压点,常规消毒,针刀刀口线与前斜角肌走向一致,针刀体与皮肤垂直刺入,小幅度纵向切开前斜角肌止点2~3次,纵横摆动2~3次。

四、穴位注射治疗

1. 临床资料 50例患者中男31例,女19例;年龄27~65岁;按主要症状所对应的臂丛受压部位不同,而分为"上干型"和"下干型"2组,上干型组36例,主要临床表现为肩背部疼痛,肩外展及屈肌力下降,下干型组14例,即胸廓出口综合征,主要临床表现为手麻、手内在肌萎缩。

2. 治疗方法 在压痛最明显处即前中斜角肌起始部给药,使用的药物为确炎舒松与利多卡因等比溶液,每次给药2~4ml,1~2周封闭1次,最多者封闭4次。

3. 疗效观察 本次治疗结果显示:封闭后10分钟上干型组有效率(100%)明显大于下干型组(78.57%)。本组患者最后一次随访时(平均6个月),疗效结果显示上干型组有效率(91.67%)仍明显大于下干型组(71.43%)。〔马永东,赵强.斜角肌止点封闭治疗臂丛神经卡压症疗效分析[J].中国矫形外科杂志,2003(Z2):32.〕

第四节　正中神经腕管卡压点

一、简介

临床常见于腕管综合征,又称迟发性正中神经麻痹,是正中神经在腕管内受压引起。

二、体表定位

在患侧腕远侧腕横纹上的桡侧腕屈肌腱的内侧缘定一点,再沿桡侧腕屈肌腱向远端移动 2.5cm 左右再定一点,在患侧腕远侧腕横纹尺侧腕屈肌腱的内侧缘定一个点,沿尺侧腕屈肌的内侧缘向远端移动 2.5cm 左右再定一点（图 6-4-1）。

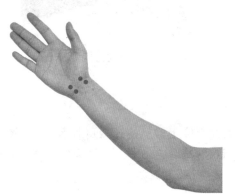

图 6-4-1　正中神经腕管卡压点

三、针刀治疗

（一）操作方法

嘱患者坐位,医者定位于上述治疗点,常规消毒,针刀刀口线与肌腱走向平行,针刀体与皮肤垂直,横行切开腕横韧带 2~3 次,纵横摆动 2~3 次。

（二）临床报道

1. 临床资料　60 例患者分为两组,即针刀治疗组（治疗组）和支具药物组（对照组）,各 30 例。两组患者年龄、性别、病程差异无统计学意义,具有可比性。

2. 治疗方法　治疗组:嘱患者卧位或坐位,患手平放于治疗台上,掌心向上,腕关节下垫枕垫,使腕关节呈背屈位。以掌长肌腱为标志,在掌长肌腱

的尺侧缘,压之具有窜麻感处的尺侧纵轴线上定 2 点。第 1 点在掌长肌腱尺
侧缘腕横韧带近侧点,在腕远横纹以远 5mm 处;第 2 点在掌长肌腱尺侧缘腕
横韧带远侧点,在腕远横纹以远 10mm 处,用记号笔做好标记。常规消毒,用
2% 利多卡因 5ml 局部皮下浸润麻醉,不要麻醉正中神经,持 1.0mm×80mm
针刀,刀口线与肢体纵轴平行,刀体与皮面垂直,快速刺入皮肤,然后摸索、匀
速、缓慢进刀,当刀锋遇到坚韧的韧带组织且无麻木放电感觉时,即可切开该
韧带 3~4 刀。此操作应该要切断韧带,有落空感为标准。完成松解以后,可
适当放血,后用无菌干棉球压住针孔 5 分钟,以防针孔出血,无菌纱布覆盖,
贴创可贴保护针孔,嘱患者 24 小时内减少活动量,针孔禁止外露。继用手法
操作,进行腕关节活动,用双手拇指按压腕关节两侧,拉伸腕横韧带。一般治
疗 1 次,疗效较差可再治疗 1 次。对照组:患者口服塞来昔布,每次 0.2g,每
日 2 次;维生素 B_1,每次 10mg,每日 3 次;维生素 B_{12},每次 25μg,每日 3 次。
另外采用支具固定,将腕部固定于中立位,2 周为 1 个疗程。

3. 疗效观察　参考《临床疾病诊断依据治愈好转标准》,痊愈:治疗半个
月后临床症状体征消失,手指手腕活动自如,屈腕伸腕试验阴性,或 Tinel 试
验阴性;好转:治疗半个月后临床症状体征较治疗前有明显改善,但手指感
觉减弱,手腕劳累后无力,屈腕试验阳性,或 Tinel 试验阳性;无效:经本方法
治疗半个月以上临床症状体征无改善者,屈腕试验阳性,或 Tinel 试验阳性。
本次治疗结果显示:治疗组痊愈 19 例,好转 6 例,无效 5 例;对照组痊愈 8
例,好转 9 例,无效 13 例,治疗组优于对照组,差异有统计学意义($P<0.01$)。
〔张开勇,杨洋,徐斯伟,等 . 针刀治疗腕管综合征的病例对照研究〔J〕. 中国
骨伤,2018,31(06):497-499. 〕

四、穴位注射治疗

1. 临床资料　64 例患者随机分为治疗组 33 例,对照组 31 例。

2. 治疗方法　治疗组:取曲安奈德混悬液 40mg 与 10g/L 利多卡因 6ml
混合均匀,在掌长肌腱和正中神经内侧腕横纹上进针,针头与皮肤呈 60° 刺
入,穿过腕横韧带时有落空感,回抽无血,将上述混合药物注入。操作时应
避免损伤正中神经。10 日后再注射 1 次,2 次为 1 个疗程。对照组:用超
短波电疗机理疗,每次 20 分钟,输出电流 60~80mA,每日 1 次,7 日为 1 个
疗程。

3. 疗效观察　本次治疗结果显示:随访 1 个月,治疗组显效 25 例,有效
6 例,无效 2 例;对照组显效 19 例,有效 5 例,无效 7 例。两组均未见明显的药
物或治疗反应。追踪随访,治疗组复发 4 例,对照组复发 12 例(以上 16 例,均
做曲安奈德腕管内注射,明显见效而康复)。〔吴汉鑫,刘焕光,吴兆锷,等 . 曲安
奈德腕管内注射治疗腕管综合征 33 例〔J〕. 中国临床康复,2004(20):4092. 〕

五、平刺单向捻转法治疗

临床报道

1. 临床资料　48例患者中男22例，女26例；年龄38~64岁；病程1个月至5年。

2. 治疗方法　让患者用力握拳向掌侧屈腕，在下端腕横纹尺侧腕屈肌腱的内侧缘选一进针点 A_1，沿尺侧腕屈肌的内侧缘向远端移动2cm左右再定一进针点 A_2，在下端腕横纹上的桡侧腕屈肌腱的内侧缘定进针点 B_1，再沿桡侧腕屈肌腱向远端移动2cm左右定一进针点 B_2，在上述4点处，选用28号1寸毫针，针体与腕平面呈90°进针，深度不超过0.5cm，然后调转针尖方向，与腕面成15°，A_1B_1 两点针尖向腕屈肌的远端（指尖方向）继续平刺约0.8cm，A_2B_2 两点针尖对着腕横纹方向继续平刺约0.8cm。医者左右手分别持 A_1、A_2 针柄对着桡侧腕屈肌方向，右手顺时针单向捻转 A_2 针柄，左手逆时针单向捻转 A_1 针柄，快速转动数圈，直至针体有涩滞感为止，然后用小块胶布条缠绕针柄一圈，并粘贴在掌面，防止针体回转（或让助手固定 A_1、A_2 针柄）。接着，医者左右手分别持 B_2、B_1 针柄，对着尺侧腕屈肌方向，右手顺时针单向捻转 B_1 针柄，左手逆时针单向捻转 B_2 针柄，快速转动数圈，针体有涩滞感为止，并用胶布条固定在掌面（或由医生双手持针柄固定针体，以防针体回转）。留针20分钟，针后用温和灸，每穴灸3分钟，皮肤微红即可，每日针1次，10次为一疗程。如未愈，继续进行第2疗程。共治2个疗程统计疗效。

3. 疗效观察　本次治疗结果显示：痊愈：腕、指关节活动基本恢复正常，疼痛和麻木消失，指尖触觉正常，屈腕试验、叩击试验阴性，计22例；好转：腕关节、手掌疼痛和麻木减轻，夜间不加剧，睡眠正常，腕关节、手指较治疗前灵活，计24例；无效：治疗后症状无明显改变，计2例。〔彭江华.平刺单向捻转针灸法治疗腕管综合征48例［J］.中国针灸，2002（08）：47.〕

六、拨针治疗

患者取坐位或平卧位，患肢外展于平台上，手心向上，选远侧腕横纹中点做一标记，常规消毒，局麻，先用破皮针切开定点处皮肤，切口与腕横纹垂直，用短拨针沿掌长肌腱两侧（掌长肌腱与尺、桡侧腕屈肌腱之间）向上通透剥离浅层和深层4针，退出拨针至进针处，点刺腕横纹韧带2~3次，然后调转针尖方向，分别向掌侧拇指、食指、中指屈肌腱方向通透剥离1次（一般为桡侧3个半指头麻木），出针，如患者诉有如触电感则疗效更好。无菌干棉球或纱布块按压针孔1分钟，创可贴保护针孔。拨针治疗1次为1个疗程，不愈者，15日后再行治疗。〔石平清，杨海梅.拨针治疗腕管综合征108例疗效观察

［J］.中医临床研究,2014,6(27):108-109.］

七、齿钩针治疗

1. 临床资料　46例患者随机分为齿钩针组24例,针刀组22例,右手28例,左手11例,双侧7例,共计53例。两组患者的性别、年龄、职业分布、病程等比较均无显著性差异(*P*>0.05)。

2. 治疗方法

(1)齿钩针组:患者取平卧位,患肢伸直置于体侧,掌心向上,在环指中轴线上、远侧腕横纹远端2.5cm处定点,作为入针点,常规消毒铺巾,0.5%利多卡因局部麻醉,用4号小针刀破皮后将朱氏齿钩针垂直自定点刺入至皮下,将针体顺时针旋转90°使齿钩与皮面平行,向手指方向倾斜针体,使针尖指向掌长肌腱尺侧与腕远侧横纹相交处,在浅深筋膜间平推针尖至此相交处,逆时针旋转针体90°,使钩针向下勾住腕横韧带近段,向环指方向拉割松解腕横韧带至其远端,此时可听到韧带撕裂声,出针后局部压迫止血5分钟。被动过伸过屈腕关节3~6次。

(2)针刀组:于远侧腕横纹尺侧腕屈肌内侧缘选取1个进针点,向远端移动2.5cm取第2点,远侧腕横纹桡侧腕屈肌内侧缘取第3点,再向远端移动2.5cm后取第4点,共4处进针点。常规消毒,利多卡因局麻,取4号无菌小针刀,刀口线与肌腱方向平行垂直进针,深度约0.15cm,沿两侧腕屈肌腱的内侧缘将腕横韧带切开2~3mm,行横向剥离手法后出针,创可贴外敷。再被动过伸过屈腕关节3~6次。两组患者治疗后1周为疗效观察期,若疗效不明显者,1周后可行第2次治疗。

3. 疗效观察　优:患者的症状及体征完全消失,手指、手腕活动自如,屈腕、伸腕试验阴性,日常生活及运动后无不适;良:患者的临床症状及体征基本消失,肌力基本恢复正常,功能接近正常,不影响活动和劳动;中:患者的症状与体征较治疗前明显好转,仍有轻度疼痛麻木和握持乏力;差:患者的症状与体征均无改善。本次治疗结果显示:齿钩针组患者均只进行1次治疗,术后3个月随访,优20例,良5例,中3例,差0例,优良率89%。针刀组经1~4次治疗,3个月后随访,优15例,良6例,中3例,差1例,优良率84%。两组患者在治疗过程中均未发现感染、血肿、晕针、神经损伤等不良反应。〔韩健,于洋,冯政果,等.齿钩针勾割疗法治疗腕管综合征［J］.现代中西医结合杂志,2013,22(04):391-392.〕

八、推拿治疗

1. 临床资料　30例患者中男12例,女18例;年龄25~59岁;病程7日至30年;右侧17例,左侧8例,双侧5例。

2. 治疗方法 患者取坐位,医者坐其对面,患者前臂及腕部垫枕,掌侧向上,医者用轻快的揉法和擦法施于患部以透热为度;然后用按揉法,拇指指腹沿屈指肌腱方向按揉前臂,并在外关、阳溪、鱼际、合谷、劳宫穴及腕部压痛点,重点按揉,以患者有酸胀感为度;再用拔伸法,医者先用按揉法,手法宜缓慢柔和,同时配合腕部各方向的摇动,再轻柔弹拨通过腕管的肌腱,然后轻度缓缓拔伸患腕,同时旋转、屈伸腕关节,后依次拔伸 1~5 指,以能发生弹响为佳;继之使腕屈伸,医者一手握持患腕,另一手食、中指夹持患侧拇指近节,同时拇、食指握住患侧其余四指进行拔伸牵引,并徐徐向掌侧屈腕至最大限度,握持患腕之手对抗推揉尺桡骨茎突部,伸屈腕关节数次;然后摇腕,医者双手分别握持患腕两侧,缓缓用力拔伸患腕,待患腕有松动感时,在拔伸下,配合患腕的内收、外展、掌屈、背伸和环转活动,每个方向进行 5~10 次;最后用抖法,医者双手拇指按于患者腕关节背侧,其余四指托住患手双侧鱼际,在腕关节充分放松的状态下,拇指向前推动,其余四指顺势向上抬伸患手,使腕关节做快速的被动屈伸运动,抖动的幅度控制在 8~12cm,频率为每分钟 200 次左右。每次治疗 15~20 分钟,10 次为一疗程,1 个疗程统计结果。

3. 疗效观察 参考《中医病证诊断疗效标准》,治愈:临床症状完全消失,腕臂活动功能正常;显效:主要症状消失,腕臂活动基本正常,但剧烈运动后患部常有轻微不适;有效:症状减轻,似有轻微疼痛或不适,Tinel 征(±),Phalen 试验(±);无效:无明显改善者。本次治疗结果显示:治愈 25 例,显效 4 例,有效 1 例,总有效率 100%。〔刘维屏. 推拿治疗腕管综合征 30 例〔J〕. 实用中医药杂志,2008(07):446.〕

第五节　正中神经旋前圆肌卡压点

一、简介

正中神经于前臂近端,被旋前圆肌两头之间的腱弓卡压所致。前臂旋前时,正中神经被旋前圆肌尺侧头抬起,故本病多发生于前臂反复强烈旋前动作过程中。

二、体表定位

位于旋前圆肌上缘压痛处(图 6-5-1)。

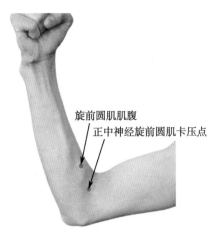

旋前圆肌肌腹
正中神经旋前圆肌卡压点

图 6-5-1　正中神经旋前圆肌卡压点

三、埋线针刀治疗

1. 临床资料　100 例患者随机分为观察组与对照组,各 50 例。两组性别、年龄、病程比较,差异无统计学意义($P>0.05$),具有可比性。

2. 治疗方法　治疗组:患者取仰卧位,医者坐于患者的患侧方,定点并常规消毒,医者左手拇指再次定点并按压固定皮肤,右手拇、食二指持穿有线体的杨氏埋线针刀,右手中指及无名指指端支于操作点旁,将埋线针刀的开孔斜面及外露线体朝向左手拇指,刀口线与身体纵轴平行,刀体与皮面切线位垂直,快速刺入皮肤,直达尺骨或桡骨骨面,提起刀锋,约为刺入深度的一半(即浅筋膜之浅面),切开浅深筋膜及其由该处经过的肌组织,呈线状切开 2~4 刀,然后纵行疏通,横行剥离,刀下有松动感后将埋线针刀旋转 360°,缓慢出刀并按压刀孔,观察不出血,即用无菌贴贴敷。每周 1 次,2 次为 1 个疗程,治疗 1 个疗程后评价疗效。对照组:采用传统针刺疗法,取阿是穴、内关、鱼际,在前臂肘窝下 2~4 指位置寻找压痛点,用 0.35mm×40mm 毫针对准压痛点直刺,行提插捻转强刺激,然后用同型号毫针在痛点周围 1cm,以 45°向中心傍刺 4 针,针尖朝向痛点,行提插捻转强刺激。内关穴在常规消毒后,用 0.35mm×40mm 毫针快速进针后,行平补平泻手法至手指出现麻感,鱼际穴常规消毒后用 0.25mm×25m 毫针快速进针后留针。治疗 1 个疗程后评价疗效。

3. 疗效观察　本次治疗结果显示:治疗组总有效率 94.0%,而对照组总有效率为 74.0%。两组总有效率比较,差异具有统计学意义($P<0.05$)〔李冲锋,杨才德.杨氏 3A+ 疗法肘五针埋线针刀治疗旋前圆肌综合征临床观察〔J〕.中国中医药现代远程教育,2017,15(24):112-114.〕

四、推拿治疗

（一）操作方法

患者取坐位,医者坐于患者对面。

1. 搓臂捏筋　患肢半屈肘,前臂旋后。医者一手握患肢掌指部,一手用搓法从肘窝至腕部搓 30 遍,而后拇指置肘前方,余指置前臂背侧,顺骨间膜至腕部捏按 20 遍。

2. 点穴拨筋　用拇指指端点压曲池、尺泽、手三里、偏历、列缺穴各约 1 分钟,并辅以小幅度纵横方向的拨动,再将拇指置于肘窝内侧界、旋前圆肌尺骨头与肱骨头之间或疼痛部位的筋结上,深压着骨,稳力向两侧拨筋 6 次,可重复 2~3 遍。

3. 挺肘旋臂　一手握患肘背部,一手握腕部,屈肘屈腕协同前臂旋前,突然发力将肘挺伸,腕关节顺势背伸。再于前臂旋后位做相同手法,反复 2~3 遍。然后将前臂旋后、旋前活动各 20 次。

4. 摇腕抖指　一手握患腕上方,一手握掌指关节部,分别向掌、背、尺、桡侧方向摇腕 15 次。再用食、中指依次钳夹住患手 1~5 指,用力向远端牵拉的同时做轻柔的上下抖动各 10 次。

5. 揉筋摩臂　从肘至腕揉筋 2 分钟,再用掌面摩臂 1 分钟,结束手法。

每日施法 1 次。嘱患者平时做患肘旋转屈伸、翻掌运臂、晃腕握拳等功能练习。

（二）临床报道

1. 临床资料　60 例患者随机分为治疗组和对照组,各 30 例。两组性别、年龄、病程比较,差异无统计学意义($P>0.05$),具有可比性。

2. 治疗方法　治疗组:患者取坐位,医者一手握患者患侧手腕,另一手拇指揉拨肱骨内上髁、尺骨冠状突内侧痛点 2~3 分钟,继之向下顺其筋腱及旋前圆肌肌连接方向拨动 3 次;然后一手握其前臂做内外旋运动,另一手拇指按压内上髁,并逐步向旋前圆肌肌连接方向移动,这样可使拇指做被动拨筋法,如此反复拨 3 次,再以拇指运力点按阿是穴 3 次;而后医者沿旋前圆肌肌连接方向用鱼际按揉 2~3 分钟,施术后患者有桡侧三指麻木感及疼痛减轻的现象;最后,在松解完全后,医者一手握患肢腕部,一手握患肢肘部,并让拇指置于肘窝内侧界,在前臂旋后的状态下做旋前的动作,但医者握患肢腕部的手给予 30% 阻力,使得前臂不易旋转过去,如此每次持续 3~5 秒,连续 3~5 组。次日予以针刺治疗,取臂臑、手三里、曲池、曲泽、少海、孔最、列缺、阿是穴,穴位皮肤常规消毒,用 0.35mm × 40mm 毫针捻转进针,得气后平补平泻,留针 30 分钟,每日治疗 1 次,10 次为 1 个疗程,1 个疗程后评估其临床疗效。对照组:仅采取针刺治疗,方法同上。

3. 疗效观察　参考《中医病证诊断疗效标准》,痊愈:疼痛、麻木、无力等症状、体征消失;显效:疼痛、麻木、无力等症状、体征明显好转;有效:疼痛、麻木、无力等症状、体征缓解;无效:疼痛、麻木、无力等症状、体征无明显变化。本次治疗结果显示:两组患者症状均减轻($P<0.01$),且治疗组改善程度优于对照组($P<0.01$),治疗组的愈显率为90%,优于对照组的60%。〔赖伟强.手法联合针刺疗法治疗旋前圆肌综合征的临床疗效观察〔J〕.中医临床研究,2015,7(34):41-42.〕

第六节　肘部尺管卡压点

一、简介

尺神经在肘部尺管组成的骨纤维通道内易受卡压,内侧为内上髁,外侧为鹰嘴,管底为尺神经沟,内上髁与鹰嘴之间由腱膜覆盖。

二、体表定位

位于肱骨内上髁处和尺骨鹰嘴内缘处(图 6-6-1)。

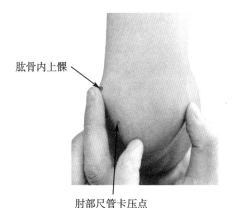

肱骨内上髁

肘部尺管卡压点

图 6-6-1　肘部尺管卡压点

三、针刀治疗

(一)操作方法

嘱患者坐位,医者定位于上述治疗点,常规消毒,在尺骨鹰嘴内缘处,针刀刀口线与尺侧腕屈肌纤维方向一致,针刀体与皮肤垂直刺入,沿骨面向后,切开弓状韧带起点 2~3 次。

（二）临床报道

1. 临床资料 21 患者中男 15 例,女 6 例;年龄 22~63 岁;病程 3 个月至 4 年;均为单侧肘关节犯病。其中有慢性肘关节劳损史者 14 例,肘关节创伤史者 7 例。体征:均有尺神经支配区感觉功能障碍;13 例有手部拇收肌、骨间肌萎缩;10 例有爪形手畸形;12 例有手指内收外展功能受限;全部病例肘部尺神经 Tinel 征阳性。

2. 治疗方法 患者仰卧位,患侧肩关节前屈 90°,肘关节屈曲 90°。定位于肱骨内上髁及尺骨鹰嘴内侧缘并标记,常规消毒并麻醉,选用Ⅰ型 4 号直形针刀,第 1 支针刀松解肱骨内上髁点,刀口线与尺神经走行方向一致,针刀体与皮肤垂直,严格按照四步进针刀规程进针刀,针刀经皮肤、皮下组织、弓状韧带直达骨面,然后沿骨面铲拨 3 刀,范围 0.5cm。第 2 支针刀松解尺骨鹰嘴内侧缘点,针刀操作同第 1 支针刀,以松解弓状韧带起止点的粘连、瘢痕、挛缩。术毕,拔出针刀,局部指压止血 3 分钟,创可贴覆盖针刀口。

3. 疗效观察 采用肘管综合征功能评定标准评价疗效,优:感觉障碍、肌肉萎缩及手部内收外展功能均恢复正常;良:感觉恢复正常,肌肉萎缩及手部内收外展功能障碍明显改善但达不到正常;一般:感觉障碍仍然部分存在,肌肉萎缩及手部内收外展功能障碍有所改善;差:感觉障碍持续存在,肌肉萎缩及手部内收外展功能障碍无改善。本次治疗结果显示:21 例患者在针刀术后感觉功能障碍全部消失;肌肉萎缩患者 13 例在针刀术后均恢复正常;爪形手畸形患者 10 例,在针刀术后恢复正常;手部内收外展功能受限患者 12 例,8 例患者手部内收外展功能恢复正常,2 例患者手部内收外展功能明显改善但无法达到正常水平,2 例患者手部内收外展功能有所改善,但改善不明显。根据疗效评定标准,本组患者 21 例,优 17 例,良 2 例,一般 2 例,差 0 例,优良率为 90.5%。〔张天民,姚宪宝.针刀"两点"松解法治疗肘管综合征的解剖基础与临床应用[J].中国针灸,2014,34(09):911-913.〕

第七节　肩胛上神经卡压点

一、简介

在肩胛骨上缘外 1/3 处、喙突根部的内侧有一骨缘的凹陷处称肩胛切迹;大都呈 U 形、大弧形或 V 形,约 15mm 宽,10mm 深;内侧骨缘薄,外侧骨缘厚(喙突基部)。在切迹的内、外侧端(喙突基部)间架有既坚韧又有丰富血供的肩胛横韧带,从而形成一个典型的骨纤维管性通道。肩胛上神经在骨纤维管内通过,肩胛上动、静脉在肩胛横韧带上方越过,然后相伴而行。肩胛上神经可在肩胛切迹内被卡压。肩周围软组织的退行性变等诸多因素,可引起急、慢性局部出血、水肿、组织瘢痕化,致使肩胛上下横韧带粘连、增生、肥厚,导致肩胛上下孔变小,直接压迫神经。

二、体表定位

肩胛上神经卡压点:位于肩胛冈中点上方 2cm,约相当肩胛上横韧带附着处(图 6-7-1)。

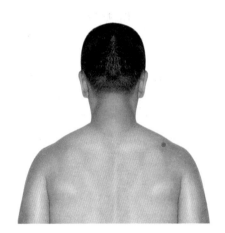

图 6-7-1　肩胛上神经卡压点

三、针刀治疗

(一)操作方法

嘱患者坐位,两臂自然下垂,医者定位于上述治疗点,常规消毒,针刀刃方向与肩胛骨上缘垂直,针刀体与皮肤表面垂直刺入,达肩胛骨骨面,向上铲剥,当针刀下有落空感时即到达肩胛横韧带附着处,铲剥 2~3 次。如患者有触电样麻感或剧痛,调整针刀体方向再行切割。

(二)临床报道

1. 临床资料　60 例患者随机分为观察组和对照组各 30 例,两组性别、年龄、病程及发病部位等均差异不显著($P>0.05$),具有可比性。

2. 治疗方法　观察组:采用超声引导下针刀闭合性松解术。在受卡压的体表部位确定超声探头的位置及方向,确定肩胛上切迹体表穿刺点和冈盂切迹体表穿刺点,常规皮肤消毒,使用 6 号穿刺针从定位点皮肤表面垂直刺入至相应深度,穿刺过程中每治疗点注射 0.25% 的利多卡因 1.5ml,此时患者局部有胀感,但无放射感,退出穿刺针,沿原穿刺通路进Ⅱ型针刀,患者大多有局部重、胀感,如有向上肢放射感则稍微调整进针的方向和深度,针刀紧贴骨面在肩胛上切迹内缘及冈盂切迹外缘,小幅度松解 2~3 刀;以无菌纱布压迫针孔 2 分钟,创可贴贴敷针孔。对照组:采用常规神经阻滞治疗,体表穿刺点定位同观察组,常规皮肤消毒后,采用 6 号穿刺针垂直穿刺,缓慢进针直达拟阻滞部位骨面,针尖抵达骨面后可退针少许,穿刺到位时患者常诉相应区域有轻度放射感,回抽无血、无气后缓慢注入 0.25% 利多卡因 20ml(内含甲泼尼龙注射液 4mg、维生素 B_{12} 500μg),每个穿刺点每次注射 5~10ml。两组治疗后 6 小时内限制活动肩关节。每周 1 次,3 次为 1 个疗程。

3. 疗效观察 分别于治疗前和治疗后 1 周、2 周、3 周、3 个月,采用视觉模拟评分(VAS)评估患者压痛情况:0~10 分共 11 个疼痛等级,患者采用目测法评定自己疼痛程度并记录;参照 Constant-Murley 肩关节功能评分表评估肩关节功能。另外,参照《临床疾病诊断依据治愈好转标准》评估总体疗效,痊愈:治疗后,自觉疼痛症状消失,肩部活动功能恢复正常,可参加一般性工作;显效:自觉疼痛症状基本消失,肩部活动功能稍有限制,有轻度疼痛或不痛;有效:自觉疼痛症状明显好转,但肩部活动功能仍有障碍,尚有些疼痛;无效:症状无明显改善或反复发作。本次治疗结果显示:观察组愈显率 90.0%,显著高于对照组的 63.3%($P<0.05$)。治疗 3 个月后,两组 VAS 分值均较治疗前显著下降,但观察组 VAS 分值显著低于对照组($P<0.05$);观察组在治疗 2 周后开始肩关节功能分值即显著高于治疗前,对照组在治疗 3 个月后肩关节功能分值显著高于治疗前($P<0.05$)。〔李多默,向东东,乔晋琳,等.超声引导下可视针刀治疗肩胛上神经卡压综合征效果观察[J].人民军医,2015,58(04):416-418.〕

四、穴位注射治疗

1. 临床资料 15 例患者均为肌肉较发达的中年男性,非运动员,主诉肩部疼痛,部位多为外上,阵发性加剧,上肢运动无障碍,活动可使疼痛加剧,病程一至数周,均无冈上肌与冈下肌受累体征,在肩胛骨背面上 2/3 范围内出现刺痛过敏 3 例,减退 7 例,5 例无刺痛改变,四邻皮肤均无痛觉改变。

2. 治疗方法 取泼尼松龙混悬液 25mg,加利多卡因 10ml,用 4cm 以上的长针头,于肩胛冈上缘中点上方约 2cm 处下针,穿过斜方肌及冈上肌,触及冈上窝的骨面后,注入药液约 1ml,然后沿骨面分别向前及内外找寻肩胛上切迹,至触及韧带性结构时即可判定已达切迹附近,于其附近分散注入药液。

3. 疗效观察 本次治疗结果显示:15 例患者,皆在注射后数分钟内疼痛症状完全消失;有皮支的 10 例患者注射后 5 分钟皮肤分布区感觉消失,2~3 小时麻醉药作用过后,感觉恢复并再现轻度疼痛;1 周后复诊,14 例疼痛消失,痊愈,1 例疼痛减轻,再次注射,3 周时复诊,仍残余轻度不适,但无疼痛,第 3 次注射治疗,5 周时复诊,局部皮肤刺痛感仍未完全恢复,再经 1 次注射痊愈。〔许凤琴,苑继承,金绍岐.糖皮质激素局部注射治疗肩胛上神经痛 15

例[J].第四军医大学学报,2008(01):25.〕

五、推拿治疗

(一)操作方法

患者坐位,患侧手臂外展约 60°放于治疗床上。

1. 医者以㨰、按揉、捏拿手法松解肩部软组织 10 分钟,重点松解冈上肌、斜方肌及三角肌。

2. 医者以拇指点揉患侧天宗、秉风两穴各半分钟。

3. 患者患肢被动外展 90°,在肩胛冈中外 1/3 上方,肩胛冈与锁骨之间,医者以拇指用力深压,用中等强度力量由后外向前内缓慢弹拨 3~5 次。当拇指靠近锁骨时,如果患者有明显的疼痛不适感,以拇指指端在局部小幅度弹拨 2~3 下,以患者能耐受为度。

4. 患者双臂交叉于胸前,患臂在下,患侧手尽量上摸对侧肩部,使患侧上臂被动内收约 5 分钟。

5. 患者俯卧,双臂置于身体两侧,医者以㨰、按揉和拍法放松肩胛背部肌肉 5~10 分钟,结束手法。

隔日 1 次,3 次为 1 个疗程。

(二)临床报道

1. 临床资料 27 例患者中男 19 例,女 8 例;年龄 32~48 岁。

2. 治疗方法 患者坐位,根据检查情况,医者在患者患侧斜方肌前缘颈肩交界处外侧,以拇指向下后方向轻轻潜入,以中等强度力量由后下方向前弹拨,如是重复 3 次,患者可有疼痛感向肩胛部放射。弹拨完后,医者在颈肩胛部用轻手法按摩 5 分钟,结束治疗。患者常顿感轻松,肩胛部疼痛明显减轻。隔日 1 次,3 次为 1 个疗程。

3. 疗效观察 本次治疗结果显示:治疗 1~2 个疗程,颈肩背部疼痛酸困等症状消失,颈部功能正常 17 例;治疗后肩胛部疼痛、酸困等症状明显改善 9 例;治疗后肩胛部疼痛酸困略有改善或无效 1 例。〔白伍泉,苏琦.推拿治疗肩胛上神经卡压综合征体会[J].按摩与导引,2007(02):17.〕

第八节 腋神经卡压点

一、简介

腋神经卡压多发生在四边孔处,称为四边孔综合征。

二、体表定位

腋神经卡压点：由肩峰下角画一与肩胛骨下角水平线相垂直的垂直线，此垂直线中点深面即为四边孔中点，至皮肤深度约为 5cm。或由肩胛冈下缘中点画一 6cm 长的垂直线，由线末端向外旁开 3cm 处深面即为四边孔中点。以小圆肌起点、大圆肌起点和止点定位，或在四边孔 Tinel 征阳性点定位（图 6-8-1）。

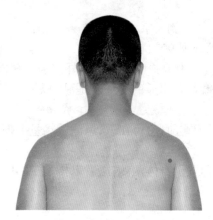

图 6-8-1 腋神经卡压点

三、针刀治疗

（一）操作方法

1. 嘱患者坐位，医者定位于肩胛骨外缘上 2/3 处，常规消毒，针刀刀口线与肩胛骨外缘平行，针刀体与皮肤垂直刺入达骨面，调整针刀刃到骨外缘，沿骨缘纵行切开小圆肌起点 3~4 次，然后纵横摆动，有松动感即出针刀。

2. 嘱患者坐位，医者定位于肩胛骨下角点，常规消毒，针刀刀口线与肩胛骨下角的外缘平行，针刀体与皮肤垂直刺入达骨面，调整针刀刃至肩胛下角外缘的骨面，纵行切开大圆肌起点 3~4 次，然后纵横摆动，有松动感即出针刀。

3. 嘱患者坐位，医者定位于小结节嵴，常规消毒，针刀刀口线与上肢纵轴平行，针刀体与皮肤垂直刺入直达骨面，纵行切开大圆肌止点 2~3 次，有松动感后即出针。

（二）临床报道

1. 临床资料 36 例患者中男 25 例，女 11 例；年龄 25~62 岁；病程 3 个月至 10 年。表现为肩部不适，困乏无力，病情逐渐发展，严重时肩关节外展、上举困难，三角肌可有肌肉萎缩。查体四边孔处有固定压痛，肩关节主动或被动外展症状加重。

2. 治疗方法 嘱患者俯卧位,患肢稍外展,或侧卧位,用龙胆紫定位。肩胛骨外缘上 2/3 处可定 1~2 点,松解小圆肌起点;肩胛骨下角点可定 1 点,松解大圆肌的起点;小结节嵴定 1~2 点,松解大圆肌的止点。按常规局部消毒,0.75% 利多卡因局麻,退回式注射局麻药。①肩胛骨外缘点:小针刀的刀口线与肩胛骨外缘平行,刀体与皮肤垂直进入,快速刺入皮肤,匀速推进直达骨面,调整刀锋到骨外缘,沿骨缘切开剥离 3~4 刀,然后纵行疏通,横行剥离,刀下有松动感即出针刀;②肩胛骨下角点:刀口线与肩胛骨下角的外缘平行,刀体与皮肤垂直,快速刺入皮肤,缓缓推进直达骨面,调整刀锋至肩胛下角外缘的骨面切开剥离 3~4 刀,然后纵行疏通、横行剥离,刀下有松动感即出针刀;③肱骨小结节嵴(结节间沟的内侧缘骨嵴):刀口线与上肢纵轴平行,刀体与皮肤垂直进入,缓缓推进针刀直达骨面,然后提起针刀,沿骨面纵行开切开 2~3 刀,刀下有松动感后即出针。令患者仰卧位,患肢屈肘,医生用同侧手与患手相握,医生用力使其肘关节伸直,反复伸屈几次即可,在患肢屈肘时可做肩关节内外旋转几次。

3. 疗效观察 治愈:无肩部不适,有力,肩关节外展上举灵活,四边孔无压痛;显效:无肩部不适,有力,肩关节外展上举正常,四边孔重压有疼痛感,无肌肉萎缩;好转:无肩部不适,大幅度肩关节外展上举有疼痛感,四边孔按压有疼痛点,肌萎缩不明显;无效:症状无改善。本次治疗结果显示:治愈 26 例,显效 8 例,好转 2 例。〔陶志平. 小针刀松解术治疗腋神经卡压综合征 36 例[J].实用中医药杂志,2011,27(07):457.〕

四、穴位注射治疗

1. 临床资料 112 例肩周炎患者中男 36 例,女 76 例;年龄 30~71 岁;病程 1~13 个月。

2. 治疗方法 采用腋神经和肩胛上神经阻滞方法。腋神经阻滞法:主要阻滞腋神经主干,患者取坐位,两臂自然下垂,取肩峰下 5cm(即肱骨外科颈处)向内 3~3.5cm,至皮肤深度为 4.5cm 左右即四边孔,此点可做为穿刺点,穿刺时针尖可由后向前水平刺入,穿刺深度 5.0cm 左右,回抽无血及空气后注入 1% 利多卡因 5~8ml(内含维生素 B_{12} 针 0.5mg,泼尼松龙混悬液 1.5~2ml),5 日 1 次,3 次为 1 个疗程。肩胛上神经阻滞:定位在肩胛冈上,从肩胛骨内侧缘至肩峰画一直线,取其中点,过中点做一条与脊柱纵轴平行的线,取此两相交直线形成的外上象限的角平分线上约 2.5cm 定位为进针点,其余操作同腋神经阻滞。

3. 疗效观察 治愈:肩部疼痛消失,肩关节功能完全或基本恢复;好转:肩部疼痛减轻,活动功能改善;无效:肩周疼痛及肩关节活动与治疗前无明显改善。本次治疗结果显示:112 例患者中,最少治疗 1 个疗程,最多 3 个疗程,随访

6~18个月,痊愈85例,显效27例,总有效率100%。〔张迁.肩胛上神经和腋神经联合阻滞治疗肩周炎疗效观察〔J〕.中国校医,2011,25（04）:296,299.〕

五、电针治疗

1. 临床资料　20例患者中男15例,女5例;年龄28~56岁;病程2周至4个月。

2. 治疗方法　取四边孔周围阿是穴3~4个,患侧天宗、极泉,双侧阳陵泉。先取患侧极泉点刺,出现放射性针感,起针;再取四边孔周围阿是穴、天宗及阳陵泉,阿是穴、天宗使用电针,选用疏密波,以微有针感为度,留针30分钟,其中阳陵泉每10分钟行针1次,平补平泻。每日1次,10次为一疗程。如疼痛不缓解,休息10日后再进行下一疗程。共治疗2个疗程。

3. 疗效观察　本次治疗结果显示:痊愈:治疗1个疗程后疼痛完全消失,计12例;显效:治疗1个疗程后症状缓解,疼痛明显减轻,计6例;无效:治疗2个疗程后症状无明显改善,计2例。有效率为90.0%。〔张悦,侯跃春,杨振辉.电针治疗四边孔综合征20例〔J〕.中国针灸,2008（03）:218.〕

六、推拿治疗

1. 临床资料　36例患者中男19例,女17例;年龄36~61岁;病程2日至5年。

2. 治疗方法　患者取俯卧位,上肢自然放于身体两侧,医者站于患侧。先用揉法施术于患侧肩部,依次松解冈上肌、冈下肌、大圆肌、小圆肌等肌群;再取患侧天宗、肩贞和肩髎穴,医者拇指叠加,其余手指自然放于患者皮肤,分别点按以上穴位。点按时垂直于患者皮肤,待患者感到酸痛感、麻胀感或向上臂放射感时,定住5秒,然后慢慢松开,每穴操作10遍;然后以掌根顺时针按揉患侧肩胛部,使患者感觉有酸胀感;继则医者一手托住患侧肘部,另一手用掌根扶住患侧肩部,使患侧肩关节被动内收,至最大幅度后突然发力,续操作5遍;继续将患侧上肢放于头顶,患者用手摸对侧耳部,医者一手握住患者腕部,一手用掌根托住患侧肘部。使肩关节被动外展至最大幅度后突然发力,连续做5遍。每星期治疗3次,连续治疗2星期后观察疗效。继用刺络拔罐,定位以天宗穴为中心2.5cm直径范围内的皮肤,先用碘伏棉棒消毒3遍,常规消毒,用三棱针在此区域内快速而均匀点刺8~10下,深3~5mm,再用口径为5cm玻璃罐以闪火法拔罐,留罐10分钟,以拔出5~10ml瘀血为宜。每星期治疗2次,连续治疗2个星期后观察疗效。

3. 疗效观察　治疗前后采用视觉模拟评分法（VAS）和疗效标准进行评估,治愈:肩臂疼痛消失,感觉、功能恢复正常;好转:肩臂部仍有轻微疼痛,肩外展、外旋轻微受限,感觉部分恢复;无效:临床症状体征无改善。本次治疗结果显示：随访1个月，36例患者中，治愈22例，好转13例，无效1例，总有效率为97%。〔张盛，王宏南，王磊.点按手法配合刺络拔罐治疗四边孔综合征36例［J］.上海针灸杂志，2014，33（06）：580.〕

第九节 胸长神经卡压点

一、简介

胸长神经穿过中斜角肌的腱性纤维组织，因此当中斜角肌劳损、无菌性炎症或肌肉痉挛时可导致胸长神经支卡压。

二、体表定位

1. 胸长神经卡压点① 位于胸锁乳突肌的后缘中点，约第5颈椎棘突旁压痛明显处（图6-9-1）。

2. 胸长神经卡压点② 位于颈5横突后结节处，中后斜角肌附着点（图6-9-2）。

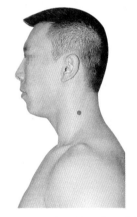 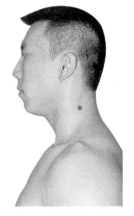

图6-9-1 胸长神经卡压点① 　　　图6-9-2 胸长神经卡压点②

三、针刀治疗

（一）操作方法

1. 胸长神经卡压点① 嘱患者俯卧位，医者定位于上述治疗点，常规消毒，针刀刀口线与第5颈椎棘突纵轴线平行，针刀体与皮肤垂直刺入，达关节突关节囊，调转刀口线90°，切开关节囊2~3次。

2. 胸长神经卡压点② 嘱患者俯卧位,医者定位于上述治疗点,常规消毒,针刀刀口线与第 5 颈椎棘突纵轴线平行,针刀体与皮肤垂直刺入,达横突后结节,切开斜角肌附着点 2~3 次。

（二）临床报道

1. 临床资料 患者男性,65 岁,主诉"左侧前胸,胸侧壁及腋下时有疼痛 1 年余"。近 1 年来患者左侧前胸、胸侧壁及腋下时有疼痛,轻重不一,有时呈针刺样、隐痛不适,时间长短不一,无明显发作诱因,痛时无出汗、心慌等其他不适,但常有颈部不适。1996 年 8 月曾因左侧胸痛 1 小时余,伴大汗,以急性下壁、正后壁心肌梗死在某三甲医院行溶栓治疗,后转至另一家三甲医院行冠脉造影及同期冠状动脉支架治疗,此后一直行冠心病二级预防治疗,近 1 年左胸痛不适,曾怀疑冠心病加重,加服或减少冠心病用药效果不明显,多次检查心电图无明显变化。查体:血压 120/80mmHg,心律齐,心率 72 次 /min,精神及一般情况好。专科检查:颈项部第 5、6 颈椎棘突间及棘突旁压痛,颈侧部左侧胸锁乳突肌中点后缘第 5 颈椎横突处压痛明显,余无明显异常发现。

2. 治疗方法 根据上述阳性压痛点标定进针点,常规消毒、局麻。患者取俯卧位,颈后部针刀与皮肤垂直,刀口线与棘突纵轴线平行,松解颈椎 5~6 棘突间韧带,并逐层松解颈椎 5~6 棘突旁两侧 1.8cm 左右软组织达关节突关节囊;患者改右侧卧位,针刀与颈部左侧皮肤垂直,刀口线与颈部纵轴线平行,松解颈 5 横突后结节处中、后斜角肌附着点及其腱性纤维环。术后注意压迫止血,术毕进针处创可贴敷盖,施行朱氏"两点一面"手法治疗。

3. 疗效观察 经上述治疗 1 次症状明显改善,1 周后行第 2 次治疗后痊愈。〔李树明,彭勤建,刘苏宁,等. 针刀治疗心梗后胸长神经卡压症 1 例[J].解放军医学杂志,2010,35（12）:1513.〕

四、穴位注射治疗

1. 临床资料 12 例患者中男 5 例,女 7 例;年龄 27~62 岁;左侧 7 例,右侧 5 例;病程 2 个月至 3 年。

2. 治疗方法 先用手法治疗,患者取坐位,医者站患者背后,擦揉颈项、肩背部 3~5 分钟,以放松肌肉、疏通经络,找准胸锁乳突肌后缘中点压痛点,用拇指按揉,力量由轻到重,2~3 分钟;再弹拨深层肌肉 2~3 分钟;继用拇指指腹于胸锁乳突肌后缘上下按摩、舒顺肌肉 3~5 遍;医者左手托住下颌,右手托住后枕部,向上牵引颈椎,持续 2~3 分钟,最后左右旋转复位各 1 次,可闻及"咯嚓"声。术毕局部封闭,找准胸锁乳突肌后缘中点压痛点,患者取仰卧位,头偏向对侧,常规消毒,抽取 2% 利多卡因 2ml、泼尼松龙 25mg、注射用水 2ml,进针达椎前间隙（至骨面后稍退针）,回抽无血,注射药液。手法每日 1 次,封闭 5 日 1 次,5 日为 1 疗程。

3. 疗效观察　本次治疗结果显示:12 例患者中,治愈(症状、体征消失者)10 例,有效(症状减轻)2 例。最短 1 个疗程,最长 6 个疗程,平均 3.2 个疗程。治愈病例随访半年至 2 年,复发 3 例,仍按上法治疗而愈。〔吴建华.手法配合封闭治疗胸长神经卡压症 12 例[J].四川中医,2001(11):74.〕

五、中药内服配合推拿治疗

1. 临床资料　62 例患者中男 26 例,女 36 例;年龄 29~73 岁;左侧 50 例,右侧 12 例;病程 2 个月至 4 年。

2. 治疗方法　予半夏泻心汤配合推拿手法治疗。半夏泻心汤处方:半夏、黄芩、干姜、人参各 10g,黄连、甘草各 6g,大枣 5 枚。加减:伴颈椎病者加葛根、桑枝、防风;左胸疼痛明显者加丹参、红花、檀香;右侧胸胁胀痛明显者加柴胡、木香、川楝子;遇寒症状加重者加桂枝、杜仲;前臂或手指麻木者加桑枝、鸡血藤。每日 1 剂,水煎,早晚各服 1 次,6 日为 1 疗程。继用推拿手法治疗,患者取坐位,医者站立于患者身后,揉颈项、肩背部 10 分钟,以放松肌肉、疏通经络;找准胸锁乳突肌后缘中点压痛点,用拇指按揉,力量由轻到重,持续 5 分钟;再前后弹拨深层肌肉,上下交替,持续 5 分钟;再用拇指指腹于胸锁乳突肌后缘上下按摩、舒顺肌肉 5 遍;医者左手托住患者下颌,右手托住患者后枕部,向上牵引颈椎,持续 3 分钟,最后左右旋转复位各 1 次,术毕。手法治疗每日 1 次,6 日为 1 个疗程。治疗 3 个疗程评价疗效。

3. 疗效观察　治愈:症状、体征消失者;有效:症状、体征减轻者;无效:症状、体征无变化者。本次治疗结果显示:治愈 43 例,有效 19 例;治疗最短 1 个疗程,最长 6 个疗程,平均 3 个疗程;治愈病例随访 6 个月至 2 年,复发 3 例,仍按上法治疗而愈。〔阴建军.半夏泻心汤配合手法治疗胸长神经卡压症 62 例疗效观察[J].新中医,2012,44(11):104-105.〕

第十节　腰神经后外侧支卡压点

一、简介

腰神经后外侧支发自腰神经,从横突间韧带内缘发出,向外下斜行穿越 L_{1-5} 横突背侧骨纤维管,于横突外侧端下缘处穿过深层胸腰筋膜进入竖脊肌。

二、体表定位

腰神经后外侧支卡压点:定位于后支骨纤维孔的体表投影,即同序数腰椎棘突中点水平线,距后正中线 2~3cm 处(图 6-10-1)。

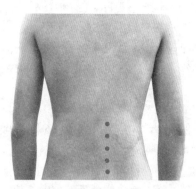

图 6-10-1　腰神经后外侧支卡压点

三、针刀治疗

嘱患者俯卧位,医者定位于上述治疗点,常规消毒,针刀刀口线沿后外支骨纤维管长轴,约与后中线夹角 45°的外下方向,针刀体与皮面垂直刺入,达后外支骨纤维管,顺骨纤维管长轴方向横切 1~3 次。

第十一节　梨状肌卡压点

一、简介

坐骨神经越过坐骨切迹,一般在梨状肌前下,于该肌下缘和上孖肌之间的梨状肌下孔中穿出处易受到卡压。

二、体表定位

梨状肌卡压点:位于坐骨神经在梨状肌下孔处。坐骨神经在梨状肌下孔的体表投影,即髂后上棘与尾骨尖连线的中点与股骨大转子连线的中内 1/3 交点处(图 6-11-1)。

三、针刀治疗

(一)操作方法

嘱患者俯卧位,医者定位于上述治疗点,常规消毒,针刀刀口线与下肢纵轴一致,针刀体与皮肤垂直刺入,当患者有串麻感时,已到坐骨神经在梨状肌下孔的部位,退针刀 2cm,针刀体向内或者向外倾斜 10° ~15°,再进针刀,有坚韧感时,即到坐骨神经在梨状肌下孔的卡压点,横行切开肌筋膜 2~3 次。

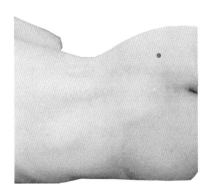

图 6-11-1 梨状肌卡压点

（二）临床报道

1. 临床资料 84 例患者随机分为针刀组 48 例，电针组 36 例。两组病例在性别、年龄、病程、病情各方面比较，均无显著性差异（$P>0.05$），具有可比性。

2. 治疗方法 针刀组：定股骨大转子尖为 A 点，髂后上棘与尾骨尖连线的上、中 1/3 交点及中、下 1/3 交点分别为 B 和 C 点，A、B、C 三点的连线所围成的三角形即为梨状肌的体表投影。在此范围内的压痛点、硬结及条索状物作为进针点。嘱患者俯卧位，腹部垫一小枕，术区常规消毒、铺洞巾，选用长针刀，垂直于局部皮肤，刀口线与坐骨神经走行一致，快速刺入皮肤，然后缓慢深入，当患者有明显酸胀感或针刀下触及硬结、条索时，表明针刀已到达病灶部位，此时行纵切、横切、横摆 3~4 下，患者出现明显的酸胀感或向下肢的放射感即可，出针按压 2 分钟，创可贴外敷治疗点。每 7 日治疗 1 次，2 次为 1 疗程。电针组：取环跳、秩边、承扶、委中、阳陵泉、承山、阿是穴。在进针处碘伏常规消毒，用 1.5~3 寸毫针，快速进针，行针得气后，接电 30 分钟。每日 1 次，10 次为 1 疗程。两组均在 2 个疗程后进行疗效评定。

3. 疗效观察 痊愈：症状、体征完全消失，功能活动正常；显效：症状、体征基本消失，功能活动接近正常；好转：症状、体征及功能活动明显改善；无效：症状、体征无明显改善。本次治疗结果显示：针刀组愈显率 91.7%，电针组愈显率 69.5%，两组比较，差异有非常显著性意义。〔季炜鹏，王旭东 . 针刀治疗梨状肌综合症的临床观察［J］. 内蒙古中医药，2009，28（20）：22-23.〕

四、穴位注射治疗

1. 临床资料 76 例患者中男 41 例，女 35 例。年龄 15~82 岁。病程 1 日至 15 年。临床表现为臀部酸胀、沉困、钝痛者 28 例；臀部胀痛向股后或小腿外侧及足部放射有麻木感者 31 例；臀及下肢胀痛、酸困、活动受限、跛行，咳嗽、喷嚏使疼痛加剧者 17 例。

2. 治疗方法 采用梨状肌局部注药,选取健侧卧位,患侧在上,屈膝、屈髋,自髂后上棘与尾骨尖连线的中点到大转子尖画一连线,即梨状肌下缘的体表投影区,准确定位后常规皮肤消毒,用 7 号 10cm 局部麻醉针头与皮肤垂直进针,穿过筋膜进入臀大肌深处时有阻力感,继续进针少许阻力感消失,到达梨状肌区,回抽无血可缓慢注入混合液 10~15ml(2% 利多卡因或 0.5% 丁哌卡因 3~5ml、0.9% 生理盐水 5~10ml、维生素 B_{12} 0.5mg、醋酸泼尼松龙 15~25mg)。穿刺时如出现向下肢放射异感,应退针、改变方向,以免出现麻醉现象,注药后观察 15~30 分钟,如有下肢麻木、发软,不能行走者应继续观察。7 日复查,如治愈就不再治疗,如症状减轻,继续进行治疗,治疗 4 次为 1 个疗程。

3. 疗效观察 治愈:治疗后疼痛及其他症状消失,直腿抬高试验 70° 以上,无功能障碍,可恢复原来工作;无效:经治疗后疼痛症状无好转或缓解后又复发,患肢直腿抬高试验 50° 以下,正常工作受影响。本次治疗结果显示:注药 1 次治愈者 34 例,2 次者 20 例,3 次者 16 例,4 次者 4 例,5 次者 2 例,对 1~4 次治愈的 74 例患者进行随访,随访时间最短 3 个月,最长 10 个月,无复发病例。〔常庚申,冯坤. 局部注射治疗梨状肌综合症疗效观察[J]. 中医正骨,2004(09):32.〕

五、齐刺治疗

1. 临床资料 61 例患者随机分为两组,治疗组 34 例,对照组 27 例,两组一般资料经统计学处理,具有可比性(P>0.05)。

2. 治疗方法 治疗组:以患侧臀部阿是穴为主穴,肾俞、大肠俞、承扶、委中、昆仑为配穴,嘱患者俯卧位,常规消毒,选用 0.30mm × 75mm 毫针进针,得气后据此穴左右 1.5cm 处呈 45° 斜刺,各刺 1 针,得气后行平补平泻手法,用艾条在该处做温和灸,留针 30 分钟,每 10 分钟行针 1 次;配穴用 0.30mm × 0.60mm 毫针,进针 2~4cm,得气后用平补平泻手法,每日治疗 1 次,每次留针 30 分钟,10 次为 1 疗程。对照组:取穴同治疗组,得气后在阿是穴处施灸,留针 30 分钟,每日治疗 1 次,10 次为 1 疗程。

3. 疗效观察 痊愈:主观症状及体征完全消失;显效:疼痛显著减轻或稍有疼痛但不影响工作;好转:症状稍有好转,疼痛减轻,能做轻工作或勉强从事原工作;无效:症状及体征无改善。本次治疗结果显示:经过 2 个疗程治疗后,治疗组总有效率为 91.18%,对照组总有效率为 66.67%,两组比较,差异有非常显著性意义(P<0.01)。〔周仲瑜. 齐刺法治疗梨状肌损伤综合症疗效观察[J]. 针灸临床杂志,2008(03):22.〕

六、推拿治疗

(一)操作方法

患者俯卧位,医者立其患侧。

1. 医者在患侧臀部施以㨰法,按揉梨状肌卡压点、环跳、秩边、委中、阳陵泉。

2. 用肘压法按压梨状肌卡压点或梨状肌肌索,静止用力约 1 分钟。

3. 在梨状肌隆起处,双手拇指做与梨状肌垂直方向的弹拨,再顺着梨状肌走行方向上施以㨰法,以透热为度。

4. 让患者仰卧,轻摇髋、膝关节,牵抖拉直患侧下肢,然后屈伸膝关节,屈伸时嘱患者用力做蹬空动作。

每次推拿 20 分钟,每日 1 次,10 次为 1 疗程,疗程间休息 2 日,共治疗 2 个疗程。

(二)临床报道

1. 临床资料　19 例患者中男 11 例,女 8 例;年龄 25~65 岁;均为单侧发病(左侧 13 例,右侧 6 例);病程 2 日至 3 个月。

2. 治疗方法　先确定梨状肌体表投影部位,在髂后上棘至尾骨尖连线中点的上 2cm、下 1.5cm 各作一点,以同侧股骨大转子为一点,三点连线所构成的尖向外的三角形区域,即为梨状肌体表投形。触诊患者损伤之梨状肌的紧张、痉挛、增厚及压痛敏感程度。采用推法,双手拇指以梨状肌中心的体表投影作为始点,分别向内外两侧分推,共 10 次(约 1 分钟);再用拨法,以拇指端按压在梨状肌体表投影压痛最敏感点,做与肌纤维呈垂直方向的来回拨动 10 次(约 1 分钟);最后用肘压法,以尺骨鹰嘴突起部着力按压梨状肌体表投影压痛最敏感点 3~5 分钟。辅助治疗方法:根据舒适程度不同,对部分患者可再给予小剂量复方镇痛液(2% 利多卡因 5ml、曲安耐德 20mg、弥可保 1mg 加生理盐水至 10ml),于梨状肌压痛最明显处注射治疗 1 次或(及)非甾体抗炎药口服一疗程。

3. 疗效观察　采用视觉模拟评分法(VAS)判定患者的疼痛程度。本次治疗结果显示:19 例患者手法治疗前其 VAS 评分为(7.02 ± 0.83)分,手法治疗后 VAS 评分为(1.86 ± 1.07)分,手法治疗后疼痛显著改善,治疗前后比较有统计学意义($P<0.05$)。〔张明途,杜光生.手法治疗梨状肌综合症的临床疗效观察[J].浙江创伤外科,2012,17(03):381-382.〕

第十二节　臀上皮神经卡压点

一、简介

臀上皮神经发自第 1~3 腰神经的后外侧支,于竖脊肌外缘穿出胸腰肌筋膜与髂嵴形成的骨纤维管,分布于臀上部皮肤。

二、体表定位

臀上皮神经卡压点：位于髂嵴中点下 2~3cm 处（图 6-12-1）。

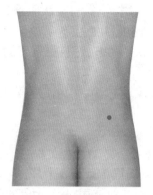

图 6-12-1　臀上皮神经卡压点

三、针刀治疗

（一）操作方法

嘱患者俯卧位，医者定位于髂嵴中点下 2~3cm 处，常规消毒，针刀刀口线与臀上皮神经平行，针刀体与皮肤垂直刺入，当针刀抵达臀肌筋膜时手下有韧感，将筋膜纵行切开 2~3 次，然后纵横摆动 2~3 次，有松动感出针刀。

（二）临床报道

1. 临床资料　79 例患者中男 52 例，女 27 例；年龄 18~59 岁；病程 3 周至 2.5 年。

2. 治疗方法　患者取俯卧位，在髂嵴中点附近找到压痛点，常规消毒后，注入复合镇痛液（2% 利多卡因 5ml、维生素 B_{12} 500μg、曲安奈德 20mg）5~8ml，然后按照针刀治疗四步规程操作，刀口线与臀上皮神经平行（与髂嵴垂直）快速刺入皮肤后，改为缓慢进针，当针刀抵达臀肌筋膜时医者手下有坚韧感，然后再将针刀向两侧缓慢滑动，当患者感觉到有放射感时，先纵行疏通剥离，再横行推移。如果臀部皮下有条索状物时，刀口线与条索或臀上皮神经平行。垂直皮肤刺向条索状物，酸胀明显时切割 4~6 刀，先纵行疏通剥离，再横行推移，以痛性结节消失为止，松解后出针，用无菌棉球或无菌纱布块按住局部 3~5 分钟，以防止出血，创可贴外敷即可。3 日内勿洗澡，针刀治疗每5~8 日 1 次，治疗 1~3 次。

3. 疗效观察　痊愈：症状消失，局部痛性结节或条索状包块消失，能从事正常工作和体力劳动；显效：症状明显减轻或消失，有轻微压痛，局部仍可触到痛性结节或条索样物，功能不受影响；无效：症状体征无改善。本次治疗结果显示:痊愈 70 例,显效 8 例,无效 1 例,总有效率达 98.7%。〔陈新利,袁国娜.针刀治疗臀上皮神经卡压综合征 79 例〔J〕.实用中医药杂志,2014,30（05）:431-432.〕

四、穴位注射治疗

1. **临床资料**　53 例患者中男 18 例,女 35 例;年龄 33~59 岁;病程 5 小时至 3 年;大多有急慢性损伤经历。

2. **治疗方法**　药物为 2% 利多卡因 5ml、0.9% 生理盐水 10ml、曲安奈德 40mg/ml、维生素 B_{12} 2mg/4ml、赖氨酸阿司匹林 0.58/2ml 混合液。患者俯卧、侧卧均可,侧卧时患侧在上,皮肤常规消毒,由于臀上皮神经分支较多而且不集中,应先在臀上部找到明显压痛点,多位于髂骨嵴中点下方 2~3 横指处,穿刺针用 8 号长针（10~12cm）,先垂直刺入皮肤,然后针尖朝上,逐渐向髂骨嵴下缘斜刺,由浅入深向皮下及筋膜下肌肉浅层做扇形浸润注射。如压痛点位于髂骨嵴中点的下后方,即髂骨嵴后部上缘与骶棘肌外缘所形成的夹角处,垂直刺入皮肤后逐渐向内上方斜刺,向皮下及腰背筋膜下浅肌层做扇形浸润注射。

3. **疗效观察**　优:疼痛消失,活动完全正常,无任何功能障碍;良:疼痛明显减轻,活动不完全正常,功能障碍有一定改善;差:疼痛减轻不明显,活动和功能障碍无改善。本次治疗结果显示:阻滞治疗 1 次疼痛消失者 41 例,2 次者 11 例,3 次者 1 例。〔刘新明,吴凤琴.神经阻滞治疗臀上皮神经嵌压征〔J〕.内蒙古医学杂志,2005（03）:259-260.〕

五、铍针治疗

1. **临床资料**　130 例患者随机分配至试验组（铍针组）和对照组（毫针组）,每组各 65 例。

2. **治疗方法**

（1）试验组:依据患者张力性疼痛病变部位的不同而选用不同体位,一般为俯卧位或侧卧位,进针点在臀上皮神经张力性疼痛明显的压痛点,或者体格检查时触及的软组织张力增高区,即可触及的条索、结节和包块处,标记疼痛反应点作为进针点,常规消毒后,铍针急刺入病灶,其尖端穿过深筋膜后（以突破紧张感消失为界）退针至皮下,使刀口线与皮神经平行,轻轻调整针刺角度,再次穿过筋膜层,也可行单线式或双线式减张松解。每次进针采用如此方法重复 3~5 次,最后出针,使用无菌敷料覆盖进针点,24 小时内保持干燥,避免剧烈活动。

（2）对照组:患者取俯卧位,毫针进针点多选择患者的疼痛反应点,即患侧髂嵴中点下方 3~5cm 的阿是穴,常规消毒,垂直刺入皮下,根据患者情况不行针或行提插手法,以使针感向病灶周围或下肢放射为佳,同时可配穴针刺病变同侧秩边、阳陵泉,留针10~20分钟后出针。

铍针治疗为每周1次,3~5次为1个疗程;毫针治疗为隔日1次,3~5周为1个疗程,具体以患者实际疼痛感减轻或消失为度。

3. 疗效观察 观察指标包括视觉模拟评分、软组织张力测试及评价铍针治疗臀上皮神经张力性疼痛的有效性及安全性。本次治疗结果显示:试验组、对照组治疗后VAS评分均优于各组治疗前,有显著统计学差异($P<0.01$),组间比较方面,试验组改善VAS评分显著优于对照组($P<0.01$)。试验组、对照组治疗后张力指数均优于治疗前,且两组比较,差异有统计学意义($P<0.01$)。试验组、对照组治疗后疼痛指数均优于治疗前,两组比较差异有统计学意义($P<0.01$)。〔苏永强,屈亮,谭子文,等.铍针治疗臀上皮神经张力性疼痛的临床研究[J].中国中医药现代远程教育,2017,15(22):66-69.〕

六、扬刺治疗

1. 临床资料 96例患者随机分为对照组和针推组,各48例。两组性别、年龄、病程、病因等经统计学处理,差异均无统计学意义($P>0.05$),具有可比性。

2. 治疗方法 对照组:采用单纯扬刺针法进行治疗,在患侧髂嵴中点处直下约3cm按压,压痛最明显处或者触及"条索状硬物"最中心处进行定位,常规消毒后选用0.35mm×75mm毫针垂直进针,深达骨质,行提插手法,以明显酸胀感为宜,然后在其上下左右约2cm处,针尖朝向中点各刺一针,针身与皮肤约呈45°,辅助针刺L_{1-3}夹脊穴及患侧环跳、秩边、委中、昆仑等,留针30分钟,其间每隔10分钟行针1次。隔日针刺1次,10次为1疗程。针推组:在对照组扬刺针法治疗的基础上予推拿手法治疗,首先双手叠掌按摩腰骶部以放松臀肌,然后以肘点按肾俞、秩边、承扶、胞肓、委中、阳陵泉穴,力量以患者能忍受为度,接着弹拨臀中肌部位条索状物,剥离粘连的病变组织,由内向外反复推揉至条索状物松软,疼痛减轻,患者侧卧位行腰椎斜扳,最后反复屈膝屈髋展髋,推膀胱经结束手法。以上手法持续约30分钟,隔日治疗1次,与针刺交替进行,治疗10次为1疗程。治疗期间嘱患者多休息,减少弯腰动作,避免卧硬板床,不穿高跟鞋及硬底鞋。

3. 疗效观察 参考《中医病证诊断疗效标准》,治愈:腰臀部疼痛消失,功能恢复,无反复发作;好转:腰臀部疼痛明显减轻,劳累或弯腰臀部仍有牵扯痛;无效:腰臀部疼痛无明显缓解。本次治疗结果显示:总有效率对照组为85.42%、针推组为100%,两组临床疗效比较,差异有统计学意义($P<0.05$)。〔路振华.扬刺法配合推拿治疗臀上皮神经卡压征48例临床观察[J].新中医,2015,47(04):245-246.〕

七、排刺加药饼灸治疗

1. **临床资料**　105 例患者随机分为排刺药饼灸组、排刺组和常规针刺组,每组 35 例。各组患者性别、年龄、病程及疼痛评分等一般资料比较,差异均无统计学意义(均 $P>0.05$),具有可比性。

2. **治疗方法**　排刺药饼灸组:患者取俯卧位,根据其主诉及医生触诊结果,选阿是穴或痛性筋束部(髂嵴最高点内侧压痛点或条索处压痛点)为治疗区域并标记,常规消毒后,选择长 60~70mm 毫针直刺进针,依病灶大小进行排刺治疗,根据痛性筋束的触及范围,一般针刺 1~3 排,每排每隔 0.5~0.8 寸刺 1 针,每排 5~7 针,以毫针刺穿病灶、医者感觉针下沉紧如鱼吞钩之感为度。在患者身体、耐受度允许的前提下,适当做多方向提插透刺,要求每次均刺透病灶,行针时间 1 分钟,每次留针 30 分钟,并配合 TDP 神灯照射,每日 1 次,共治疗 4 周。继用隔药饼灸:采用山东省名中医药专家马胜教授经验方"活血消痛散",组成为当归、川芎、制乳香、制没药、海桐皮、透骨草、川椒、肉桂、皂刺、煅自然铜各 50g,炮山甲 10g,上药粉碎后过 80 目筛备用,每次取 30~50g 以生姜汁调匀,制成适宜大小药饼,干湿适度,在药饼上刺 7~10 个小孔。排刺完毕后将上述制备好的药饼,置于患者臀部所标记的治疗区域上,并使其紧紧贴敷于局部皮肤。根据痛性筋束区域范围,在药饼上放置 3~5 壮直径 1cm、高 1cm 圆锥形艾炷,每次灸 5 壮,每日 1 次,共治疗 4 周。排刺组:针刺部位、方法、疗程同排刺药饼灸组中的排刺治疗。常规针刺组:采用循经取穴法,取足太阳、足少阳经委中、阳陵泉、秩边、环跳、三阴交、$L_{1~5}$ 夹脊穴,患者体位取俯卧位,常规消毒,选择长 50~70mm 毫针常规针刺,提插捻转得气后,留针 30 分钟并配合 TDP 神灯照射,每日 1 次,共治疗 4 周。

3. **疗效观察**　参考《中医病证诊断疗效标准》,显效:腰臀痛消失,功能恢复;有效:腰臀痛减轻,劳累或弯腰臀部仍有牵拉痛;无效:腰臀部疼痛无明显缓解。本次治疗结果显示:各组治疗 4 周后疼痛评分均明显降低,排刺药饼灸组和排刺组显效率分别为 88.6%、68.6%,均高于常规针刺组的 40.0% ($P<0.05$)。〔齐猛猛,刘志强,扈培增,等.排刺隔药饼灸治疗臀上皮神经卡压综合征临床疗效观察[J].中国针灸,2016,36(10):1045-1048.〕

八、推拿治疗

1. **临床资料**　52 例患者中男 32 例,女 20 例;年龄 21~68 岁;病程 1 日至 6 年;急性发作 35 例,慢性 17 例。

2. **治疗方法**　患者俯卧位,医者站其患侧,在腰臀部及患侧下肢后外侧用双手掌或单手掌自上而下做推法,反复施术 3~5 遍。随后行轻柔的搓、按、揉等手法 10 分钟,使紧张痉挛的肌肉放松;然后,双手拇指或肘尖点按肾俞、大肠俞、关元俞、居髎、环跳、殷门、委中等穴以通经止痛；再用双手分开，推按骶棘肌及旋揉两侧腰三横突，点压及旋揉患侧臀中肌、梨状肌，然后沿髂嵴寻找卡压点，通常指下有条索或硬结感，与肌纤维垂直方向做按揉及弹拨手法，力量由轻至重，疼痛以患者承受为度；接着用双手拇指重叠或用肘在患侧髂嵴最高点内侧 2~3cm 条索状物（臀上皮神经支配区）处，做与纤维鞘垂直方向的弹拨手法，将条索状物向外向上弹拨（弹拨要由浅到深、由轻到重），以患者能承受为度，再静按 1~2 分钟。交替施术数次；然后以理筋整复法，顺着臀上皮神经走行的方向，从上而下施术；其后嘱患者侧卧位，行腰椎改良斜扳法操作；最后，嘱患者仰卧，医者站其患侧，一手扶住患侧膝部，另一手握其踝部，做患肢的屈髋屈膝内旋牵拉法，以拉长肌纤维松解臀部及下肢后侧肌群，持续 1 分钟，反复牵拉施术 3 遍，结束手法。治疗每日 1 次，10 次为一疗程。每次就诊时，需检查是否存在腰椎后关节紊乱，如果征象消失，只进行卡压点手法松解即可。嘱患者避免久坐、弯腰活动、受寒等。功能锻炼在急性期可给予适应性牵拉活动，一般以卧床休息为主。中后期做后伸训练和"飞燕式"锻炼，以上两个动作各 10次为一组，每日 2~3 组，锻炼时由少到多，逐渐增加次数。锻炼后以症状不加重为度，每组最多 20~30 次。10 次为一疗程，治疗 1 个疗程后统计疗效。

3. 疗效观察　参考《中医病证诊断疗效标准》，治愈：腰臀部疼痛、压痛消失，下肢放散性症状消失，功能恢复，腰臀部活动自如，无反复发作；好转：腰臀部疼痛减轻，下肢放散性症状基本消失，劳累或受凉后腰臀部仍有牵拉痛或不适感；无效：腰臀部疼痛无明显缓解，治疗前后无变化。本次治疗结果显示：治愈 35 例，显效 15 例，无效 2 例，总有效率 96.2%。〔唐艳. 手法配合功能锻炼治疗臀上皮神经卡压综合征 52 例［J］. 实用中医药杂志，2017，33（07）：829-830.〕

第十三节　股神经卡压点

一、简介

髂腰肌为髂腰肌筋膜所包绕，在腹股沟处形成鞘管，其后壁及外侧壁为髂骨，内侧壁为髂耻弓，前方为腹股沟韧带。股神经卡压系股神经途经鞘管时发生狭窄受压引起。

二、体表定位

股神经卡压点：位于腹股沟韧带中点外侧，以及股神经经腹股沟韧带深面的外侧缘压痛或硬结处（图 6-13-1）。

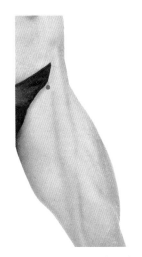

图 6-13-1　股神经卡压点

三、针刀治疗

患者仰卧位,医者定位于股神经卡压点,常规消毒,针刀刀口线与髂腰肌和股神经的长轴一致,针刀体与皮肤垂直刺入,沿与神经走行一致的方向将肌筋膜切开 2~3 次,纵横摆动 2~3 次,有松动感后出针刀。

四、推拿治疗

1. 临床资料　21 例患者中男 12 例,女 9 例;年龄 28~62 岁;病程 7 日以内 10 例,8~14 日 8 例,15 日以上 3 例。

2. 治疗方法　嘱患者仰卧位,医者点患肢的三阴交、阳陵泉、血海、梁丘、伏兔、髀关等穴,以引起酸胀感为度;然后用㨰法,㨰大小腿部的阳明胃经和太阴脾经为主;接着揉拨,在腹股沟股动脉外侧处,先左右揉拨,然后上下分拨;再用擦法,用掌根在患者腿部内外侧区域由远端向近端快速擦至皮肤发热,以上一般采用平补平泻,麻木为主者用补法,疼痛剧烈者取泻法。最后用背法,医者与患者背对背相贴,双肘勾住患者肘部,弓背弯腰,当患者下肢离地后,活动躯体,使患者腰部放松,下肢左右晃动(或上下抖动)数下,接着医者抬跟、屈膝、进一步屈腰,然后快速完成蹬跟、伸膝、翘臀等动作,使医者的尾骶部给患者腰骶处一个冲击力。术毕,将患者缓缓放下。上述推拿法共进行 15~20 分钟,隔日 1 次。

3. 疗效观察　本次治疗结果显示:21 例全部治愈,治疗 5 次症状体征消失者 7 例,6~10 次者 12 例,11~15 次者 2 例。〔陈新淦.推拿治疗股神经嵌压症 21 例临床报告〔J〕.中国民间疗法,1996(02):13-14.〕

第十四节 股外侧皮神经卡压点

一、简介

股外侧皮神经通过髂前上棘处,在髂前上棘与腹股沟韧带外端的两层之间形成的骨纤维管内易受到卡压。

二、体表定位

股外侧皮神经卡压点:位于患侧髂前上棘内下 1~2cm 处(图 6-14-1)。

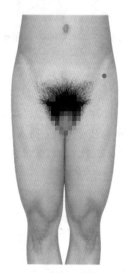

图 6-14-1　股外侧皮神经卡压点

三、针刀治疗

(一)操作方法

嘱患者仰卧位,医者定位于患侧髂前上棘内下 1~2cm 处,常规消毒,针刀刀口线与神经走行一致,针刀体与皮肤垂直刺入,对硬韧组织纵行切开 2~3 次,有松动感即可出针刀。

(二)临床报道

1. 临床资料　90 例患者随机分为针刀组(治疗组)45 例和常规针刺组(对照组)45 例。两组患者性别、年龄、病程及发病部位等一般资料比较,差异无统计学意义($P>0.05$),具有可比性。

2. 治疗方法　治疗组：患者仰卧位,充分暴露患侧腹股沟区,于患侧髂前上棘内下 1~2cm 处,寻找 Tinel 征阳性压痛点,在大腿前外侧、股直肌、股外侧肌股外侧皮神经循行区及阔筋膜张肌起点按寻压痛点、高应力点、条索、结节,定为施术点。常规消毒,局麻,针刀刀口线与神经、肌肉走行平行,刀体垂直于髂嵴快速刺入皮肤,到髂嵴后在腹股沟韧带的下方,纵行疏通、横行剥离,如有硬韧组织可纵行切开 2~3 刀,刀下有松动感即可出刀,压迫止血,刀口贴输液贴预防感染。每周 1 次,4 次为一疗程。对照组：患者仰卧位,取风市、环跳、伏兔、血海、足三里、阳陵泉、阿是穴,阿是穴围刺,其余各穴常规针刺。如有腰痛者,加肾俞、大肠俞、腰夹脊穴,每日 1 次,每周 5 次,2 周为一疗程。

3. 疗效观察　参考相关标准,本次治疗结果显示：治疗 1 个疗程后,治疗组与对照组的痊愈率分别是 33.3% 和 24.4%,愈显率分别是 84.4% 和 68.8%,说明治疗组的疗效优于对照组。〔陈敏,左振芹,向东东,等. 针刀治疗股外侧皮神经卡压综合症的疗效观察〔J〕. 针灸临床杂志,2013,29(02):30-32.〕

四、穴位注射治疗

1. 临床资料　65 例患者中男性 26 例,女性 39 例；年龄 33~61 岁；病程 5 个月至 10 年。

2. 治疗方法　嘱患者仰卧位,取股外侧皮神经骨纤维管卡压处的痛点,即髂前上棘下、内各 20mm 以内的压痛点。常规消毒后,以利多卡因 5ml、地塞米松注射液 3mg、注射用水 5ml 组成的复合液 10ml 局部神经阻滞治疗,要求穿刺针入皮后上下左右稍稍变换针尖位置,诱发麻痛后再注入药物,并在筋膜下、髂前上棘、腹股沟韧带附着部内侧下方注入 10ml 镇痛复合液。麻醉后实施小针刀松解术,刀口线与肢体纵轴一致,刀体与皮面垂直,快速刺入皮肤达骨面。在腹股沟韧带下缝匠肌起点的硬韧组织中纵行切开 3~5 刀,纵行疏通、横行剥离即可,经上法治疗后 1 周后复诊,未痊愈者行第 2 次治疗。

3. 疗效观察　痊愈：患侧大腿前外侧疼痛、麻木、烧灼等异感恢复正常,随访 6 个月无复发；显效：患侧大腿前外侧疼痛、麻木、烧灼等异感明显减轻；无效：疼痛、麻木等异感无改善。本次治疗结果显示：经 1 次治愈 42 例,显效 22 例,无效 1 例。经 2 次治疗后总治愈 61 例,显效 3 例,无效 1 例。〔刘英民,赵雪竹. 小针刀合神经阻滞治疗股外侧皮神经卡压综合征 65 例分析〔J〕. 河北医学,2011,17(07):954-955.〕

五、浮针治疗

1. 临床资料　60 例患者随机分为治疗组和对照组,各 30 例。两组患者在性别、年龄、病程、疼痛麻木程度和区域等方面比较,差异均无统计学意义

（P>0.05），具有可比性。

2. 治疗方法 治疗组：以通脱法加浮针治疗。先以通法治疗，患者仰卧位，先取患侧足三里穴，常规消毒，按浮针疗法操作要求进针、运针、扫散，扫散过程中配合再灌注手法，嘱患者在医生配合下患侧抗阻力屈髋运动1~3分钟，速度缓慢并逐渐加大幅度，操作结束后抽出针芯，以无菌胶贴固定软管。通法治疗后，在患侧髂前上棘内侧直下2cm处（股外侧皮神经投影处）找到局限性压痛点，压之有向同侧大腿放射感，在该点直上3~5cm处作为浮针进针点，针尖朝向病灶，按浮针疗法要求操作，扫散过程中配合同样的再灌注手法1~3分钟，操作结束后抽出针芯，以无菌胶贴固定软管，软管均留置2~5小时，嘱患者或家属按要求自行拔除。每日1次，连续5次为1个疗程，休息3日后继续第2个疗程。对照组：以普通针刺法治疗，患者仰卧位，取风市、环跳、伏兔、血海、足三里、阳陵泉、阿是穴，阿是穴围刺，其余各穴常规消毒、针刺。如有腰痛者，加肾俞、大肠俞、腰夹脊穴。得气后留针30分钟。每日1次，连续5次为1个疗程，休息3日后继续第2个疗程。

3. 疗效观察 痊愈：临床症状消失，感觉恢复；好转：临床症状好转，可遗有不同程度的感觉减退；无效：临床症状无变化。本次治疗结果显示：治疗组疗效显著高于对照组。〔张建明，周凌云，郑涵.通脱法加浮针治疗股外侧皮神经卡压综合征的疗效观察［J］.中医药导报，2016，22（14）：97-98.〕

六、推拿治疗

1. 临床资料 29例患者中男15例，女14例；年龄20~65岁；病程1个月至5年。均曾服多种活血化瘀、通经活络中药及神经营养西药治疗，效果不满意。

2. 治疗方法 针灸治疗：患者仰卧位，膝关节成半屈曲状，先用针刺患处，测出皮肤感觉异常的大小范围，选用风市、伏兔、阴市、梁丘、中渎以及压痛点。常规消毒后，选用28号3~4寸毫针针刺，提插捻转以得气为度。同时每次取两对穴位加电针，选用疏密波，刺激强度不宜太大，以局部有麻胀感或肌肉产生微小颤动而不感到疼痛为度，留针30分钟。继用推拿治疗：患者仰卧位，屈曲膝关节，外用按摩乳涂擦患处，使药物渗透，铺治疗巾，先揉拿大腿，重点刺激股四头肌，弹拨点揉风市、伏兔、阴市、梁丘、中渎、阿是穴、足三里等穴位，然后放松整个大腿，采用轻手法，以上手法重复3遍，约10分钟，治疗后以大腿轻快、发热为佳。先针灸后推拿，隔日治疗1次，10次为1个疗程，治疗2个疗程后统计疗效。

3. 疗效观察 痊愈：症状及体征消失，活动自如，随访3个月无复发；好转：疼痛缓解，股外侧皮神经分布区压痛减轻，感觉基本正常；无效：治疗后症状及体征无明显改善。本次治疗结果显示：痊愈22例，好转6例，无效1例。

总有效率97%。〔王容.针刺配合推拿治疗股外侧皮神经炎临床观察[J].实用中医药杂志,2012,28(05):395.〕

七、针刺配合拔罐治疗

1. 临床资料　20例患者,年龄35~55岁;单侧15例,双侧5例。

2. 治疗方法　采用自创"蜻蜓点水"式针刺手法(在风市穴或周围的阿是穴处,用毫针突破皮内,局部刺激20分钟),起针时手法采用不按针孔的泻法,继之用中号玻璃罐闪火法,上、下、左、右走罐。连续3~5次,至针孔处有少量出血或水珠即可。每日1次,10次为1个疗程。

3. 疗效观察　本次治疗结果显示:20例患者全部治愈。其中经2次治愈2例,5次治愈3例,8次治愈5例,12次治愈10例。〔李培胜,赵昌华.针刺和拔火罐治疗股外侧皮神经综合征[J].中国乡村医药,2004(11):50.〕

第十五节　隐神经卡压点

一、简介

隐神经在穿出收肌管前壁处可能受到卡压引起膝内侧疼痛。另外,隐神经及其髌下支穿出Hunter管前壁腱板以及缝匠肌时也可能受到卡压。

二、体表定位

隐神经卡压点:位于髂前上棘和股骨内上髁连线内侧0.5~1cm,距股骨内上髁上方12cm压痛明显处(图6-15-1)。

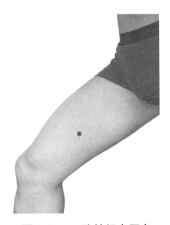

图6-15-1　隐神经卡压点

三、针刀治疗

（一）操作方法

嘱患者仰卧位，医者定位于上述治疗点，常规消毒，针刀刀口线方向与髂前上棘和股骨内上髁连线平行，针刀体垂直于皮肤刺入，沿神经方向切开神经出口处筋膜2~3次，纵横摆动2~3次，有松动感后出针刀。

（二）临床报道

1. 临床资料　82例患者中男性12例，女性70例；年龄在55~65岁之间；病程7~40日；双膝痛2例，单膝痛80例。

2. 治疗方法　嘱患者仰卧位，在收肌管前口（大腿内侧下1/3处）隐神经出肌管处，可有明显压痛，此处叩击时亦可引发放射痛，医者对有显著压痛的局部条索状物做标记并常规消毒，取I型4号针刀刺入，在隐神经穿出部（缝匠肌和股二头肌之间）及膝内侧副韧带损伤引起的压痛部刺切，切开时有瘢痕松解的手感，则证明针刀操作成功。

3. 疗效观察　本次治疗结果显示：痊愈60例，显效14例，好转8例。〔任玲颖，楼汉林.针刀治疗隐神经卡压症82例和并发症防治［J］.科学之友（B版），2007（04）：205.〕

四、穴位注射治疗

1. 临床资料　58例患者中男18例，女40例；年龄35~60岁；左侧32例，右侧26例；发病时间7~60日。

2. 治疗方法　嘱患者卧位或坐位，膝关节屈曲90°，在髌骨后缘4~5cm处找到股骨内上髁最高点，其下方2~3cm处可找到压痛点（即相当于隐神经穿出缝匠肌-股薄肌间隙下缘深筋膜处，及隐神经髌下支在缝匠肌下部肌腱的前缘穿出点），做标记，常规消毒，将确炎舒松-A1ml、2%利多卡因1ml、生理盐水2~3ml组成混合液，共4~5ml，注入压痛点，深度为1~1.5cm，拔出针头稍压片刻，防止出血及漏液。

3. 疗效观察　本次治疗结果显示：治愈47例，自觉症状消失，压痛消失，恢复正常步态；有效11例，自觉症状消失，压痛消失，步行较多时仍有酸胀不适感；无效0例。〔高林山.局部封闭治疗隐神经卡压征58例［J］.中国骨伤，2004（12）：50.〕

五、铍针治疗

1. 临床资料　60例患者中男32例，女28例；年龄38~65岁；病程15日至1年；单侧膝内侧疼痛者31例，双侧疼痛、蹲起困难者29例。

2. 治疗方法　先用手法治疗，继用铍针治疗。铍针规格：长5~8cm，针头约为 1.0cm,直径 0.5~0.75cm,末端扁平刀刃斜口,刀口线 0.5~0.75cm。让患者平躺在床上,体位保持不变,医者准确触及反应点后做标记,作为进针点。常规消毒,右手持针,点刺进入皮下到达筋膜,沿皮神经走行进行一点或多点线式减张,进针深度以刺破张力增高区和正常区交界处为宜,或有放射针感即可出针,后用无菌棉球按压针孔 2 分钟止血,无菌敷料覆盖,结束治疗。每 2 日 1 次,3 次为 1 个疗程。患者在治疗期间要注意休息,同时加大膝关节及股四头肌不负重锻炼,常用的方法有以下几种:①蹬车锻炼:患者仰卧位,双腿抬起,屈曲,交替前后空蹬。②压腿锻炼:患者坐位,患膝伸直,足跟部垫高 10~20cm,患者用手向下按压膝关节 50~100 次,由轻到重,以能耐受为度。③股四头肌收缩锻炼:持续主动收缩股四头肌 50 下,每日早晚各 1 次,逐渐加量,应避免负荷,尽量减少蹬梯、长时间站立、跑步等负重活动。

3. 疗效观察 观察指标包括 VAS 评分法、张力测量。疗效评定标准为,治愈:膝关节及受损神经支配区无疼痛、无感觉异常、无压痛,治疗前后张力下降显著,功能完全正常;显效:受损神经支配区无疼痛、无感觉异常,有轻压痛,张力较治疗前下降明显,功能不受影响;好转:疼痛、感觉异常、压痛均有不同程度减轻,张力较治疗前下降,功能有所受限;无效:症状体征较治疗前无改善。本次治疗结果显示:本组 60 例,治疗时间最长 3 个疗程,最短 1 个疗程,治愈 42 例,显效 10 例,好转 8 例,总有效率 100%;VAS 评分降至 0 分者 42 例,5 分以下者 10 例,6 分者 8 例。〔杨中兴,邵自民,杨瑞福,等. 铍针治疗隐神经膝关节内侧支卡压综合征体会［J］. 中医正骨,2005（09）:51-52.〕

六、推拿治疗

1. 临床资料 20 例患者中男 6 例,女 14 例;年龄 20~78 岁;病程 1 周至 3 年。

2. 治疗方法 所有患者均采用内收肌管隐神经封闭治疗（每周封闭 1 次）,同时手法治疗,每日 1 次,每次 30 分钟,7 次为 1 个疗程。手法治疗:先点穴冲门、箕门、血海、阴包、曲泉、阴陵泉、中都、蠡沟、三阴交、委中、承筋、承山穴,每穴约 1 分钟,重点点阿是穴（即内收肌管前口）;再自患肢大腿向下至足踝部用按、摩、揉、捵等常规放松手法治疗;继之用弹、拨、刮、铲、镇压等分筋手法治疗以分离粘连,提高痛阈;然后用推法、擦法等理筋手法理顺筋脉,擦法以透热为度;最后牵抖患肢结束手法。

3. 疗效观察 本次治疗结果显示,优:大腿下内侧和小腿前内侧持续性疼痛及酸乏感消失,患肢皮肤感觉正常,内收肌管前口压痛消失,6 个月未见复发者,16 例;良:评定条件同优,但患肢皮肤感觉未完全恢复者,3 例;可:评定条件同良,但于长时间走路及久站后患肢仍有酸乏感者,1 例;差:治疗前后症状无明显改善者, 0 例。〔毕曙光, 郭效东. 封闭加手法治疗隐神经卡压综合征 20 例疗效观察〔J〕. 中国骨伤, 2001（03）: 47.〕

第十六节　腓总神经卡压点

一、简介

腓总神经在腓骨颈的骨筋膜管内易被卡压。

二、体表定位

1. 腓总神经卡压点① 位于腓骨头颈交界的后方（图 6-16-1）。
2. 腓总神经卡压点② 位于腓骨头颈交界的前方（图 6-16-2）。

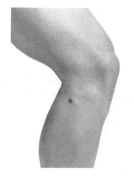

图 6-16-1　腓总神经卡压点①

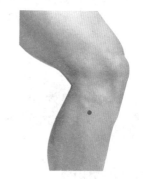

图 6-16-2　腓总神经卡压点②

三、针刀治疗

1. 腓总神经卡压点① 嘱患者健侧卧位, 医者定位于上述治疗点, 常规消毒, 针刀刀口线与腓骨纵轴呈 45°, 针刀体与皮肤垂直刺入, 直达腓骨头颈交界骨面, 向前下方纵横摆动 2~3 次。
2. 腓总神经卡压点② 治疗同上。

四、穴位注射治疗

1. 临床资料 22 例患者中男 8 例, 女 14 例; 年龄 3~47 岁; 病程 2 个月至 1 年。
2. 治疗方法 取阳陵泉、足三里、条口、悬钟、昆仑、太冲穴, 常规消毒, 用25~50mm 长毫针, 快速进针（阳陵泉透阴陵泉、悬钟透三阴交、昆仑透太溪）,

提插捻转得气后,分三组(阳陵泉 - 足三里、条口 - 悬钟、昆仑 - 太冲)分别连电针仪,采用连续波低频刺激 20 分钟,强度以患者能耐受为度,每日治疗 1 次。针刺结束后进行穴位注射,药物选用维生素 B_1 注射液 2ml 与维生素 B_{12} 注射液 1ml 混合液,每次选取上述穴位中 1~2 个穴位,快速进针后提插得气,将注射器轻抽无回血,再缓慢注射 1.5~3ml 混合液,以患者产生酸胀感或向下放射的麻痛感为最佳,隔日注射 1 次。治疗 15 次为一疗程,2 个疗程后评定疗效。

3. 疗效观察　本次治疗结果显示:治愈:小腿及足踝关节肌力恢复正常,支配区疼痛及感觉异常消失,计 10 例;显效:小腿及足踝关节肌力基本恢复正常,支配区疼痛及感觉异常基本消失,计 8 例;有效:小腿及足踝关节肌力有所恢复,支配区疼痛及感觉异常部分改善,计 2 例;无效:治疗前后症状无变化,计 2 例。总有效率为 90.9%。〔郭剑华,涂燕兵.电针加穴位注射治疗腓总神经卡压综合征 22 例［J］.中国针灸,2005(01):34.〕

五、推拿治疗

1. 临床资料　12 例患者均为男性;年龄 2~38 岁;病程 12~180 日;左侧损伤 3 例,右侧损伤 9 例。

2. 治疗方法　采用推拿与针刺、穴位注射交替进行的方法。取穴以足阳明胃经、足少阳胆经为主,其他经穴为辅,穴位:腰 4~5 夹脊、环跳、秩边、阳陵泉、足三里、委阳、解溪、行间、八风,每次选 1~2 对主穴,2~3 个辅穴,留针 35~45 分钟。推拿采用传统的𢶍、按、揉、捋等手法,由轻到重,以纠正畸形,恢复神经与肌肉功能,同时嘱患者做被动运动,使踝关节充分背屈,足趾伸展和足外翻。穴位注射抽取维生素 B_1 100mg、维生素 B_{12} 500μg 混合液,每次选 3 个穴,每穴注药 0.50ml。

3. 疗效观察　痊愈:症状和体征全部消失;显效:患者畸形纠正,肌肉萎缩 0.5~1cm,皮肤感觉异常;好转:患者畸形纠正,肌肉萎缩 1~2cm,皮肤感觉异常,行走不灵活;无效:症状和体征无任何变化。本次治疗结果显示:12 例患者中治愈 9 例,显效 2 例,好转 1 例,总效率 100%。〔何琳,毛永雄.推拿针刺穴位注射治疗腓总神经损伤 12 例疗效观察［J］.按摩与导引,2001(06):48.〕

第十七节　跗管卡压点

一、简介

胫后神经在内踝后下被屈肌支持带及跟骨形成的骨纤维管内受压引起本病。

二、体表定位

跖管卡压点：位于屈肌支持带在内踝和跟骨内侧的附着点（图 6-17-1）。

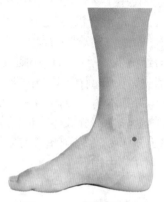

图 6-17-1　跖管卡压点

三、针刀治疗

（一）操作方法

嘱患者患侧卧位，医者定位于上述治疗点，常规消毒，针刀刀口线与屈肌支持带垂直，针刀体与皮肤垂直刺入，横行切开屈肌支持带 2~3 次，纵横摆动 2~3 次，有松动感后出针刀。

（二）临床报道

1. 临床资料　56 例患者随机分成针刀组和封闭组，每组 28 例。两组患者性别、年龄比较，无统计学差异（$P>0.05$），存在可比性。

2. 治疗方法　针刀组：患者侧卧位，患侧在下且患足内踝朝上。在内踝后缘与足跟骨之间画一直线，分别在内踝与跟骨内侧定位。常规消毒，麻醉，选用 I 型 4 号直形针刀两支，第 1 支针刀位于内踝后缘，进针后经皮肤、皮下组织、筋膜到达内踝后缘骨面，刀口线与腓骨纵轴呈 45°，沿骨面向下探寻，刀下有坚韧感时，达到分裂韧带的起点，提插刀法切割 3 刀，范围 0.5cm。第 2 支针刀位于跟骨内侧面，刀口线与下肢纵轴呈 45°，进针后直达跟骨内侧面，操作同上。术毕，拔出针刀后局部压迫止血，创可贴覆盖针眼。嘱患者治疗期间减少活动，尽量卧床休息，术区 3 日内禁止沾水。治疗 3 个疗程，疗程间隔 1 周，3 次治疗无效，终止治疗。封闭组：患者侧卧位，患侧在下，患足内踝朝上，定位与针刀组相同，常规消毒，用 2% 盐酸利多卡因注射液 2ml 加醋酸泼尼松龙 0.5ml（25mg/ml）和灭菌注射用水 2~3ml 进行封闭治疗，内踝后缘进针，回抽无血后，进行注射治疗，疗程与针刀组相同。注射后创可贴覆盖针眼。

3. 疗效观察　根据患者行走、生活、劳动能力恢复状况以及视觉模拟评分法（VAS）进行综合疗效评估,针刀组的疗效优于封闭组,差异有统计学意义（P<0.05）。〔董华,任明辉,任树军.小针刀治疗跗管综合征的临床观察〔J〕.针灸临床杂志,2016,32（06）:36-37.〕

四、穴位注射治疗

1. 临床资料　28例患者中男26例,女2例;年龄15~58岁;病程3日至2年。

2. 治疗方法　患者局部皮肤常规消毒,用醋酸泼尼松龙注射50mg、利多卡因注射液20mg、注射用水4ml配成混合溶液,选用6号注射针头在跗管下方1cm处进针,逐层分离跗管鞘膜,在进入跗管后,针头停留在跗管组织间隙中,避免伤及内部的动脉、静脉、神经和肌腱等,抽吸无回血后缓慢推药,至跗管内充满药液,约4~6ml混合药液,针头有强阻力时可停止推药。注射后可见内侧跗管位置有一长3~4cm、宽1~1.5cm硬块,此时患者局部有肿胀感,足底、脚趾麻木感,抽出针头将余下部分药液注射在外展肌腱周围,注射结束,局部压迫包扎,免负重休息24小时。

3. 疗效观察　优:症状体征完全消失,行走自如,恢复训练和原来工作;良:症状体征基本消失,残留轻度夜间疼痛,行走正常;可:症状体征部分消失,囊性肿物缩小,行走时有疼痛;差:症状体征无好转。本次治疗结果显示:术后1周复查,优为25例,良为2例,可为1例。〔张惠.封闭治疗跗管综合征28例〔J〕.武警医学,2007（07）:540.〕

五、平刺单向捻转法治疗

1. 临床资料　84例患者随机分为治疗组44例,对照组40例,两组在性别、年龄、职业、病程等方面,无显著差异,具有可比性。

2. 治疗方法　治疗组:让患者侧卧于治疗床上,患肢在下,患足内踝朝上,用沙袋垫平稳,在内踝后下缘与足跟骨后缘画一直线,内踝前缘与跟骨底内侧前缘画一直线,此两条直线的中间即为分裂韧带,分别设内踝后下缘为B_2、足跟骨后缘为A_2、内踝前缘为B_1、跟骨底内侧前缘为A_1四个进针点,选用28号1寸针,针体与踝平面垂直进针,深度不超过0.5cm,然后调转针尖方向与踝面成15°,B_1、A_1两针点针尖向足跟方向平刺约0.8cm。A_2、B_2两针点针尖对着足尖方向平刺约0.8cm。医者左右手分别持B_1、B_2针柄,对着足底方向,左手顺时针单向捻转B_1针柄,右手逆时针单向捻转B_2针柄,快速转动数圈,直至针体有涩滞感为止。然后用小块胶布条缠绕针柄一圈,并粘贴在掌面,防止针体回转。然后,以同样方法捻持A_1、A_2,留针20分钟,每穴灸3分钟,至皮肤微红即可。对照组:选用28号1寸毫针直刺进针,后加艾灸,留针

30 分钟。两组均每日 1 次,10 次为 1 个疗程。如未愈,继续进行第 2 个疗程治疗。

3. 疗效观察 痊愈:踝关节活动恢复正常,跟骨内侧和足底疼痛、麻木消失,足底感觉正常,足部极度背伸检查正常;好转:踝关节疼痛和麻木减轻,久立或劳累后不加剧,叩击内踝后方足部无明显针刺感;无效:治疗后症状无改变。本次治疗结果显示:治疗组痊愈 20 例,好转 22 例,无效 2 例,总有效率为 95.5%。对照组:痊愈 8 例,好转 14 例,无效 18 例,总有效率为 55%。两组总有效率比较,有非常显著差异($P<0.01$)。〔彭江华.平刺单向捻转针灸法治疗跖管综合征[J].湖北中医学院学报,2002(04):37.〕

六、推拿治疗

1. 临床资料 200 例患者中男 122 例,女 78 例;年龄 21~54 岁;病程 2 个月至 8 年。

2. 治疗方法 患者俯卧屈膝位,医者于内踝后侧用拇指或掌由近及远理筋,反复数次;然后用摇踝法,医者一手握足跟底,一手推足踝,正反方向摇踝,配合理筋法,向心推理,以促进血液回流,消肿止痛;再用弹拨分筋法,医者一手握足底部,另一手拇指在内踝痛点做弹拨分筋手法,以松解粘连。每日 1 次,每次 30 分钟。10 日为 1 个疗程。继用中药舒筋活血洗方加减熏洗,药物组成:伸筋草 10g、海桐皮 10g、苏木 15g、秦艽 10g、独活 6g、钩藤 10g;偏气滞血瘀者加桃仁、红花、川芎、赤芍、川花椒、青皮;偏肝血不足者加牛膝、威灵仙、桑寄生、五加皮;病久麻木者加全蝎、蜈蚣、透骨草;局部肿甚加薏苡仁、泽泻、桂枝;局部痛甚加土鳖虫、木鳖子。上药加水 3 500ml,煎至 3 000ml,去渣后加醋 250ml,先熏蒸患处,然后浸泡,每次 1~2 小时,每日 1~2 次,10 剂为 1 个疗程。

3. 疗效观察 参考《中医病证诊断疗效标准》中"跖管综合征的疗效评定",治愈:局部无肿胀,站立行走无酸胀疼痛,无麻木感,肌电图检查无异常;好转:局部肿痛减轻,步行过多或站立过久时仍有酸胀感;无效:症状未改善。本次治疗结果显示:治疗 2 个疗程后评定疗效,本组 200 例,治愈 128 例,好转 72 例,有效率为 100%。〔梁东升.推拿配合中药熏洗治疗跖管综合征 200 例[J].河南中医,2007(08):61-62.〕

第十八节 趾底总神经卡压点

一、简介

趾底神经在相邻两个跖骨头、跖间深韧带与跖腱膜之间易受到卡压。

二、体表定位

趾底总神经卡压点：于足背患病的跖骨头之间扪到硬结、压痛明显处对应的足底处定位（图 6-18-1）。

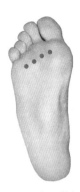

图 6-18-1　趾底总神经卡压点

三、针刀治疗

嘱患者俯卧位，医者定位于趾底总神经卡压点，常规消毒，针刀穿过皮肤到足底深筋膜，在跖底深横韧带纵向切开 2~3 次。若刺中趾底神经出现触电麻木感，则退针刀稍许，调整方向再次进针刀。

第七章

神经触激点

针刀神经触激术指针刀碰到或接近神经时所产生的应激反应。目前认为针刀神经触激术能减轻或消除肌肉痉挛是通过针刀触激神经而诱发动作电位,其去极化会沿着脊髓和感受末梢两方向传导,冲动上行兴奋大脑皮质产生下行调控,通过脊髓前角释放抑制性冲动,抑制 γ 运动神经元的兴奋,从而起到抑制神经对肌肉的传入冲动而减轻或消除肌痉挛达到治疗目的。神经触激术已由早期的脊神经触激术发展至现在的交感神经、神经干(丛)触激术。

第一节　喙突下臂丛神经触激点

一、简介

触激喙突下臂丛神经可用于治疗上肢桡侧急慢性疼痛。

二、体表定位

患者仰卧位,头偏向对侧,患侧肢外展 45°。位于锁骨中外 1/3 段交点下方 1.5~2.0cm 处,深按时可触及喙突尖端(图 7-1-1)。

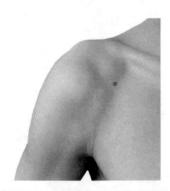

图 7-1-1　喙突下臂丛神经触激点

三、针刀治疗

在定点处,刀口线与血管肌肉走向平行,针刀垂直皮肤刺入,然后稍向外侧倾斜,突破胸大肌、胸小肌,两次阻力感消失后产生串麻感,固定进针深度,纵横摆动针刀,加强刺激。注意针刀不可向内侧偏斜,以免损伤胸膜。

四、穴位注射治疗

患者坐位,医者触诊喙突下臂丛神经触激点,持5号针头刺入,到达喙突骨面,避免触及神经和血管,注射0.5%普鲁卡因等溶液,注射完立即压迫止血。

第二节 锁骨上臂丛神经触激点

一、简介

触激锁骨上臂丛神经可用于治疗上肢桡侧急慢性疼痛。

二、体表定位

患者坐位,头偏向对侧,尽量将锁骨和肩部压低,手臂尽量下垂。位于锁骨中点上约1.5cm处,在肌间沟最低处动脉搏动的外侧(图7-2-1)。

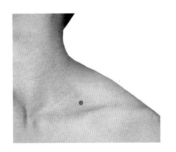

图7-2-1 锁骨上臂丛神经触激点

三、针刀治疗

在锁骨上臂丛神经触激点处定点,针刀垂直刺入皮肤约3cm,待产生反射后,固定针刀深度或针刀深达第1肋骨面后,再摆动针刀加强触激。注意进针不可过深,以免损伤胸膜及肺尖。

第三节　锁骨下臂丛神经触激点

一、简介

触激锁骨下臂丛神经可用于治疗肩臂疼痛。

二、体表定位

患者仰卧位,头偏向对侧,患臂外展90°并旋后。位于锁骨中点下2.5cm处(图7-3-1)。

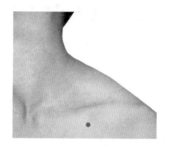

图7-3-1　锁骨下臂丛神经触激点

三、针刀治疗

定位于锁骨下臂丛神经触激点后,左手拇指于定点处下压,紧抠皮肤,右手针刀紧贴拇指指甲,与皮肤呈45°向外、下、后刺入达第2肋骨上缘,稍退针刀,待患臂肘下出现酸胀、麻木感后固定针刀深度,小幅度纵向横向摆动针刀,加强触激,以患者耐受为度。注意不可同时双侧施术,进针不可过深,以免损伤胸膜及肺尖。

第四节　斜角肌间臂丛神经触激点

一、简介

触激斜角肌间臂丛神经可用于治疗神经根型颈椎病、肩周炎、臂丛神经损伤,尤其是桡侧的疼痛、麻木。

二、体表定位

患者去枕平卧,头偏向对侧,上肢紧贴身体旁,手尽量下垂,显露患侧颈部。首先确定肌间沟:在胸锁乳突肌锁骨头的后缘,为前斜角肌,其后为中斜角肌,两者之间为斜角肌间隙,用食指沿肌间隙向下触摸,在锁骨上窝触到锁骨下动脉搏动后用力按压,患者出现手臂酸胀、麻木感,即为肌间沟。从环状软骨向后作一水平线与肌间沟的交点为治疗点。或定位肌间沟后,在锁骨上 1.5~2.5cm 相当于 C_7 水平定位治疗点(图 7-4-1)。

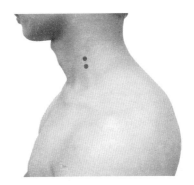

图 7-4-1　斜角肌间臂丛神经触激点

三、针刀治疗

左手拇指在进针刀点用力下压(将锁骨下动脉置于拇指后)至骨面,右手持 4 号针刀紧贴拇指指甲,垂直刺入达颈椎横突,进针刀深度为 1.5~2cm。进针刀方向应与横突上沟的底面垂直,刀口线应与血管走行平行,向尾侧、后侧和内侧 45°,患者出现手臂酸胀、麻木感后,固定针刀深度,摆动针刀加强刺激,以患者耐受为度。针刀超过横突,反复提插有损伤椎动脉可能。退出针刀后应局部压迫,避免出血及血肿。不宜双侧同时施术。

四、穴位注射治疗

1. 临床资料　58 例患者中,男 41 例,女 17 例。左肩 32 例,右肩 26 例。年龄 36~80 岁,病程 15 日至 3 年。

2. 治疗方法　患者去枕平卧,头偏向对侧,患侧肩下垫薄枕,上肢紧贴身旁。在锁骨上方胸锁乳突肌后缘触及前、中斜角肌与肩胛舌骨肌共同形成的一个三角形间隙,三角形底边处可触及锁骨下动脉搏动,穿刺点即相当于环状软骨边缘第六颈椎水平。常规消毒皮肤、铺无菌巾。左手食指固定皮肤,右手持注射针头,垂直皮肤刺入此沟,略向下向后方(约 C_5 横突)推进,穿过浅筋膜后有脱空感。若同时患者有异感则为较可靠的标志,若无异感,亦可缓慢进针,直达 C_6 横突,稍稍退针,接注射器,回抽无血液、无脑脊液、无大量气体,即可注入 2% 利多卡因 10~20ml 加确炎舒松注射液 1.5~2.0ml 的混合液,剩余少量注射入前斜角肌内。隔 3 日治疗一次。

3. 疗效观察　痊愈:疼痛消失,功能恢复;显效:疼痛基本消失,功能明显改善;有效:疼痛减轻,功能有所改善。本次治疗结果显示,痊愈 44 例,显效 11 例,有效 3 例。〔周时明,王作恩．斜角肌间隙封闭治疗肩周炎 58 例(摘要)[J]．沈阳部队医药,1994(03):273.〕

五、电针配合推拿治疗

1. 临床资料　100 例患者中男性 45 例,女性 55 例,年龄 35~75 岁,病程 5 日至 3 年,均符合神经根型颈椎病的诊断标准:颈痛伴上肢放射痛,颈后伸时加重,受压神经根皮肤节段分布区感觉减弱,腱反射异常,肌萎缩,肌力减退,颈活动受限,牵拉试验、压头试验阳性。

2. 治疗方法

(1)针刺:针尖略向内上,缓慢探索进针,若遇较硬抵触,则退针调整方向,进针深度以穿透肌间沟筋膜鞘后的落空感,至肩臂或上肢有放电样麻木感或其他异样感,及沉涩阻滞感觉为止,一般不超过 3cm,微提针,以下同法,顺胸锁乳突肌后缘,颈外静脉下缘,约甲状软骨水平及上下缘各进针一至两颗,呈二或四颗等偶数针,做电针两极,一般有一颗针有放电样感即可,其他得气即止,不必每颗寻肩臂、上肢放射异样感觉,避免反复刺激,套上电针机后连续波中等强度刺激,以患者能忍受、斜角肌可见节律收缩为度,持续留针 15~20 分钟,刺激、松弛斜角肌肌间沟及附近板结、粘连肌筋膜。

(2)手法:取针后,患者体位不变,棉签压迫针眼片刻,术者站于患者头侧面前,两腿分开站稳,耸肩伸肘,双拇指指端平对或重叠,顺肌间沟上下针刺区域,垂直肌束点揉、弹拨斜角肌肌间沟及附近板结、粘连肌筋膜束,以及后缘小关节,上下反复,至该区域肌束、筋膜、小关节松弛为止,健侧同法稍做手法松弛后,患者选坐位,术者站于后侧,身体贴近患者后背,微屈膝,伸右肘贴患者下颌,屈肘约 90°,手掌贴对侧头枕部,左手掌托住枕部,双手配合,右旋颈椎有阻力时停止旋转,旋转不超过 60°。术者双下肢伸直,腰同时右旋上提牵引颈椎,往往有小关节复位的清脆"咔咔"声,左侧同法后卧床休息片刻,结束当次治疗。隔日 1 次,10 次为 1 疗程,1 疗程后统计疗效。

3. 疗效观察　治愈:原有病症消失,肌力正常,颈、肢体功能恢复正常,能参加正常劳动和工作;好转:原有症状减轻,颈、肩背疼痛减轻,颈、肢体功能改善;未愈:症状无改善。本次治疗结果显示,所有 100 例患者均完成了 10 次治疗,其中治愈 55 例,好转 42 例,未愈 3 例,总有效率 97%。〔唐流刚,喻杉,吴晓惠,等.经斜角肌间沟电针手法治疗神经根型颈椎病 100 例疗效观察〔J〕.四川中医,2015,33(09):158-159.〕

六、神经阻滞配合手法治疗

1. 临床资料　本组男 128 例,女 140 例;年龄 42~61 岁;病程 2 个月至 3 年。全部病例有肩关节活动功能受限和关节周围疼痛。

2. 治疗方法　嘱患者平卧去枕,面向健侧。术者位于其患侧,于胸锁乳突肌后缘平环状软骨下缘水平常规消毒皮肤后,用左手中、食指触及前、中斜角肌间隙,用 7 号普通穿刺针略向尾端刺入肌间沟,引出异感后注入 1% 利多卡因(含 1:20 万肾上腺素)20ml,15~20 分钟患者患肩痛觉完全消失后行手法松解术。松解步骤:①术者位于患者患侧,用双手握住患肢近肩关节处,牵推按摩肩关节及其周围肌肉 5~10 分钟。②患肩位于左侧时,术者右手托于患者左肩顶部,左手握患肢肘部,逐渐上举患肢,拟行一次性松解时,上举患肢上臂至耳尖(即 180°),内收约 60°,外展 180°,然后嘱患者患肢在上侧卧位,后伸、后旋屈肘 45°,每一动作重复 2~3 次,松解过程中可闻及撕裂声(患肩位于右侧时,术者左右手位置颠倒)。对重型患者拟行 2~3 次松解时,每次松解粘连的角度约为一次性松解角度的 1/2~1/3。粘连松解后肩关节被动活动阻力消失。松解后 24 小时内避免患肩活动,口服适量镇痛药物。术后次日开始功能锻炼,每日 2 次,每次 15~20 分钟,连续 5~7 日。分次松解者 7 日后重复。

3. 疗效观察　治疗后 1~2 个月随访,本组总有效率为 99.25%。〔柳顺锁,刘志双,李星,等.斜角肌间沟臂丛阻滞麻醉下手法松解"冻结肩"268 例〔J〕.河北医科大学学报,1998(05):47-48.〕

第五节　腋路臂丛神经触激点

一、简介

触激腋路臂丛神经可用于治疗上肢尺侧急慢性疼痛。

二、体表定位

患者仰卧位,头偏向对侧,患侧上肢外展 90°,肘关节屈曲,前臂外旋,手臂贴床枕于头下。在腋横纹处触摸到腋动脉搏动最强点做标记,其两侧即为治疗点(图 7-5-1)。

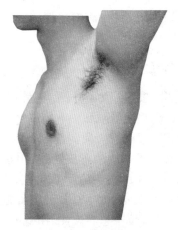

图 7-5-1　腋路臂丛神经触激点

三、针刀治疗

定点后,在动脉搏动最强点外侧(或内侧),针刀垂直刺入皮肤,突破腋动脉鞘时,可有一落空感,并可见针刀随动脉搏动而摆动,固定针刀深度,小幅度摆动针刀体,加强触激。注意加压分离,以免损伤腋动脉。术后按压针孔3~5分钟。

第六节　肩胛上神经触激点

一、简介

触激肩胛上神经可用于治疗肩周炎、颈椎病上臂内侧疼痛。

二、体表定位

患者仰卧位,手臂自然放在体侧。肩胛冈中点与肩胛骨下角连线,位于该线在肩胛冈上缘上 1~2cm 处(图 7-6-1)。

三、针刀治疗

定点后,针刀垂直刺入皮肤,深度 3cm,出现酸、麻、放射感,终止进针刀深度,针刀刃与肩胛上神经平行,摆动针刀加强触激、分离、松解,手感到松动时退针刀。针刀刺入达肩胛骨面后继续深入不超过 3cm。避免引起气胸。

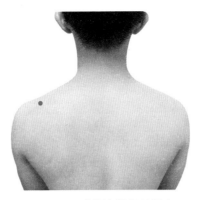

图 7-6-1　肩胛上神经触激点

第七节　肘部正中神经触激点

一、简介

触激肘部正中神经可用于治疗中指、食指、无名指和手掌、手背前臂中线部的疼痛；与臂丛神经触激术联合应用可增强疗效及适用范围。

二、体表定位

患者仰卧，前臂外展，掌心向上。于肱骨内外上髁之间画一横线，该线与肱动脉交叉点内侧 0.5cm 处即为正中神经所在部位，并在此做标记，定位进针刀点（图 7-7-1）。

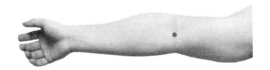

图 7-7-1　肘部正中神经触激点

三、针刀治疗

医者左手拇指在定点部位用力下压以分离神经及血管置拇指后，右手持 4 号针刀紧贴拇指指甲，垂直刺入达骨面，刀口线应与血管走行平行，出现酸麻胀感后，小幅度纵向、横向摆动针刀，加强触激，以患者耐受为度。

第八节 旋前圆肌处正中神经触激点

一、简介

旋前圆肌起于肱骨内上髁，止于桡骨外侧面中部。该肌易压迫正中神经引起该神经支配区域的疼痛。

二、体表定位

患者仰卧位，肘屈曲旋后，腕部放松，肱动脉内侧即为治疗点（图 7-8-1）。

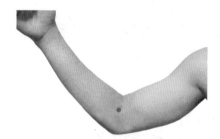

图 7-8-1 旋前圆肌处正中神经触激点

三、针刀治疗

定点后，用针刀在肘横纹处肱动脉内侧，向内向头侧刺入达骨面，出现酸胀后纵横摆动针刀加强触激。

第九节 腕部正中神经触激点

一、简介

触激腕部正中神经可用于治疗腕管综合征、腕部软组织损伤或病变的疼痛，如旋前圆肌综合征、前臂骨间神经卡压症、损伤性正中神经炎或正中神经支配区的疼痛等。

二、体表定位

患者仰卧,前臂外展,掌心向上。在桡骨茎突水平,腕横纹附近桡侧腕屈肌与掌长肌之间定为治疗点(图 7-9-1)。

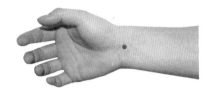

图 7-9-1　腕部正中神经触激点

三、针刀治疗

(一)操作方法

定点后,左手拇指在定点部位用力下压以分离神经及血管置拇指后,手持 4 号针刀紧贴拇指指甲垂直刺入,刀口线应与血管走行平行,进针刀深度在 1.5~2cm,出现向手掌桡侧放射的酸、麻、胀感后,小幅度纵向、横向摆动针刀加强触激,以患者耐受为度。

(二)临床报道

1. 临床资料　94 例患者随机分为两组,每组 47 例。

2. 治疗方法

(1)对照组:针灸疗法。选取大陵为主穴,八邪、内关为辅穴;患者体位选择坐位,患侧掌心朝上,为进针点常规消毒,局部麻醉选用 0.5% 利多卡因阻断神经感觉。选取 30 号 1.5 寸毫针进针,其中在大陵穴进针时针尖应刺向腕管内,指尖感受针感为宜,内关穴进针可同时刺透外关穴,针刺得气时为适宜深度;刺八邪穴时针尖向上,沿掌骨直刺进针,以有酸麻胀感为度。对大陵穴、内关穴、八邪穴等加灸,将艾条分成 1.5cm 的小段,套置于各针柄尾部,让其自行燃尽,每次约 30 分钟,每日 1 次,7 次为 1 个疗程,治疗 2 个疗程后评估疗效。

(2)观察组:小针刀松解术。检查患者有症状的腕部,明确压痛点位置,常定于尺侧腕屈肌及桡侧腕屈肌内侧缘并用笔标记;常规对腕部皮肤消毒,术者双手消毒后,右手持针刀,左手控制患者腕部平衡,保持刀口与肌纤维和韧带走行一致,以免术后留下明显瘢痕,针刀在刺入皮肤后保持缓慢深入,避免损伤周围的神经、血管,沿屈肌腱内侧小心剥离屈肌腱和腕横韧带之间的粘连和解除神经卡压。操作完成后拔出小针刀,用棉球压迫伤口 3 分钟,无渗血后换用创可贴保护创面,向患者交代 3 日内伤口处避免接触水。每周治疗 1 次, 2 周后随访, 评估治疗效果。

3. 疗效观察 痊愈: 手指麻木、疼痛及肿胀等症状消失, 功能活动恢复正常; 显效: 手指麻木、疼痛及肿胀等症状消失, 功能活动恢复较差; 无效: 手指麻木、疼痛、肿胀与功能活动较治疗前无明显变化或有所加重。本次治疗结果显示, 观察组的总有效率为 95.74%, 对照组为 85.11%, 差异有统计学意义 ($P<0.05$)。〔陈金辉, 朱俊腾, 许建平. 小针刀松解术治疗轻中度腕管综合征的临床研究 [J]. 中国当代医药, 2016, 23 (36): 54-56.〕

四、中药治疗

1. 临床资料 60 例患者 (72 腕), 男 21 例, 女 39 例。

2. 治疗方法

(1) 对照组: 甲钴胺片, 每次 1 片, 每日 3 次, 服用 4 周。配合基础治疗, 如适当休息, 每工作 20~30 分钟休息 3~5 分钟。

(2) 治疗组: 在对照组治疗方案的基础上加用黄芪桂枝五物汤加味治疗, 处方: 黄芪、桂枝、白芍、大枣、生姜。水煎煮, 温服, 每日 1 剂。可加用引经药桑枝、羌活等。伴风邪者, 加防风、防己以祛风通络; 伴血虚者, 加当归、川芎、鸡血藤以养血通络; 气虚偏重者, 重用黄芪, 加用党参等益气扶正; 血瘀偏重者, 加桃仁、红花以活血通络。

3. 疗效观察 参考《中国康复医学诊疗规范》。治愈: 手掌麻木及手腕僵硬无力症状消失; 显效: 手掌麻木及手腕僵硬无力症状基本消失; 有效: 手掌麻木及手腕僵硬无力症状有所缓解; 无效: 手掌麻木及手腕僵硬无力症状无改善或加剧。本次治疗结果显示, 两组临床疗效比较, 治疗组优于对照组, 差异有统计学意义 ($P<0.05$)。〔徐丽红, 吴海科. 黄芪桂枝五物汤治疗气虚血瘀型腕管综合征临床研究 [J]. 新中医, 2018, 50 (04): 105-108.〕

五、针刀配合中药外敷治疗

1. 临床资料 30 例腕管综合征患者随机分为普通针刺组与针刀治疗组, 每组 15 例。

2. 治疗方法

(1) 普通针刺组: 穴位选取阳溪、大陵、合谷、内关; 操作: 针刺得气后, 留针 30 分钟, 其间行针 1 次。每周一至周六治疗, 周日休息, 4 周为 1 个疗程。

(2) 针刀治疗组: 采用小针刀配合荣筋活络舒经汤外敷治疗。方法: 患者坐位, 沿着腕管方向, 纵向疏通剥离, 加以横向摆动, 当针下有比较强烈的阻力感或者有结节的, 可以稍微提起针刀纵切两三刀, 纵向疏通剥离, 有松动感出针。每周治疗 1 次, 4 周为 1 个疗程。荣筋活络舒经汤组成: 红花 30g, 羌活 30g, 独活 30g, 胆南星 30g, 桂枝 30g, 木瓜 30g, 牛膝 30g, 当归 30g, 黄芪 30g, 地龙 15g,全蝎 15g,白附子 30g,每日 1 剂,水煎,煮好后将毛巾浸湿,外敷于患者患处,每日早晚各 1 次,4 周为 1 个疗程。外敷时嘱患者注意毛巾温度,避免烫伤。

3. 疗效观察　本次治疗结果显示,普通针刺组优良率为 73.33%,针刀治疗组优良率为 100%,两组比较,针刀治疗组临床疗效优于普通针刺组,差异有统计学意义($P<0.05$)。〔顾卿川,李飞.针刀配合荣筋活络舒经汤治疗腕管综合征临床疗效观察[J].中医药临床杂志,2017,29(02): 265-267.〕

六、火针治疗

1. 临床资料　37 例患者,男 12 例,女 25 例。

2. 治疗方法　①取阿是穴:环腕部寻按明显痛点即是,任意选取 3~5 个。②操作方法:常规消毒,选用中粗火针,施术者靠近针刺部位,右手执笔式持针,将针尖伸入点燃的酒精灯或酒精棉球的外焰中直至针身烧红,快速垂直刺入已选定穴位,进针 1~2mm,不留针,迅速出针,左手持消毒干棉球速压于针孔。患者当日针孔处勿沾水,火针治疗期间忌食生冷,禁房事。每隔 3 日 1 次,5 次为 1 个疗程。1 个疗程后观察疗效。

3. 治疗结果　治愈:原有麻木、疼痛症状完全消失,手腕、手指活动自如 26 例;显效;原有症状基本消失,手腕、手指可正常活动,劳累后稍有麻木或不适感 8 例;好转:原有麻木、疼痛症状减轻,但肌肉萎缩无明显改善 3 例。总有效率为 100%。〔吴名.火针治疗腕管综合征 37 例[J].中国城乡企业卫生,2006(04): 78.〕

七、麦粒灸配合针刺治疗

1. 临床资料　120 例腕管综合征患者随机分为研究组与对照组,各 60 例。

2. 治疗方法

(1)对照组:首先对皮肤进行消毒,在无菌环境下对患者进行常规针刺治疗,同时观察患者后期效果。

(2)研究组:进行麦粒灸与针刺共同治疗的方式。针刺方法同上述对照组。麦粒灸是将精艾绒制作成麦粒般大小的圆锥形艾炷,医者用手将水涂抹于大陵穴处皮肤,并点燃艾炷,用镊子夹持燃着的艾炷于穴位上,待患者觉局部温热感明显时,镊子取下艾炷,如此共治疗 10 次,注意观察患者后期皮肤等状况。

3. 疗效观察　参考相关标准,本次治疗结果显示,对照组共 60 例,其中显效 10 例,有效 40 例,无效 10 例,有效率 83.4%。研究组共 60 例,其中显效 42 例,有效 16 例,无效 2 例,有效率 96.7%。治疗组效果优于对照组($P \leq 0.05$)。〔丁乾,王亮,段礼鹏,等.麦粒灸配合针刺治疗轻中度腕管综合征[J].世界最新医学信息文摘,2018,18(54): 146.〕

第十节　肘部尺神经触激点

一、简介

肘部尺神经触激点可用于治疗肘管综合征、颈椎病,小指、环指疼痛、麻木及尺神经麻痹。

二、体表定位

患者仰卧,肘关节屈曲 90°。肱骨内上髁与尺骨鹰嘴之间的尺神经沟为治疗点(图 7-10-1)。

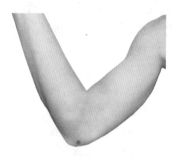

图 7-10-1　肘部尺神经触激点

三、针刀治疗

医者左手拇指在定点部位用力下压以分离神经及血管,并置于拇指下,右手持 4 号针刀紧贴拇指指甲垂直刺入,刀口线应与血管走行平行,进针刀深度在 1.5~2cm,出现手掌尺侧放射的酸、麻、胀感后,小幅度纵向、横向摆动针刀加强触激,以患者耐受为度。

四、中药配合手术治疗

1. 临床资料　50 例患者随机分成两组。

2. 治疗方法

(1)对照组:采取单纯尺神经松解前移手术治疗。手术方法:臂丛麻醉,上臂中上段应用止血带,沿肱骨髁尺神经走向做 8~12cm 切口,分离神经及分支,尽可能保留关节支,切除压迫神经的瘢痕组织及肿物。对尺神经受损伤段切开神经被膜,并行束间神经彻底松解。然后游离切口前侧皮瓣及筋膜,切断少许前臂屈肌群及腱膜,使尺神经置于切开屈肌处筋膜下,将尺神经被膜与屈肌肌膜缝合 2~3 针,避免其再次滑回尺神经沟。缝闭尺神经沟,关闭切口,石膏托固定于中立位 2 周。

（2）治疗组:在手术尺神经松解前移术治疗的基础上加用补阳还五汤口服。基本方为:生黄芪、当归尾各 15g,制附子 10g,赤芍、制地龙各 12g,川芎、桃仁、红花各 10g,肉桂、蜈蚣、全蝎各 6g(后 2 味研末,另包)。随症加减:寒湿偏重,加细辛;湿热偏重,加苍术、黄柏、木瓜;兼正气虚弱,加党参;兼肾虚,加杜仲、桑寄生。并用中频脉冲治疗仪进行理疗,将电极置于肘管处固定,频谱和热疗大小以患者能承受及有刺激感为宜,每日 2 次。

3. 疗效观察

（1）疗效:两组患者治疗 2 周后临床症状均有不同程度改善,治疗组显效 8 例,有效 17 例,无效 2 例;对照组显效 3 例,有效 14 例,无效 6 例,两组比较,差异有统计学意义,(P<0.05)。

（2）神经传导速度:治疗组治疗后神经传导速度明显改善,对照组治疗后神经传导速度无明显改善。〔马文龙,程春生.手术加补阳还五汤治疗肘尺管综合征的临床观察〔J〕.中国骨伤,2009,22(03):224-225.〕

五、针灸治疗

1. 临床资料 轻中度肘部尺神经卡压患者 69 例,随机分为针刺治疗组 36 例、空白对照组 33 例。

2. 治疗方法 针刺治疗组:每日进行 1 次针刺治疗,共 20 次。第 10 次治疗后休息 3 日。具体操作:采用 0.30mm×40mm 一次性针灸针,针刺小海、支正、腕骨、养老、后溪、中渚、阳池等穴,以局部阿是穴配合治疗,进针后出现沉紧滞涩的针感,留针 20 分钟。针后 24 小时保持局部干燥、清洁即可。如在观察期内达到治愈标准则停止治疗。空白对照组:初诊时评价填写观察表,20 日后再次评价填写观察表一次。

3. 疗效观察 本次治疗结果显示,两组治疗前后评分差值的比较,差异有显著统计学意义(P<0.001)。〔刘夕明,张志伟,马文珠.针刺治疗轻中度尺神经卡压综合征 36 例〔J〕.环球中医药,2016,9(01):103-105.〕

第十一节 腕部尺神经触激点

一、简介

触激腕部尺神经可用于治疗肘管综合征、腕尺管综合征。

二、体表定位

患者仰卧,手臂外展,肘部伸直,掌心向上。患者手指伸直屈腕,在腕横纹处尺侧腕屈肌桡侧缘即为治疗点(图 7-11-1)。

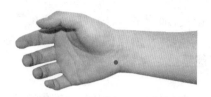

图 7-11-1　腕部尺神经触激点

三、针刀治疗

医者左手拇指在定点部位用力下压以分离神经及血管置拇指下,右手持 4 号针刀紧贴拇指指甲垂直刺入,刀口线应与血管走行平行,进针刀深度达尺骨,出现拇指或食指背面的酸、麻、胀感后,小幅度纵向、横向摆动针刀加强触激,以患者耐受为度。

四、穴位注射治疗

1. 临床资料　本组共 11 例患者。

2. 治疗方法　采用利多卡因 2ml 加泼尼松龙 lml 混悬液于豆状骨内侧缘 60° 向前进针,深度一般在 1.5~2.0cm,注射后局部按摩 2 分钟,每周 1 次。第一次注射无效时,停止封闭,连续注射 4 次为限,局部封闭后应尽量减少腕关节活动负荷。

3. 疗效观察　经临床尺神经感觉运动检查,优良 6 例,明显进步 3 例,2 例疗效一般。〔王凤成,李秀艳,武庆岚.腕尺管综合征局部封闭治疗体会[J].佳木斯医学院学报,1993(02):55.〕

五、推拿配合中药熏洗治疗

1. 临床资料　20 例患者,男性 6 例,女性 14 例;年龄 30~61 岁;病程 8 日至 4 个月。

2. 治疗方法

(1)按摩法:①揉按法:术者左手握住患者腕桡侧(以右侧为例),右手拇指在腕部及前侧下段内侧做回旋揉按,从上至下,手法由轻到重,时间 6~8 分钟,以放松腕部肌肉、韧带。②拨络法:术者用拇指顺腕部内侧肌腱走行的垂直方向左右弹拨,时间 2~8 分钟,以达到解除痉挛、松解粘连的作用。

③弹筋法：用拇、食指将腕内侧的肌肉、肌腱提捏，然后让其迅速弹回，起到解痉镇痛、疏经通络的作用。④振抖法：术者左手握前臂，右手握手指，做腕关节屈伸旋转摇晃动作，然后握住环、小指抖动腕部数次为抖法结束。每日按摩 1 次，每次约 10 分钟。7~10 次为 1 个疗程，停 1 周后再做第 2 个疗程治疗。

（2）熏洗法：药物组成为桂枝 20g，防风 20g，秦艽 20g，当归 15g，透骨草 15g，艾叶 6g，红花 4g，丹参 15g，伸筋草 15g。煎药与熏洗：每剂药加水 500ml，水沸后续煎 20 分钟，过滤去渣，倒入盆内，趁热熏洗患处，为保持中药蒸气作用，在腕部加盖浴巾，或用两块毛巾在药盆内浸湿，交替湿敷腕部，待药液降至 50℃时，再将腕部放入药盆中浸洗，并不停地揉擦患处，每日熏洗 2 次，翌日仍用原药液加热煮沸使用。每剂药使用 2 日。

3. 疗效观察　本次治疗结果显示，治愈 15 例，显效 4 例，无效 1 例。总有效率 95%。〔蒋江平. 按摩熏洗治腕尺管综合征 20 例小结［J］. 江西中医药，1992（01）：38.〕

六、中药配合手术治疗

1. 临床资料　肘尺管综合征患者 60 例，随机分为治疗组和对照组，各 30 例。两组患者比较，差异无统计学意义（P>0.05），具有可比性。

2. 治疗方法

（1）治疗组：术后第一日开始服用黄芪生络复康丸（河南省洛阳正骨医院内部制剂），每次 6g，每日 3 次，温水送服，饭后服用。连续治疗 4 周为一疗程。

（2）对照组：甲钴胺分散片（规格：0.5mg×20 片），每次 1 片，每日 3 次，温水送服，饭后服用。于术后第一日开始服药，连续治疗 4 周为一疗程。

两组均按疗程服用，直至感觉功能达到感觉功能评定标准 4 级（S4）后，方可停止服药。如 20 周仍未恢复到 4 级也可停止用药。

3. 疗效观察　参考相关标准，本次治疗结果显示，治疗 8 周时两组间比较，具有显著性差异（P<0.05），对照组治疗效果明显优于治疗组；至 12 周两组比较无显著性差异；16 周、20 周时，两组组间比较显示均无显著性差异。〔闫飞鸿，程春生，郭艳杰，等. 黄芪生络复康丸治疗肘尺管综合征术后 30 例［J］. 中国中医药现代远程教育，2016，14（03）：78-81.〕

第十二节　上臂部桡神经触激点

一、简介

触激上臂部桡神经可用于治疗上臂桡神经卡压症、桡管综合征、颈椎病时，拇指及手背桡侧疼痛、麻木及桡神经麻痹。

二、体表定位

患者坐位,施术侧手臂自然下垂。在上臂中下 1/3 交界处的外侧面,一般距肱骨外上髁 8~9cm 处定为治疗点(图 7-12-1)。

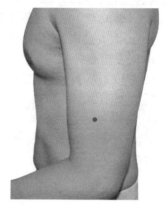

图 7-12-1　上臂部桡神经触激点

三、针刀治疗

左手拇指在定点部位用力下压以分离神经及血管置拇指下,右手持 4 号针刀紧贴拇指指甲垂直刺入,刀口线应与血管走行平行,进针刀深度达骨面,出现拇指或食指背面的酸、麻、胀感后,小幅度纵向、横向摆动针刀加强触激,以患者耐受为度。

第十三节　肘部桡神经触激点

一、简介

触激肘部桡神经可用于治疗桡管综合征、颈椎病时拇指及手背桡侧疼痛、麻木及桡神经麻痹;与臂丛神经触激术联合应用可增强疗效及适用范围。

二、体表定位

臂外展、肘屈曲、掌心向下。肱骨内外上髁连线与肱二头肌腱外侧缘交点外侧 1cm,为治疗点(图 7-13-1)。

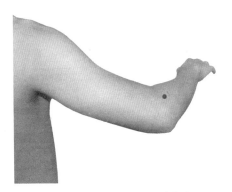

图 7-13-1　肘部桡神经触激点

三、针刀治疗

左手拇指在定点部位用力下压以分离神经及血管置拇指下,右手持 4 号针刀紧贴拇指指甲垂直刺入,刀口线应与血管走行平行,进针刀深度达桡骨茎突,出现拇指或食指背面的酸、麻、胀感后,小幅度纵向、横向摆动针刀加强触激,以患者耐受为度。

四、推拿治疗

1. 临床资料　21 例患者,男 7 例,女 14 例。

2. 治疗方法　①施轻柔擦法、揉法(拇指或大鱼际或掌揉法)于肘后外侧,沿前臂背侧往复治疗。②按揉阿是穴、尺泽、曲池、手三里、外关、合谷等穴。得气为宜,拿捏前臂部,沿前臂伸肌群往返施术 5~6 次。③患者取坐位,医者位于患侧(以右侧为例),左手握其肘部,左手拇指按于肱桡关节前方,右手握其腕部,四指在上,拇指在后,使患者前臂置于掌心向上的旋后位。④最后用大鱼际擦法(可配合应用擦剂,如按摩乳、红花油等),擦肘外侧及前臂伸肌群,以局部有灼热感为度。病程短的患者可配合局部封闭治疗,病程较久的患者可配合中药熏洗治疗。

3. 疗效观察　痊愈:治疗后临床症状消失,功能活动正常;好转:临床症状减轻,功能活动改善;无效:症状及功能活动无明显改善,甚或加重。本次治疗结果显示,经过 3 周治疗,痊愈 17 例,好转 3 例,无效 1 例,总有效率 95.24%。〔李静,李智.推拿治疗桡管综合征 21 例[J].山东中医药大学学报,2007(02):140.〕

五、中药治疗

1. 临床资料　52 例患者,男 34 例,女 18 例。

2. 治疗方法　采用自制伤科外用药(当归、生地、大黄、羌活、丹参、苏木、红花、威灵仙、海桐皮等,共碾成细粉)以醋调和,涂在绵纸上,敷于患部。用绷带包扎。每 3 日更换 1 次。

3. 疗效观察　痊愈:疼痛等症状消失,活动正常;有效:疼痛等症状基本消除,活动轻度受限;无效:疼痛等症状及活动无明显改善。本次治疗结果显示,52 例患者,最长治疗 11 次,最短治疗 3 次,平均 5 次。痊愈 36 例,有效 12 例,无效 4 例。总有效率为 92.3%。〔周春东,杨泽红.中药外治桡神经卡压旋后肌综合症 52 例体会[J].云南中医中药杂志,2011,32(01):31.〕

第十四节　腕部桡神经触激点

一、简介

触激腕部桡神经可用于治疗上臂桡神经卡压症、桡管综合征、颈椎病时拇指疼痛或不适,以及神经麻痹。

二、体表定位

患者将手置于不旋转的中间位,拇指外展,显露鼻烟窝。在拇长伸肌和拇短伸肌之间即为治疗点(图 7-14-1)。

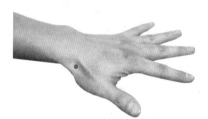

图 7-14-1　腕部桡神经触激点

三、针刀治疗

(一)操作方法

手指展开,在掌侧骨间定位,行指总神经触激,或在背侧手指两侧进针刀,行背侧指神经触激术。

(二)临床报道

1. 临床资料　18 例患者,男 14 例,女 4 例;年龄 21~46 岁;右侧 16 例,左侧 2 例;病程:2 个月至 1.7 年;职业:男性为修理工,女性为纺织工;病因:均为腕关节长期反复活动;症状:腕部为灼性痛、针刺样痛,随腕关节活动而加重。

2. 治疗方法　取前臂中下 1/3 交界处,前臂桡侧 Tinel 征最显著部位为进针刀点,置前臂旋前位,常规消毒后,刀口线与前臂头静脉平行刺入,沿桡侧腕长伸肌腱方向剥离。与此同时,将针刀两侧平推数下。使腕关节主动背伸后,沿前臂纵轴方向平推数次。出针刀,酒精棉球压迫针孔3分钟。注意勿损伤神经及头静脉。治疗1次后未痊愈者5日后再做1次,一般不超过3次。

3. 疗效观察　本次治疗结果显示,18例患者1周内症状完全缓解,随访2年无1例复发,疗效满意。〔胡林,张守春.针刀术治疗桡神经感觉支卡压症18例[J].青海医药杂志,2008(07):16-17.〕

第十五节　指神经触激点

一、简介

触激指神经可用于治疗类风湿关节炎。

二、体表定位

患者将手指展开,在掌侧骨间定位(图7-15-1)。

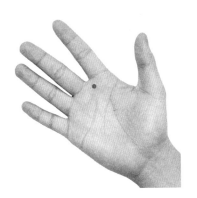

图 7-15-1　指神经触激点

三、针刀治疗

定点后,用4号针刀垂直皮肤向头侧刺入,出现酸麻胀感后,固定针刀,并纵向、横向摆动针刀加强触激。

四、针刀配合火针治疗

1. 临床资料　150例类风湿关节炎患者随机分为三组,分别为治疗组(先针刀、后火针治疗组)、对照1组(针刀组)、对照2组(火针组),各50例,三组年龄、性别、病程等一般资料均无显著性差异（*P*>0.05），具有可比性。

2. 治疗方法

（1）小针刀治疗：患者选择舒适体位，于关节周围、内外侧关节间隙等处找到软组织有粘连、瘢痕、挛缩等条索状物，每次选取 5~7 个点，常规消毒，治疗点行 0.5% 利多卡因 1~2ml 局部麻醉，10 分钟后根据病灶深浅选择 3 号或 4 号针刀进行治疗，刺入病灶后，以纵向切割为主，辅以横行剥离，出针后气血两虚证、肝肾不足证患者针眼立即加压 1~5 分钟，其他型患者则不加压。刀口创可贴覆盖。前 3 个星期每星期 1 次，后 5 个星期每 10 日 1 次，共治疗 6 次，2 个月后观察疗效。

（2）火针治疗：①定点与消毒：火针选点与针刀选点的方法基本相同，选定点后要采取适当体位以防止患者改变姿势而影响取点的准确性，一般宜少（3~5 点）。龙胆紫定位后进行严格消毒，宜先用碘酒消毒，后用酒精棉球脱碘。②烧针：烧针是使用火针的关键步骤，《针灸大成·火针》说："灯上烧，令通红，用方有功。若不红，不能去病，反损于人。"因此，在使用前必须把针烧红，才能起作用。较为方便的方法是用酒精灯烧针。③针刺与深度：针刺时，用烧红的针具，迅速刺入选定的点位内，再迅速出针。关于针刺深度，《针灸大成·火针》说："切忌太深，恐伤经络，太浅不能去病，惟消息取中耳。"针刺深度要根据病情、体质、年龄和针刺部位的肌肉厚薄、血管深浅而定。一般可刺 2~5 分深。若有出血，则视血的颜色而定，色黑者尽可能多挤出，色鲜者及时压迫止血。7~10 日治疗 1 次，6 次为 1 个疗程。

3. 疗效观察 本次治疗结果显示，治疗后 2 个月、半年及 1 年后随访，治疗组与对照 1、2 组总有效率比较，差异有统计学意义（*P*<0.05），而对照 1 组与对照 2 组比较统计学意义不大（*P*>0.05）。〔钟叙春，曾志平，朱建峰. 小针刀与火针配合治疗类风湿关节炎 50 例［J］. 中国中医药现代远程教育，2015，13（21）: 89-90.〕

第十六节　腰五横突处腰丛神经触激点

一、简介

触激腰五横突处腰丛神经可用于治疗坐骨神经痛、股神经痛、股外侧皮神经痛、急性腰扭伤，以及腰椎间盘突出症及脊椎病引起的根性神经痛。

二、体表定位

患者俯卧位，两髂嵴连线与背正中线交点下 3cm、外 4~5cm 处；或采用 X 线平片标志物于体表定位（图 7-16-1）。

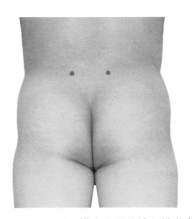

图 7-16-1　腰五横突处腰丛神经触激点

三、针刀治疗

用 1 号或 2 号针刀在定点处垂直刺入达坐骨切迹,出现酸、麻、胀放射感后,固定针刀深度,并纵向、横向摆动针刀以加强触激。

四、封闭配合中药外敷治疗

1. 临床资料　40 例患者,其中男性 17 例,女性 23 例。

2. 治疗方法

（1）封闭治疗:患者俯卧位,用 1% 普鲁卡因 10ml、醋酸泼尼松龙 125mg,在 X 线透视下用 7 号穿刺针向横突根部的上缘穿刺,进针约 4cm,触及横突根部上缘后,左右移动针尖位置,当患者有闪电样疼痛放射至主诉区时,开始注射药物约 6ml,拔出针至皮下,再穿刺至腰 5 横突与骶骨侧块或髂嵴间隙内注射约 6ml。每周 1 次。

（2）中药热敷:处方由具有舒筋活血、祛风除湿散寒、消肿止痛的三棱、莪术、桂枝、防风、白毛夏枯草、艾叶、海风藤、苏木、独活组成。上药各等量放入酒中浸泡,1 个月后取药渣备用。使用时将药物装入棉袋中,放入微波炉高火加热 3~5 分钟,取出外敷患处,并用橡胶单和大毛巾盖上,以保温及防止污染衣物,每次治疗时间约 30 分钟,每日 2 次,7 日为 1 个疗程。

3. 疗效观察　痊愈:临床症状及体征完全消失,随访半年以上无复发;好转:劳累及久坐后偶尔出现疼痛,休息后症状可减轻或消失;无效:临床症状及体征无明显改善。本次治疗结果显示,40 例患者,痊愈 28 例,好转 9 例,无效 3 例。2 例行手术部分切除肥大的横突。总有效率 92.5%。〔唐晓菊,何元诚,陈宜,等.局部封闭配合中药热敷治疗第 5 腰椎横突综合征 40 例〔J〕.广西中医药,2002（03）:23-24.〕

第十七节 坐骨神经触激点

一、简介

坐骨神经触激点是针刀治疗下肢根性疼痛、麻痹,如腰椎间盘突出症、腰椎管狭窄等椎管外施术的重要部位,同时可治疗梨状肌损伤、坐骨神经损伤、坐骨神经及其分布区域的疼痛、麻木。

二、体表定位

患者健侧卧位,健侧腿伸直,患肢向前屈曲至脚跟能放置在健侧膝部。髂后上棘与大转子连线中点向下 3cm 为治疗点(图 7-17-1)。

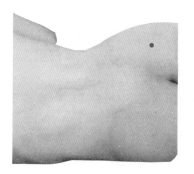

图 7-17-1 坐骨神经触激点

三、针刀治疗

医者左手拇指在定点处下压,右手持 3 号针刀沿指甲垂直刺入,刀口线与股动脉平行,当穿透阔筋膜和髂腰筋膜时有两次落空感,当出现酸麻胀并沿股神经分布区域传导(膝关节及小腿内侧),即固定针刀深度,对痹证者进行纵向、横向摆动针刀以加强触激,以患者耐受为度。

四、针灸推拿结合穴位注射治疗

1. 临床资料 60 例坐骨神经痛患者,男 38 例,女 22 例。
2. 治疗方法
(1)对照组:给予布洛芬缓释胶囊,每次 1 粒,每日 2 次,口服;维生素 B_{12},每日 2 片,口服,营养神经。

（2）试验组：采用针灸推拿结合穴位注射进行治疗。①针刺：坐骨神经痛在中医可根据疼痛部位辨为足太阳经证和足少阳经证，足太阳经证：取腰夹脊、阿是穴、秩边、殷门、委中、承山、昆仑；足少阳经证：取腰夹脊、阿是穴、环跳、阳陵泉、悬钟、丘墟。平补平泻，留针30分钟。②艾灸：腰夹脊、足三里，雀啄灸，每穴10分钟。③推拿：沿足太阳膀胱经或足少阳胆经行㨰法与揉法，于第一步中所述穴位行按法。④穴位注射：阿是穴。用利多卡因配合维生素B_{12}和当归注射液交替使用，每穴注射1~2ml，每日1次。

3. 疗效观察　本次治疗结果显示，对照组痊愈8例，显效10例，有效6例，无效6例，总有效率80.0%；试验组痊愈17例，显效8例，有效4例，无效1例，总有效率96.7%。（郭妮，陈立山.针灸推拿结合穴位注射治疗坐骨神经痛的临床疗效观察[J].世界最新医学信息文摘，2018，18（70）：141）

五、中药熏蒸治疗

1. 临床资料　120例坐骨神经痛患者，男68例，女52例。

2. 治疗方法　对照组：仅接受牵引、推拿治疗。观察组：在对照组基础上接受中药熏蒸治疗，组方：苏木50g，赤芍、川芎、红花、土鳖虫、川乌、独活、川牛膝、草乌各24g，络石藤、威灵仙、伸筋草、透骨草各30g，先将药物装入纱布袋内，然后放入熏蒸床、电热锅内加适量水浸泡，并加热至50~80℃，患者仰卧于熏蒸床上，暴露腰部，使用熏汤熏蒸患处，每次30~40分钟，每日1次，14日为1个疗程，治疗3个疗程后评估疗效。

3. 疗效观察　痊愈：疼痛消失，随访6个月以上无复发；显效：疼痛明显减轻，停药后未见加重，或治愈后复发，但较治疗前症状减轻；有效：仍有疼痛，症状稍有改善；无效：经治疗疼痛无改善。本次治疗结果显示，观察组治疗总有效率高于对照组，差异有统计学意义（$P<0.05$）。（彭措多杰，闹增.熏蒸治疗坐骨神经痛的体会[J].中西医结合心血管病电子杂志，2018，6（20）：144.]

六、中药治疗

1. 临床资料　66例肝肾亏虚证坐骨神经痛患者，随机分为对照组和治疗组，每组33例。

2. 治疗方法　两组患者均给予生活、饮食、心理方面的指导。治疗15日为1个疗程，均治疗2个疗程。①对照组：给予坐骨神经痛常规基础治疗，如布洛芬、吲哚美辛常规剂量服用。②治疗组：在对照组治疗的基础上给予独活寄生汤加味。药物组成：党参片12g，肉桂6g，茯苓15g，炒白术12g，川芎10g，当归15g，桑寄生15g，秦艽10g，细辛3g，炒杜仲15g，川断15g，怀牛膝15g，熟地黄 15g,白芍 15g,防风 10g,独活 10g,甘草片 6g。每日 1 剂,分早晚 2 次服用。

3. 疗效观察　参考《常见疾病的诊断与疗效判定标准》。显效:临床症状明显好转,疼痛次数较治疗前减少 80%,或者症状完全消失;有效:临床症状有所好转,疼痛次数较治疗前减少 60%;无效:临床症状无变化,坐骨神经痛发作和次数较治疗前无减少或仅占 5%;加重:临床症状较前加重。本次治疗结果显示,治疗组总有效率为 96.97%,对照组总有效率为 78.79%,治疗组疗效优于对照组($P<0.05$)。〔任红伟.独活寄生汤加味治疗坐骨神经痛肝肾亏虚证的临床观察[J].中国民间疗法,2018,26(04):26-27.〕

第十八节　股神经触激点

一、简介

触激股神经可用于治疗腰椎间盘突出症、脊神经触激后的补充治疗,股骨头缺血的股前疼痛。

二、体表定位

患者仰卧位,髂前上棘与耻骨结节连线中点下 1cm(图 7-18-1)。

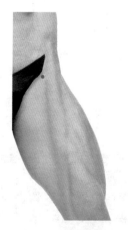

图 7-18-1　股神经触激点

三、针刀治疗

医者左手拇指在定点处下压,右手持 3 号针刀沿指甲垂直刺入,刀口线与股动脉平行,当穿透阔筋膜和髂腰筋膜时有两次落空感,当出现酸麻胀并沿股神经分布区域传导(膝关节及小腿内侧)时,即固定针刀深度,对痹证者进行纵向、横向摆动针刀以加强触激,以患者耐受为度。

第十九节　闭孔神经触激点

一、简介

触激闭孔神经可用于治疗痉挛性脑瘫、股骨头缺血坏死及各种原因引起的髋关节疼痛、内收肌痉挛和疼痛。

二、体表定位

患者仰卧位,大腿稍外展,耻骨结节内下各 1~2cm 处(图 7-19-1)。

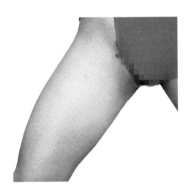

图 7-19-1　闭孔神经触激点

三、针刀治疗

以 3 号针刀,由定点处向内侧刺入达耻骨支,调整进针刀方向,向头侧约45° 进针刀达闭孔管上部骨质。然后在向外后调整方向,刺入闭孔管 2~3cm,待产生反射后,固定针刀深度,对痹证者进行纵向、横向摆动针刀以加强触激。

四、中药治疗

1. 临床资料　46例早中期股骨头缺血坏死患者,按照患者选择的治疗方式不同,分为对照组与研究组,每组23例。两组一般资料比较,差异无统计学意义($P>0.05$)。

2. 治疗方法　研究组:采用补肾活血汤治疗。药物组成:桑寄生、熟地黄、当归、鸡血藤、骨碎补、红花、枸杞、透骨草、乌梢蛇、威灵仙、茯苓、白术、怀牛膝、甘草、水蛭、全蝎、蜈蚣、土鳖虫等,加水400ml,在浸泡1小时后武火煮沸,而后转文火煎30分钟,取汁200ml;再加入300ml水文火煎20分钟,取汁200ml,将2次取汁相兑,分早晚2次服用,每日1剂。将煎煮后的药渣熬水,对患处熏洗30分钟;持续治疗1个月为1个疗程,共治疗6个疗程。对照组:给予患者骨肽片治疗,每次1~2片,每日3次,饭后半小时以温水送服,同样连续治疗1个月为1个疗程,共治疗6个疗程评定疗效。

3. 疗效观察　治疗6个疗程后,显效:患者临床症状消失或基本消失,患侧髋关节功能恢复正常,X线检查显示患侧骨小梁重建,而坏死病灶消失或明显缩小;有效:患者临床症状明显减轻,患侧髋关节功能明显改善,X线检查显示骨小梁有所恢复;无效患者临床症状以及髋关节功能均无明显变化,经X线检查显示坏死部位无改善。本次治疗结果显示,研究组总有效率为95.65%,对照组总有效率为73.91%($P<0.05$)。〔申开琴.补肾活血汤治疗股骨头缺血坏死早中期46例临床观察[J].光明中医,2018,33(13):1881-1883.〕

第二十节　腓总神经触激点

一、简介

触激腓总神经可用于治疗小腿外侧及足背部疼痛、麻木及腓总神经损伤;腓总神经也是治疗下肢根性疼痛、麻痹,如腰椎间盘突出症、腰椎管狭窄等椎管外施术的常用部位。

二、体表定位

患者仰卧位,选腓骨头下方的凹陷部,腓骨头下方1~1.5cm处即是(图7-20-1)。

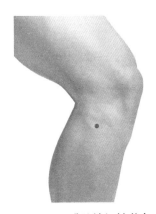

图 7-20-1 腓总神经触激点

三、针刀治疗

定点后,医者左手拇指指腹触压该神经,用 4 号针刀从定点处沿拇指指甲刺入,出现放射样异感,固定针刀深度,进行纵向、横向摆动针刀以加强触激。

主要参考书目

1. 朱汉章 . 针刀医学原理 [M] . 北京 : 人民卫生出版社, 2003.

2. 郭长青 . 针刀医学 [M] . 北京 : 中国中医药出版社, 2017.

3. 郭长青, 叶新苗 . 针刀刀法手法学 [M] . 北京 : 中国中医药出版社, 2012.

4. 郭长青, 黄怡然, 付达尔丽 . 体表解剖图谱 [M] . 北京 : 人民军医出版社, 2013.

5. 朱汉章 . 针刀刀法手法学 [M] . 北京 : 中国中医药出版社, 2006.

6. 庞继光 . 针刀医学基础与临床 [M] . 深圳 : 海天出版社, 2006.

7. 薛立功 . 经筋理论与临床疼痛诊疗学 [M] . 北京 : 中国中医药出版社, 2002.

8. 黄强民 . 肌筋膜疼痛触发点的诊断与治疗 [M] . 南宁 : 广西科学技术出版社, 2010.

9. 任月林 . 实用针刀医学治疗学 [M] . 北京 : 人民卫生出版社, 2005.

10. 李石良 . 针刀应用解剖与临床 [M] . 北京 : 中国中医药出版社, 2014.

11. 罗才贵 . 推拿学 [M] . 上海 : 上海科学技术出版社, 2008.

12. 吴汉卿 . 大成水针刀疗法 [M] . 北京 : 中国医药科技出版社, 1998.

13. 柳百智 . 原创针刀疗法 [M] . 北京 : 人民卫生出版社, 2016.

14. CRAIG LIEBENSON. 脊柱康复医学 [M] . 洪毅, 海涌, 李建军, 译 . 北京 : 人民军医出版社, 2012.

15. DAVID G.SIMONS, JANET G.TRAVELL, LOIS S.SIMONS. 肌筋膜疼痛与功能障碍——激痛点手册 : 第一卷 上半身 [M] . 赵冲, 田阳春, 主译 .2 版 . 北京 : 人民军医出版社, 2014.

16. 珍妮特 · 特拉维尔, 大卫 · 西蒙 . 下肢肌筋膜疼痛和机能障碍——触发点手册 : 第二册 [M] . 王祥瑞, 郑拥军, 赵延华, 主译 . 北京 : 世界图书出版公司, 2014.

52检